선천성 심장병

제3판

알면 고칠 수 있습니다

대표저자 박인숙
김영휘
정조원

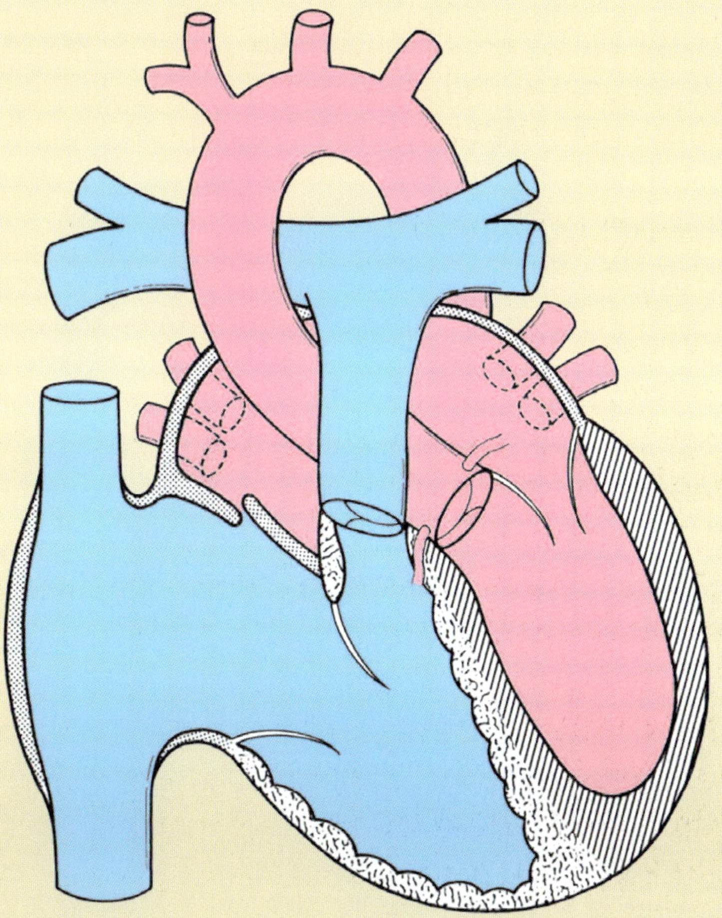

제 3판을 내면서

선천성 심장병 '알면 고칠 수 있습니다' 제 3판을 내면서 소아심장 전문의로 살아온 지난 긴 세월들, 그리고 수 많은 아이들의 기억이 머리를 스쳐지나 갑니다. 이 책의 첫 판이 2001년 1월, 2판이 2009년 5월에 나온 이후 13년 만에 나온 이번 3번째 개정판에서는 울산의대 김영휘 교수님, 연세대 정조원 교수님, 서울의대 배은정 교수님도 참여하였습니다. 그 동안 이 책이 꾸준히 의대 학생, 수련의, 간호사, 환자, 보호자, 뿐 아니라 일반인들도 선천성 심장병을 이해하는데 요긴한 참고서로써의 역할을 하여왔다고 감히 생각합니다.

이제 대부분의 선천성 심장병의 치료 결과가 거의 완쾌 수준에 도달하였으나 후유증이나 재수술을 피할 수 없는 극히 일부 복잡 기형의 치료결과를 향상시키는 것이 중요한 과제로 남아있습니다. 모쪼록 이 책을 통해서 선천성 심장병을 가지고 태어나는 아이들이 좀 더 나은 삶을 영위할 수 있도록 도움이 되기를 기원합니다.

2023년 1월

울산의대 서울아산병원 소아심장과 명예교수

박 인 숙

제2판을 내면서

첫 판이 발간된지 벌써 8년이 지났고 그동안 의대 학생들, 비전공 의사들, 간호사들, 의료기사들, 환자들과 가족들, 그리고 일반인들에게 선천성 심장병에 대한 지식과 정보를 제공하는데 이 책이 많은 도움을 준 것으로 판단된다.

이 기간 동안 새로운 수술 방법, 새로운 치료약물, 도관을 이용한 비수술적 치료 기구의 개선, 등 선천성 심장병의 진단과 치료에 많은 발전이 있었고 이에 따라 치료 성적도 더욱 향상되었다. 초판에서와 마찬가지로 해부학적 구조 뿐 아니라 정맥혈과 동맥혈의 흐름을 한눈에 볼 수 있어 선천성 심장병을 이해하는데 필수적인 모식도들, 그리고 최근 한층 향상된 심장 초음파, CT, MRI 영상들, 그리고 각 질병에 관한 최신지견을 제 2판에서 더욱 보강하였다. 중요한 내용 중에서도 특히 널리 통용되는 보편적인 내용들만을 간략하게 정리하였기 때문에 참고 문헌은 포함하지 않았다. 또한 내용이 다소 저자의 주관적인 견해에 치우친 것은 본문의 흐름을 일관성 있게 유지함으로써 독자의 혼란을 줄이고 이해를 쉽게 하기 위함이었음을 양해해주시기 바란다.

모쪼록 이 책으로 말미암아 선천성 심장병에 대한 이해를 높여서 궁극적으로 선천성 심장병 환자들의 생존율 향상 뿐 아니라 나아가서는 그들의 삶의 질이 높아지기를 기원한다.

일반인 포함 학생 및 비전공자들을 대상으로 엮은 책이므로 선천성 심장병에 관하여 좀 더 광범위하고 깊이 있는 이해가 필요한 독자들은 저자가 역시 최근에 새로이 개정판을 출간한 「선천성 심장병 교과서 : An Atlas and Text of Congenital Heart Disease ; from Images to Treatment」를 참고하기 바란다.

2009년 5월

울산의대 서울아산병원 소아심장과 교수
박 인 숙

초판 머리말

첫 번 판 출판 후 이미 1년 반이 지났다. 첫 번 판에 오류가 너무 많고 일반인들에게 내용이 너무 어렵다는 평을 들었으나 이번에도 책 전체를 고치지 못하여 미안하게 생각한다. 그러나 최근 한국심장재단 계간 소식지에 비의료인들을 위하여 선천성심장병 전반에 걸쳐서 일반적인 내용을 소개하고 궁금증을 풀어주는 글을 연재하고 있기에 책 끝에 첨부하였으므로 이해하는 데에 다소 도움이 되기를 바란다.

최근 심장병 치료의 획기적인 발달로 인하여 선천성 심장기형, 특히 복잡 기형의 치료 성적이 급격히 향상되고 있다. 과거에는 못 고치는 병으로 알려져서 진단과 함께 치료를 포기하였던 많은 선천성 심장병 환자들이 근래에는 출생 후 일찍 치료계획을 세워서 적극적인 치료를 해준 결과 정상 생활이 가능하게 되었다. 그러나 이에 관한 최신 지식과 치료결과가 일반인은 물론이고 의료인들조차도 잘못 알고 있는 경우가 많으며 이로 인하여 올바른 치료를 받았으면 건강한 삶이 가능하였을 환자들이 적절한 치료를 받지 못한 안타까운 경우를 종종 접하게 된다.

최근 인터넷이나 서적, 신문, 잡지, 방송 등 다양한 대중 매개체를 통하여 의료에 관한 정보가 거의 매일 홍수를 이루고 있는 현실에서 일반인들, 특히 선천성 심장병 환자나 부모들이 이에 대한 정보를 갈망하는 것은 당연하며 바람직한 현상이라고 볼 수 있다. 그러나 일반 대중은 이러한 양적으로 엄청나고 질적으로 다양한 정보에 아무런 여과 없이 노출되어 있다고 해도 과언이 아니며, 따라서 올바른 정보와 그렇지 못한 정보를 일반인 스스로가 선별하는 것은 거의 불가능하다고 생각된다. 나아가서는 이러한 혼란스럽고 무분별한 정보로 인하여 환자가 오히려 큰 피해를 입을 수도 있으므로 매우 우려되는 바이다. 따라서 심장 전문이 아닌 비전문 의료인은 물론이고 환자, 보호자, 일반인들에게도 올바른 정보를 제공하는 것이 진료에 못지 않게 중요하다는 생각으로 이 책을 내게 되었다.

이 책은 실제로 본원에서 전공의, 학생, 간호사, 기사 등을 교육할 때, 또한 환자와 보호자와의 상담 시 매우 효과적이었던 선천성 심장기형과 수술방법의 칼라 모식도 등 사진을 보여줌으로써 이해하기 쉽도록 노력하였다. 따라서 이 책은 환자, 보호자뿐만 아니라 의학에 입문하는 의과대학생, 간호사, 의료 기사 등 관심을 가진 많은 분들에게도 도움이 되기를 바란다. 가능한 최근 문헌들을 참고하여 객관성과 정확성을 유지하도록 노력하였으나 원래 복잡하고 다양한 내용을 독자들이 이해하기 쉽도록 전달하려는 과정에서 저자의 주관적인 견해에 너무 치우친 것 같은 점, 그리고 시간 부족으로 편집 상 있음을 송구스럽게 생각한다.

아까운 나무들을 희생시켜가면서 만든 이 책이 책공해, 쓰레기 공해를 더 악화시키지 않기를 간절히 바라는 심정이며 이 책으로 말미암아 한 명의 생명이라도 더 살릴 수 있고 나아가서 환자와 가족들의 삶의 질을 높일 수 있게 된다면 큰 보람으로 생각된다.

끝으로 이 책의 발간을 가능하게 해 준 모든 선천성 심장병 환자들과 그 가족들에게 무한한 경의를 표하며 고려의학 최병진 사장님, 유봉숙 과장님, 모식도를 그려주신 김영란씨, 많은 조언과 함께 선천성 심장병 환자들을 돌보아 주신 울산의대 서울중앙병원 소아심장과 고재곤 교수, 김영휘 교수, 소아심장외과 서동만 교수, 윤태진 교수, 전공의들, 그리고 장완숙 소아심장 전담 간호사, 소아심장 초음파 검사실 박영라 직원, 한소현 직원에게 깊은 감사를 드린다.

2001년 1월
울산의대 서울아산병원 소아심장과 교수
박 인 숙

차 례

▦ 약자 설명

AS : aortic stenosis (대동맥 협착)
AO : aorta (대동맥)
AAO : ascending aorta (상행 대동맥)
ASD : atrial septal defect (심방 중격 결손)
AVSD : atrioventricular septal defect (방실 중격 결손)
BCS : bidirectional cavopulmonary shunt (양 방향성 상대정맥−폐동맥 단락수술)
CC−TGA : congenitally corrected transposition of the great arteries (수정 대혈관 전위)
COA : coarctation of the aorta (대동맥 축착)
DORV : double outlet right ventricle (양 대혈관 우심실 기시)
FSV : functional single ventricle (기능성 단 심실)
HLHS : hypoplastic left heart syndrome (좌심 형성 부전 증후군)
IAA : interrupted aortic arch (대동맥궁 단절)
IVC : inferior vena cava (하대정맥)
LA : left atrium (좌심방)
LPA : left pulmonary artery (왼쪽 폐동맥)
LV : left ventricle (좌심실)
MAPCA : major aorto−pulmonary collateral artery (주요 대동맥−폐동맥 측부 동맥)
MR : mitral regurgitation (승모판 역류, 승모판 폐쇄 부전)
m/s : meter/second (초당 혈류 속도)
MV : mitral valve (승모판)
PA : pulmonary artery (폐동맥)
PAPVC : partial anomalous pulmonary venous connection (부분 폐정맥 연결 이상)
PAPVR : partial anomalous pulmonary venous return (부분 폐정맥 환류 이상)
PFO : patent foramen ovale (난원공개존)
PS : pulmonary stenosis (폐동맥 협착)
PDA : patent ductus arteriosus (동맥관 개존)
RPA : right pulmonary artery (오른쪽 폐동맥)
RA : right atrium (우심방)
RV : right ventricle (우심실)
SVC : superior vena cava (상대정맥)
TAPVC : total anomalous pulmonary venous connection (전 폐정맥 연결 이상)
TAPVR : total anomalous pulmonary venous return (전 폐정맥 환류 이상)
TGA : transposition of the great arteries (대혈관 전위)
TOF : tetralogy of Fallot (활로 4징)
TV : tricuspid valve (삼첨판)
VSD : ventricular septal defect (심실 중격 결손)

1 CHAPTER 정상 혈류와 심장의 구조

정상 심장

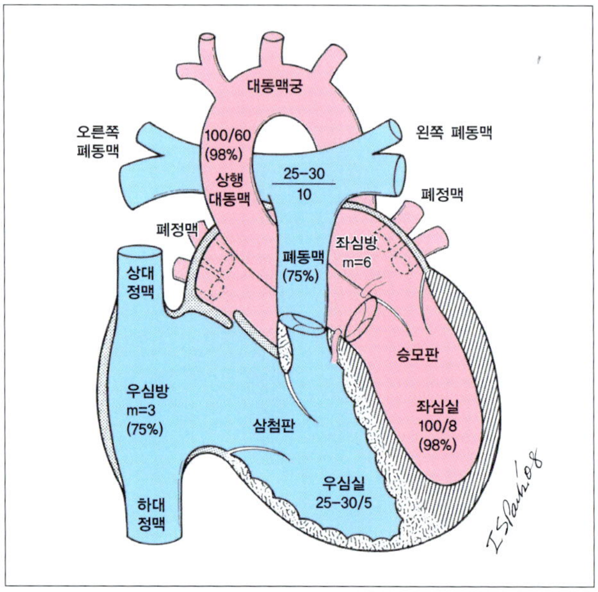

그림 1-1. 정상 심장의 압력과 산소포화도
(%) : 산소포화도
숫자 : 수축기 압력/이완기 압력(mmHg)
m=평균압력

심장의 외부 모습

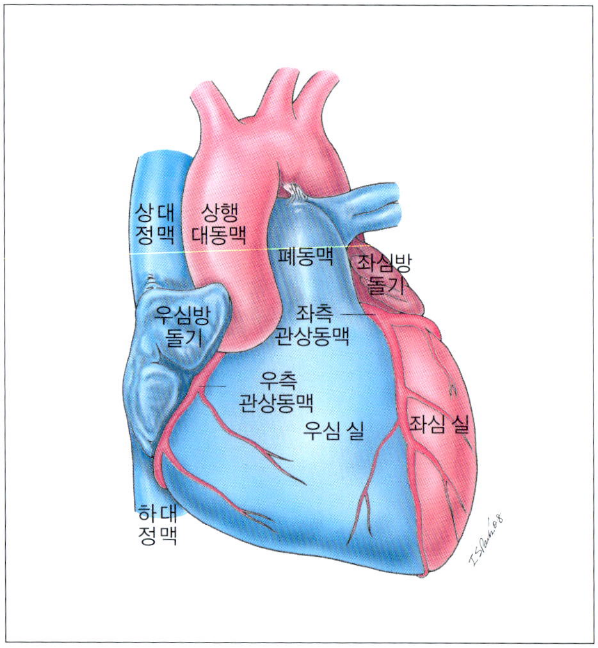

그림 1-2. 정맥혈이 지나가는 구조는 파란색으로 표시되었으며 동맥혈이 지나가는 구조는 분홍색으로 표시되어 있다.

심장의 내부 모습

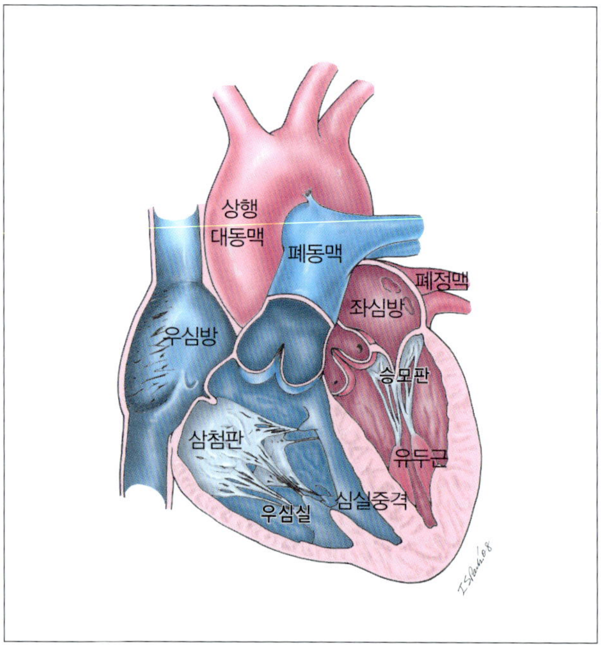

그림 1-3. 심장의 앞 벽을 열고 내부를 들여다 본 모습. 옆 그림과 마찬가지로 정맥혈이 통과하는 구조는 파란색으로, 동맥혈이 통과하는 구조는 분홍색으로 표시되어 있다.

정상 심방과 복부 장기의 위치 (Situs of Atria and Abdominal Viscera)

정상 (Situs Solitus)

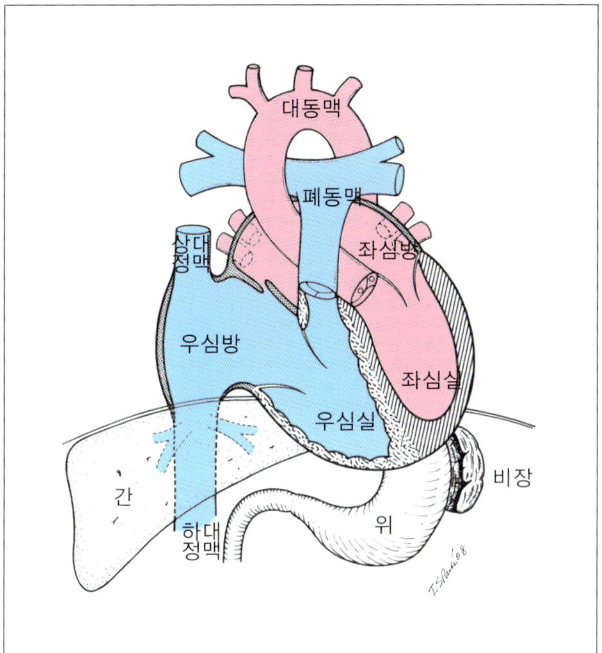

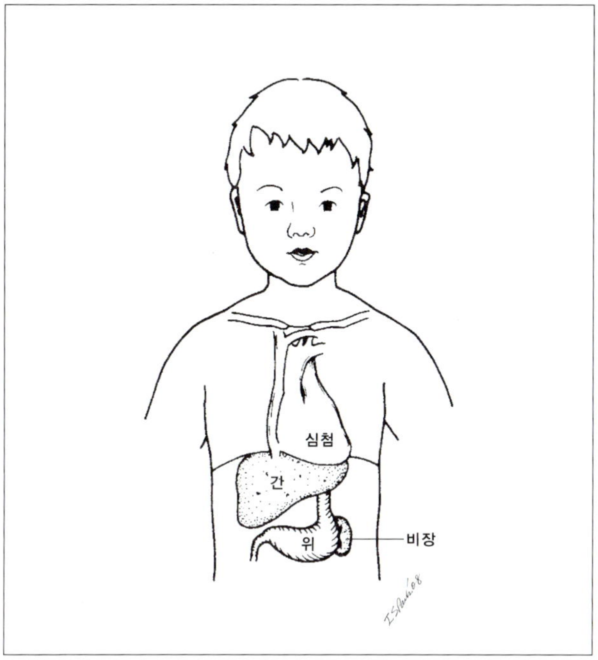

그림 1-4. 상대정맥, 하대정맥, 우심방, 간이 오른쪽에 위치하며 폐정맥, 좌심방, 위, 비장이 왼쪽에 위치한다.

▦ 정상 혈류 : 체혈류와 폐혈류

- 몸을 전부 돌고 난 후에(체혈류를 끝내고) 산소량이 적어진 "정맥혈"은
- 상공 정맥과 하공 정맥으로 모여서
- 우심방으로 들어오고
- 삼첨판을 통해서
- 우심실로 들어가면 우심실이 수축하여
- 주 폐동맥과 좌 · 우 폐동맥으로 들어간 후에
- 양쪽 폐의 모세혈관과 폐포에서 산소를 공급받은 후에 ("동맥혈"이 되어서)
- 네 개의 폐정맥을 통하여
- 좌심방으로 흘러 들어오며
- 다시 승모판을 통해서
- 좌심실로 들어가면 좌심실이 수축하여
- 대동맥으로 들어간 후에
- 몸으로 다시 혈류가 돌게 된다(즉 체혈류가 다시 시작됨).
- 체혈류와 폐혈류가 직렬 연결(serial circulation)
- 우심 박출량 = 좌심 박출량 = 총 심박출량

정상 심장의 구조 및 어휘 설명

- **상대 정맥(SVC)** : 머리 등 상체에서 돌아온 정맥혈이 모여서 우심방으로 들어오는 큰 정맥
- **하대 정맥(IVC)** : 복부 등 하체에서 돌아온 정맥혈이 모여서 우심방으로 들어오는 큰 정맥
- **우심방(right atrium, RA)**
  ① 상대 정맥, 하대 정맥, 관상정맥동이 들어온다.
  ② 우심방 내부 벽면에 빗살모양의 근육이 있는 것이 특징이다.
  ③ 대정맥이 들어오는 정맥부가 좁고 정맥부와 심방돌기 사이에 crista terminalis 조직이 있다.
- **우심방 돌기(right atrial appendage)**는 삼각형 모양이 특징이다.
- 우심방쪽의 심방 중격에 난원 오목(fossa ovalis)이 있다.
- 난원 오목은 우심방 쪽의 심방 중격에서 가장 얇은 부분으로써 약간 함몰되어 있다.
- **난원공 개존(patent foramen ovale)** : 난원 오목에 구멍이 있으면 이렇게 부른다.
- **좌심방(left atrium, LA)**
  ① 좌심방 돌기는 손가락같이 길고 좁다.
  ② 좌심방 내부 벽면에는 빗살모양의 근육이 없다.
  ③ 모든 폐정맥들이 들어온다.
  ④ 폐정맥이 들어오는 정맥부가 넓다.
  ⑤ 벽이 우심방 보다 두텁다.
- **판막(valve)** : 심방과 심실 사이, 또는 심실과 대혈관 사이에 있는 문짝과 같은 역할을 하는 얇은 조직으로써 판막의 종류에 따라 2개 내지 3개의 소엽이라고 부르는 작은 문짝들로 이루어져 있다. 정상 판막은 열렸을 때에는 완전히 열려야 하며 닫혔을 때에는 혈액이 전혀 역류하지 않아야 한다.
- **판막 협착(valve stenosis)** : 판막이 완전히 활짝 열리지 않는 경우
- **판막 폐쇄 부전("판막이 샌다" valve insufficiency), 또는 판막 역류(regurgitation)** : 판막이 완전히 닫히지 않아서 앞으로 흘러갔던 혈액이 다시 역류하는 현상
- **삼첨판(tricuspid valve)** : 우심방과 우심실사이의 판막으로 소엽이 3개이므로 삼첨판이라고 부른다.
- **승모판(mitral valve)** : 좌심방과 좌심실사이의 판막으로 소엽이 2개이며 승모같이 생겼다고 해서 승모판이라고 부른다.
- **우심실(right ventricle, RV)의 특징(좌심실과 다른점)**
  ① 벽의 근육이 좌심실에 비해 많이 얇다. 정상인에서의 우심실의 압력은 좌심실 압력의 약 1/3~1/4 정도로 낮으므로 우심실 벽 근육의 두께도 좌심실에 비해서 약 1/3~1/4 정도로 얇다. 거의 대부분의 선천성 심장병에서는 우심실에 과대하게 부과되는 용적이나 압력부담 때문에 우심실 근육이 두꺼워진다.
  ② 벽의 근육이 거칠고 울퉁불퉁하다. Septal band, parietal band, moderate band와 같은 근육이 특징적으로 존재한다.
  ③ 모양은 앞뒤로 눌리고 양옆으로 퍼진 모양으로 흉골의 바로 아래에 위치하며 둥근 모양의 좌심실 위에 얹혀 있는 모양이다.
  ④ 입구가 삼첨판과 연결되어 있다.
  ⑤ 세 부분(inlet, trabecular, outlet parts)이 뚜렷하다.

- **좌심실(left ventricle, LV)의 특징(우심실과 다른점)**
  ① 벽의 근육이 우심실에 비해 훨씬 두껍다.
  ② 벽의 근육 표면이 비교적 매끈하다.
  ③ 좌심실은 아래쪽이 뾰족한 딸기모양으로써 두꺼운 벽의 근육과 함께 높은 압력을 내는 펌프로써 아주 효과적인 모양을 하고 있다.
  ④ 입구가 승모판과 연결되어 있다.
  ⑤ 유두근이 2개 뚜렷이 보인다.
  ⑥ 두 부분(inlet and outlet parts)으로 구분된다. 또한 대동맥판막과 승모판 사이에 원추모양의 근육(conus)이 없이 섬유질로 연결되어 있다(fibrous continuity).
- **폐동맥 판막(pulmonary valve)** : 우심실에서 폐동맥이 기시하는 곳에 있는 판막
- **대동맥 판막(aortic valve)** : 좌심실에서 대동맥이 기시하는 곳에 있는 판막
- **폐동맥** : 우심실에서 → 폐동맥 판막을 통해서 → 주 폐동맥(main pulmonary artery, MPA)이 나온 후에 → 오른쪽 폐동맥(RPA)과 왼쪽 폐동맥(LPA)으로 갈라진다. 이 두 폐동맥들은 크기는 같으나 모양과 길이, 주행 경로, 옆의 기관지와의 관계 등이 뚜렷이 서로 다르다.
- **대동맥(aorta)** : 좌심실에서 → 대동맥판막을 통해서 나온 → 상행 대동맥은 목 근처에서 대동맥궁이 되며 이 대동맥궁에서 머리와 팔로 가는 혈관들이 나온 후에 기도의 왼쪽을 끼고 아래쪽을 향하여 내려간다(하행 대동맥).
- **대동맥궁(aortic arch)** : 대개 대동맥궁이 기도의 왼쪽으로 내려가는 왼쪽 대동맥궁(left aortic arch)이다.
  그러나 선천성 심장병, 특히 활로 4징(TOF)이 있으면 대동맥궁이 기도의 오른쪽으로 내려가는 오른쪽 대동맥궁(right aortic arch)이 비교적 흔하다(25%).

정맥혈과 동맥혈

통상 사용되는 어휘로써의 정맥혈과 동맥혈은 다음과 같다.
"정맥혈": 산소포화도가 낮은 혈액(unoxygenated blood)을 말하며,
"동맥혈": 산소포화도가 높은 혈액(oxygenated blood)을 말한다.

그러나 이 어휘의 사용이 적합하지 않은 경우가 두 가지가 있다. 즉,
① 폐정맥혈은 폐순환을 이미 거쳐서 돌아왔으므로 산소량이 많은 "동맥혈"(oxygenated blood)이며
폐동맥혈은 체순환과 우심실을 거쳐온 산소량이 적은 정맥혈(unoxygenated blood)이다.
② 출생 전 태아에서는
- 태아의 대동맥 → **배꼽동맥** → 태반으로 흘러들어가는 혈류는 태아에서 산소와 영양분을 이미 소모한 **정맥혈**이다.
- 태반에서 산소와 영양분을 공급받은 **동맥혈**이 → 탯줄 → **배꼽정맥** → 태아에게 공급된다.

2 CHAPTER

선천성 심장병의 빈도 · 원인 · 동반기형 염색체 이상 · 유전 증후군

빈도

- 선천성 심장병의 빈도는 대개 살아서 태어나는 아기 1,000명당 약 8.8명(5~10명)이다.
- 증상이 심하면 출생 직후 일찍 발견되지만 증상이 심하지 않거나 없으면 나이가 많아진 후에 발견된다.
- 자연 유산되는 태아(10~25%)나 사산되는 아기(2%)에서의 빈도는 생존 신생아에서보다 높다.
- 쌍생아(twin)에서 빈도가 높다(3.8%)

선천성 심장병의 가족력

선천성 심장병을 가지고 있는 가족이 있으면 다음 태어나는 아이에서의 빈도가 높아진다. 즉 직계 가족(부모나 형제)중 한 사람이 선천성 심장병을 가진 경우 2~3%, 두 사람이 선천성 심장병을 가진 경우 9~10%, 세 사람이 선천성 심장병을 가진 경우 50% 이상 재발할 가능성이 있다.

또한 가족 중 모친이 선천성 심장병을 가진 경우에 자녀에게 빈도가 더 높다.

원인

태아에서 심장은 수태 후 3주부터 형성되기 시작하여 7주 말이면 이미 그 모양이 완성되며 이후부터 출생까지는 주로 구조의 성장이 이루어진다. 그러므로 임신 초기에 어떤 원인으로든 심혈관 형성 과정에 이상이 발생하면 선천성 심장병이 생기게 된다. 원인은 약 5~8%에서 염색체 이상, 약 3%는 단일 유전자 결함 때문이며 나머지 약 90%는 다인자 유전에 의해 발생한다고 한다. 그러나 아직까지 대부분 원인은 명확하게 밝혀지지 않았으며, 따라서 뚜렷한 예방 방법은 없다.

선천성 심장병과 동반되는 염색체 이상 증후군

모든 생존 신생아의 0.5%에서 염색체 이상이 있으며 선천성 심장병을 가지고 태어나는 신생아의 13%에서 염색체 이상이 있다. 선천성 심장병이 자주 동반되는 염색체 이상이나 증후군들은 다음과 같다.

1. 다운 증후군(Down 증후군, 21 삼염색체 증후군, Trisomy 21)

- 21번 염색체가 한 개 더(모두 3개) 있어서 염색체의 총 숫자가 47개이다. 염색체 이상 중 가장 흔한 종류이며 가장 오래 전부터 발견된 증후군이다.
- 빈도는 700~800명의 출생아 중 1명 정도이며 남녀 성 비는 같으며 인종간 빈도의 차이는 없다.
- 환자의 40~50%에서 선천성 심장병이 있으며 가장 흔한 중류는 심실 중격 결손, 방실 중격 결손, 심방 중격 결손 등이다.
- 산모의 나이가 많을수록 빈도가 높아진다. 그러나 아버지 나이와는 상관이 없다.
- Down 증후군 태아를 가진 산모는 α-fetoprotein의 혈청 농도가 낮으므로 산모에서 Down 증후군에 대한 screening 검사로 이 혈액검사가 이용된다.
- 기타 여러 장기의 이상이 생길 수 있으며 다음과 같은 문제들이 있다: 십이지장 폐쇄, 뇌 이상, 경기, 사시, 백내장, 백혈병, 감염에 대한 저항력 감소, 자가면역 질환, 지능 저하, 노화 현상이 일찍 나타나기도 하며 치매가 더 잘 생긴다고도 한다.
- **예후** : 치료하지 않으면 약 30%가 생후 12개월 이내에 사망하며 50~70%가 5세 이전에 사망하며 8%만이 40세 이후까지 생존한다. 주로 심장병과 호흡기 감염으로 사망한다.

2. Trisomy 18 (18번 삼염색체 증후군, Edwards 증후군)

- 18번 염색체가 한 개 더(모두 3개) 있다.
- 빈도 : 6,000명 출산아 중 1명에서 발생한다.
- Down 증후군과 마찬가지로 산모의 나이가 많을수록 빈도가 높아진다.
- 심장 기형이 90%에서 보이며 심실 중격 결손이 가장 흔한 심장 기형이다.
- 심장 이외의 거의 모든 장기들의 이상이 동반된다.
- 예후는 극히 불량해서 대부분 출생 후 사망한다.

3. Trisomy 13 (13번 삼염색체 증후군, Patau 증후군)

- 13번 염색체가 한 개 더(모두 3개) 있다.
- 산모의 나이가 많을수록 발생 빈도가 증가한다.
- 빈도 : 10,000명 출산아 중 1명에서 발생한다.
- 심장 기형이 80% 이상에서 보이며 심실 중격 결손이 가장 흔하다.
- 거의 모든 장기와 기관의 이상이 동반된다.
- 예후는 극히 불량해서 자연 유산되는 경우도 많고 사산되거나 대부분 출생 후 6개월 이내에 사망한다.

4. Turner 증후군 (Monosomy X) (45, X)

- 성 염색체 중 X 염색체 한 개가 없으므로 여자에서만 발생하는 증후군이다.
- **빈도** : 2,500~3,000명 출산아 중 1명에서 발생한다. 그러나 수태 당시에는 발생 빈도가 훨씬 높으나 95%는 태내에서 자연 유산되며 5%만이 살아서 출생한다고 알려져 있다.
- 출생 시 손과 발의 림프부종이 보이기도 하여 진단에 중요한 단서가 되나 대부분은 클 때까지 진단되지 못하며 키가 작거나 무월경으로 병원을 찾게 되어서 처음 진단받는 경우가 많다.
- 20~25%에서 심장기형이 있으며 이 중 약 절반이 대동맥 축착이다.
- 심장 이외 여러 장기, 조직의 기형들이 생기며 이 중 중요한 기형들은 다음과 같다: 키가 작고 뼈의 성장이 느리다. 목이 짧고 목 뒤의 피부가 물갈퀴 모양이며 뒤 머리카락이 아래까지 나 있다. 가슴이 넓고 양쪽 젖꼭지 사이가 멀다. 팔이 밖으로 휜다. 난소 발달이 안 되므로 이차 성징이 없으며 불임이다.
- 지능발달은 대부분 정상이다.
- 사춘기 후에는 성장 호르몬 치료를 해 주어야 한다.

5. Noonan 증후군

- 원인 유전자 4개가 최근 밝혀졌다(PTPN11, KRAS, SOS1, RAF1).
- 대부분 산발적으로 발생하나 유전된 경우에는 상염색체 우성 유전이다.
- 심장 기형이 1/2~2/3에서 있으며 폐동맥 협착이 가장 흔하며 심방 중격 결손, 비후성 심근증도 생긴다.
- 얼굴 모습이 Turner 증후군과 비슷하며 키가 작고 목 뒤의 피부가 많아서 접힌다.
- 약 35%의 환자에서 지능이 낮다.
- Turner 증후군과 달리 여자 Noonan 증후군 환자는 임신이 가능하다.

6. 22번 상염색체의 미세결실(Micro-deletion or deletion 22q11.2)

CATCH22 증후군이라고도 부른다.

Velo-cardio-facial syndrome(Shprintzen 증후군), Takao 증후군, DiGeorge 증후군이 이에 속한다.

22번 상염색체의 미세 결실로 인한 증후군으로 선천성 심장병 이외 여러 장기의 이상이 동반된다.

C : Cardiac anomaly(**심장 기형**) : 흔히 동반되는 심장 기형은 활로 4징, 심실 중격 결손, 대동맥궁 단절, 대혈관 전위, 양 대혈관 우심실 기시, 총동맥간증, 오른쪽 대동맥궁, 쇄골 하 동맥의 이상 기시 등이다.

A : Abnormal face(**특징적인 얼굴 모양**) : 얼굴이 길며 코가 넓고 네모나며 뭉뚝하다. 눈이 작고 눈 꼬리가 내려가 있으며 입과 턱이 작고 뾰족하며 귀가 아래에 위치한다. 머리가 약간 작다.

T : Thymic hypoplasia(**흉선의 형성 부전**) : 흉선이 작거나 전혀 없으므로 이로 인하여 세포성 면역 결핍이 있으므로 감염성 질환에 잘 걸린다.

C : Cleft palate(**구개열, 입천장 갈라짐**) : 구개의 기능 장애로 인하여 삼키기 어려우며 목소리도 특징적으로 비음이다. 언어발달에 장애가 있어서 말을 늦게 시작한다.

H : Hypocalcemia(**저칼슘증**) : 부갑상선 기능 저하 때문이며 이로 인해서 발작을 하기도 한다. 부갑상선은 작거나 아예 없다. 부갑상선이 있으나 작은 경우에는 나이가 들면서 저절로 호전되기도 한다.

기타 동반 기형과 임상 양상

길고 끝이 가늘어지는 손가락, 약간의 지능 저하가 있으며 성인에서의 정신 분열증도 관련이 있다는 보고가 있다. 환자의 약 70%에서 학습 장애가 있었다고 한다. 신생아기에는 이러한 여러 임상 양상이 눈에 잘 띄지 않을 수도 있으며 점차 나이가 많아지면서 CATCH-22의 징후들이 확실하게 나타나는 경우도 많다.

유전 방식

상염색체 우성 유전이다. DiGeorge 증후군, Shprintzen 증후군, Takao 증후군에서의 임상 양상들이 많은 경우 중복되어 나타나서 어떤 증후군인지 뚜렷이 구별되지 않는 경우가 많으므로 총체적으로 22번 상염색체 미세결실 증후군이라고 부른다. 이러한 증후군들의 공통점은 모두 22번 염색체의 미세 결실이 원인이라는 점이며 염색체에서 모자라는 부분이 클수록 여러 장기의 기형이 심하다. 약 14%에서는 유전된 경우로 가족력이 있으나 85%에서는 새로운 돌연변이로써 가족력이 없다. 이 증후군 환자가 아이를 낳으면 약 50%에서 CATCH-22가 발병한다.

7. Williams 증후군 (7번 상염색체의 미세결실, 7q11.23 deletion)

- 7번 염색체에 위치하는 유전자의 미세 결실이 원인이다.
- 가족력이 있는 경우가 많으며 우성 유전하는 경우가 많다.
- 다음과 같은 특징적인 얼굴 모습을 보인다: 아랫입술이 튀어나와 보이며 입이 길다. 코끝은 뭉뚝하며 위로 올라간 듯 보이며 치아가 작다.
- 다음과 같은 심혈관 이상이 환자의 75%에서 나타난다(제9장과 10장 참조) : 대동맥 판막 위 쪽의 상행 대동맥의 협착, 말초 폐동맥 분지 협착, 폐동맥 판막 협착, 전신 말초 동맥 이상
- 칼슘 대사에 이상이 생겨서 영 · 유아기에 칼슘 농도가 매우 높다.
- 지능 저하는 있으나 그 심한 정도는 매우 다양하다.
- 이 증후군 환자들은 성격이 매우 특징적이며 독특하다 :"cocktail party personality"라고 부를 정도로 매우 사교적이며 잘 웃고 낙천적이며 모든 사람과 쉽게 친해진다.

8. 차세대 염기서열 분석법(Next Generation Sequencing NGS)

최근 차세대 염기서열 분석법(next Generation Sequencing NGS) 발달로

① 선천성 심장병과 다른 장기의 기형이 동반된 경우

② 심장병의 가족력이 있는 경우

③ 심근증(확장성 심근증, 비후성 심근증, 제한성 심근증)

④ 희귀 심장 부정맥 등인 경우

NGS을 해서 유전자 규명을 하려는 시도가 증가하고 있다.

9. Holt-Oram 증후군

원인 유전자로 TBX5가 밝혀졌다.
염색체 우성 유전이다. 여자일 경우 기형이 더 심하다. 심장 기형이 약 90%에서 있으며 심방 중격 결손이 가장 흔하나 심실 중격 결손도 동반된다. 상지 뼈의 기형이 있으며 팔이 거의 없는 경우에서부터 엄지손가락만이 둘로 갈라진 경우까지 심한 정도가 매우 다양하다. 다리는 완전히 정상이다. 상지 뼈 이외에 쇄골, 견갑골, 흉골 등 상체의 다른 뼈의 이상도 동반된다.

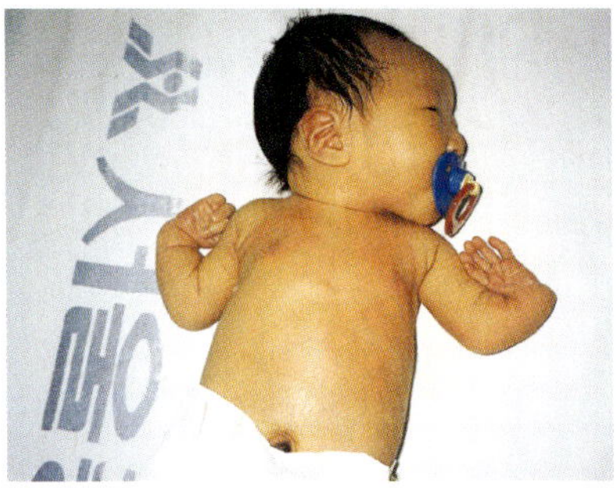

그림 2-1. Holt-Oram 증후군 아기의 양쪽 팔 모습. 양쪽 손가락뿐만 아니라 상지 뼈의 이상도 보인다.

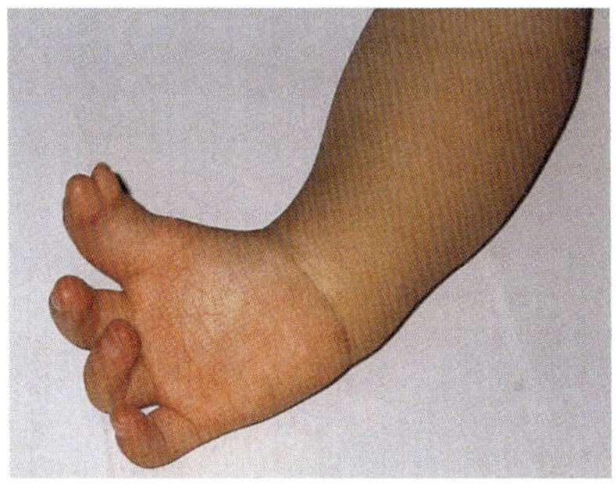

그림 2-2. 같은 아기의 오른쪽 손. 첫 번째와 두 번째 손가락이 붙어 있다.

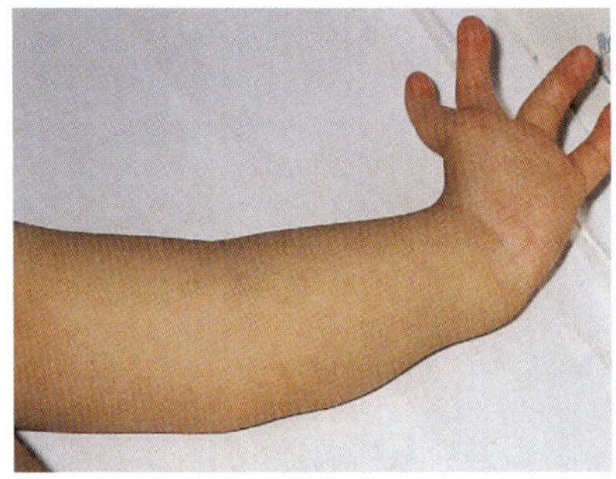

그림 2-3. 같은 아기의 왼쪽 손, 엄지 손가락이 없다.

10. Alagille 증후군(Arterial Hepatic Dysplasia)

* 상염색체 유성 유전한다.
* 원인 유전자가 2개 밝혀졌다(JAG1, NOTCH2).
* 선천성 심장병(특히 폐동맥 판막 협착, 폐동맥 분지협착, 활로 4징), 눈의 색소 변화, 간의 병변으로 인한 신생아 황달, 척추 이상, 특징적인 얼굴 등이 동반된다.
* 간혹 간 이식이 필요하기도 한다.

11. VATER 증후군(또는 VACTERL 증후군)

선천성 심장병 이외에 척추이상, 항문폐쇄, 기도-식도루, 식도폐쇄, 신장 이상, 팔, 다리 등의 이상이 동반되는 증후군이다.

심혈관 이외 장기의 동반 기형

선천성 심장병 환자의 약 30%에서 심장 이외 다른 장기의 중요한 기형이 동반되며 약 12%에서는 그다지 중요하지 않은 기형이 동반된다.

표 2-1. 다른 장기의 기형을 가진 환자에서 동반되는 선천성 심장병의 빈도

다른 장기의 기형	빈도
척추 기형	10～25%
항문 폐쇄	10～25%
신장 기형	20～25%
횡격막 탈장	10～25%
상지, 하지의 기형	7%
담도 폐쇄	5%

표 2-2. 선천성 심장병 환자에서 심장 이외 장기의 기형이 동반되는 빈도

빈도	동반 기형의 종류
2～9%에서	척추 기형이 동반된다.
1%에서	항문 폐쇄가 동반된다.
6%에서	기도-식도 루/식도 폐쇄가 동반된다.
5～10%에서	신장 기형이 동반된다.
8%에서	상지-하지의 기형이 동반된다

선천성 심장병 발생과 관련된 유전-환경 상호작용

1. **약물** : 산모가 다음과 같은 약물 복용 시 태아에서 선천성 심장병이 생길 가능성이 높다. 특히 임신 초기 3개월 이내에 다음과 같은 약물을 복용한 경우에 위험이 더 높아진다 : 발작 치료제, 다량의 비타민 A(여드름 약), 마약, 각성제의 일종인 Amphetamine, 호르몬제, 항응고제(Warfarin) 등
2. **술** : 알코올 중독증이 있는 산모에서 태어난 아기의 20～30%(높게는 70%까지에서) 선천성 심장병이 발견되었다는 보고가 있다. 심실 중격 결손이 가장 흔하다. 심장병이 없더라도 태아의 발육이 불량한 경우가 많다.
3. **산모 풍진** : 산모가 임신 초기에 풍진에 걸리면 아기의 1/3～2/3에서 선천성 심장병이 생긴다. 가장 흔한 종류는 동맥관 개존, 폐동맥 분지 협착과 폐동맥 형성 부전이다.
4. **산모에서의 기타 감염** : 인플루엔자 등 여러 바이러스 감염이 선천성 심장병을 일으킬 수 있다고 한다.
5. **산모의 당뇨병** : 산모가 당뇨병이 있으면 다음과 같은 문제가 생긴다.
   ① 선천성 심장병 : 산모가 당뇨병이 있으면 태아에서 선천성 기형이 있을 확률은 당뇨병이 없는 산모에 비해서 3～5배 증가한다(5～8%). 심장 기형 중에서도 특히 대혈관 전위, 심실 중격 결손, 양 대혈관 우심실 기시 등이 자주 동반된다.

② 비후성 심근증 : 심실 전체가 매우 두터워지는 병으로써 대부분 생후 6개월 이내에, 늦어도 12개월 이내에, 자연히 없어지며 후유증도 남지 않으며 예후도 좋다.

6. **전신성 홍반(systemic lupus erythematosus, SLE), 또는 그 밖의 결체조직 질환** : 완전 방실 전도 차단이 잘 생기며 태아 심장의 심근염도 생길 수 있다.

7. **기타 환경 요인들** : 식수 오염, 살충제, 벌초제, 페인트, 페인트 제거제, 락카, 유기 용매제, 납, 방사능 오염 등이 선천성 심장병의 발생과 관련이 있다는 보고가 있으나 명확한 결론이나 통계 자료는 아직 없다.

예방

최근 임신 전과 임신 도중 folic acid(엽산) 섭취와 선천성 기형, 특히 심장 기형이나 구순/구개열, neural tube defect 발생과 상관관계가 있다는 연구결과가 많이 보고되고 있으나 folic acid 섭취가 기형을 예방하는지는 아직 확실히 밝혀지지 않았다.

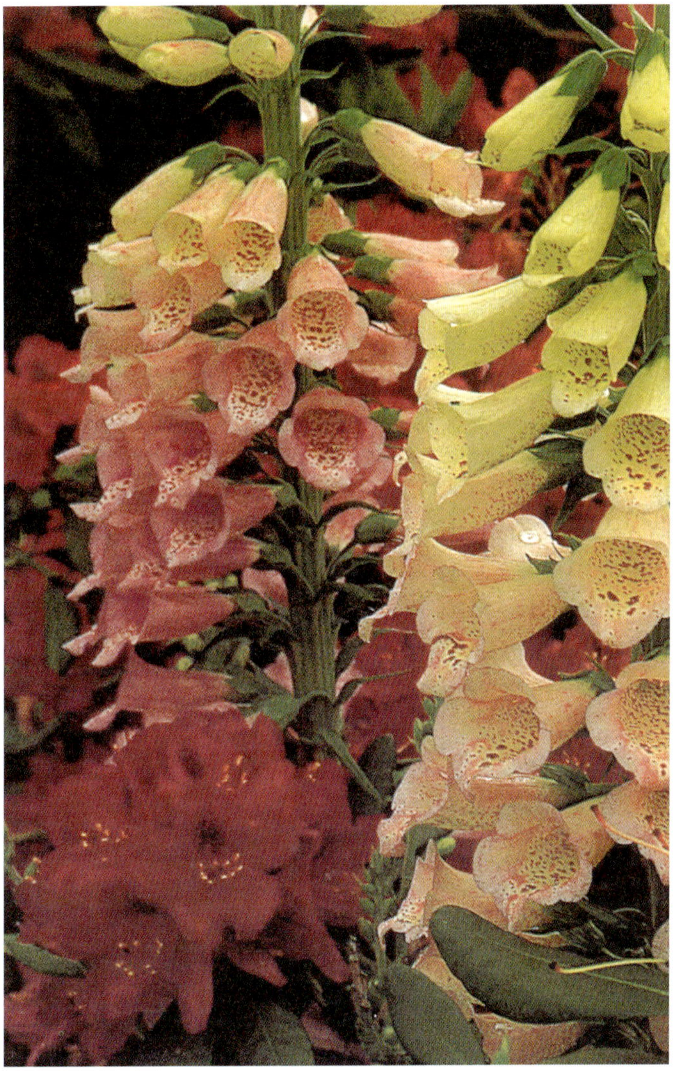

심장약들 중에서 가장 오래 사용되어 왔으며 지금도 가장 널리 사용되고 있는 digoxin이 처음 추출된 식물 : foxglove. 원래 영국에서 민간 요법으로 널리 사용되어 망상, 떨림, 간질, 결핵 같은 여러 질병에 사용되었으며 Dr. William Withering에 의해 연구되어 알려지게 되었고 심부전과 심장 부정맥에는 더 후부터 사용되기 시작하였다.

사진출처 : (경상남도 외도)

3

CHAPTER

심장 검사

단순 흉부 X-선 사진

단순 흉부 X-선 사진은 심장 및 혈관의 확장, 폐혈류량, 폐부종 등을 보는데 가장 쉽고 편리하며 비용이 저렴하며 선천성 심장병 환자의 초기 진단과 치료 전 후로 병의 경과와 변화를 즉각 알 수 있는 필수적인 검사이다. 대개 앞뒤 정면과 측면으로 두 번 촬영하며 간혹 비스듬히 촬영하기도 한다. 촬영 시 환자에게 가해지는 방사능 피폭량은 무시할 수 있을 정도로 극히 적다.

정상 가슴 X-선 사진

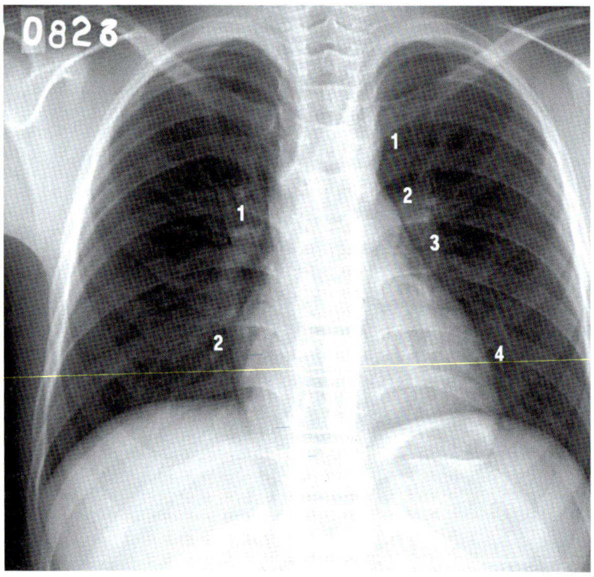

그림 3-1. 정상 가슴 X-선 정면사진에서 심장의 윤곽을 만드는 구조.

우측 심장 윤곽,
① 상대정맥
② 우심방

좌측 심장 윤곽을 만드는 구조
① 대동맥
② 주 폐동맥
③ 좌심방 돌기
④ 좌심실

활로 4징

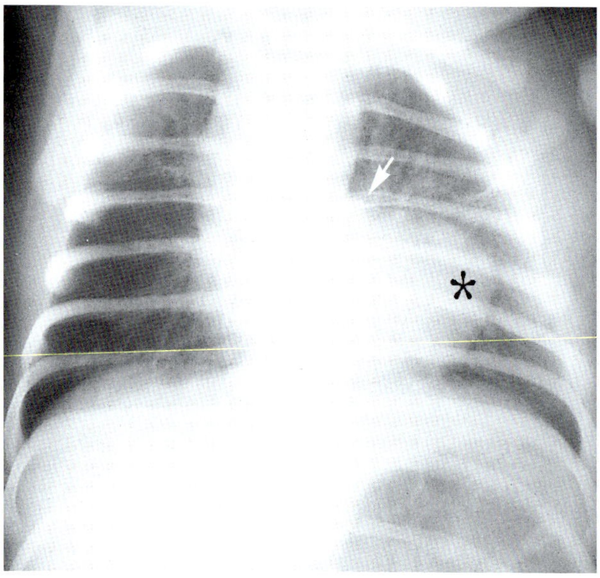

그림 3-2. 장화모양의 심장. 폐동맥 협착이 심한 활로 4징의 특징이다. 심첨이 들리고(별표), 폐동맥이 작아서 이 부분의 좌측 심장 윤곽이 들어가 있으며(화살표) 폐혈관 음영이 감소되어 있다.

흉부 X-선 사진을 볼 때에는 다음 사항들을 체계적으로 관찰한다.

1. 심장과 혈관
   1) 심장의 위치(왼쪽, 오른쪽, 가운데)
   2) 심장의 크기(정상, 커짐, 작아짐)
   3) 심장의 모양
   4) 어느 방이나 혈관이 특히 커 보이는지?
   5) 대동맥궁(왼쪽, 오른쪽)
2. 폐, 기관지
   1) 폐혈관 음영 : 증가, 감소, 양쪽이 같은지
   2) 폐부종
   3) 기관지의 위치와 모양, 눌리는지?
   4) 폐의 병변
   5) 흉막 삼출액, 기흉
   6) 횡격막 : 양쪽 높이는 같은지
3. 복부 장기 : 간, 위의 위치, 장의 가스 모양
4. 흉곽과 척추, 늑골 등의 골 구조 및 기형의 유무
5. 도관, 튜브, wire, 기타 이물질 등의 유무

심장의 크기

1. 정상 심장은 대개 흉곽 전체 직경의 절반을 넘지 않는다.
2. 심장병이 있으면 대부분 심장이 커지며 심장의 커진 정도와 심장병의 심한 정도는 대개 비례한다.
3. 심장병으로 인하여 심장 윤곽이 크게 보이는 원인은 다음과 같다.
   1) 심장이 펌프해 주어야 하는 혈류의 양이 많은 경우
   2) 심실 근육의 수축력 감소
   3) 심장 근육에 가해지는 압력의 부하가 심해서 심실이 두터워진 경우
   4) 심낭에 액체나 혈액이 고인 경우
4. 드물게는 심장이 전혀 크지 않으며 오히려 작아진 경우에도 매우 심각한 선천성 심장병이 있는 경우가 있다. 특히 다음과 같은 심각한 선천성 심장병이 있는 경우 심장이 오히려 작아 보이므로 진단을 놓치기 쉽다: 폐정맥 환류의 협착이 심한 전 폐정맥 환류 이상, 심실 중격 결손이나 단심실이 동반된 폐동맥 폐쇄
5. 심장이 커져 있다고 항상 선천성 심장병이 있는 것은 아니다. 즉 다음과 같은 경우, 특히 신생아에서는 선천성 심장병이 없어도 가슴 X-선 사진에서 심장이 커 보인다: 심낭 삼출, 저혈당, 출생 시 질식, 신생아 패혈증, 신생아에서 일시적인 우심실 기능 부전과 삼첨판 폐쇄부전

심장의 모양

어떤 선천성 심장병은 특이한 심장 윤곽의 모양을 나타내므로 가슴 X-선 사진만 보아도 진단을 짐작할 수 있다. 예를 들면 장화 모양의 심장은 활로 4징, 눈사람 또는 8자 모양 심장은 좌측 무명 정맥으로 연결되는 전 폐정맥 환류 이상, 달걀이 옆으로 누운 모습의 심장은 완전 대혈관 전위를 의심하게 하는 소견이다.

가슴 X-선 사진에서 "심장이 커 보인다"고 하여 선천성 심장병이 의심된다고 의뢰되어 온 아이에서 실제로 심장병이 없는 경우 심장 윤곽이 커 보인 가장 흔한 원인은 커다란 흉선이며 이는 정상 소견이다. 종격 종양과 감별해야 한다.

심전도 검사(Electrocardiography, ECG, EKG)

심전도는 심장의 전기적인 활동을 지면으로 직접 볼 수 있도록 기록해 주는 검사로써 X-선 촬영 검사와 더불어 심장병의 진단에, 특히 심박동 리듬에 이상이 있는 심장 부정맥의 진단에 필수적인 검사이다. 성인과 달리 성장을 계속하는 소아에서는 연령에 따라 심전도의 정상치가 계속 변하므로 연령에 따른 정상치와 특성을 이해하여야 한다.

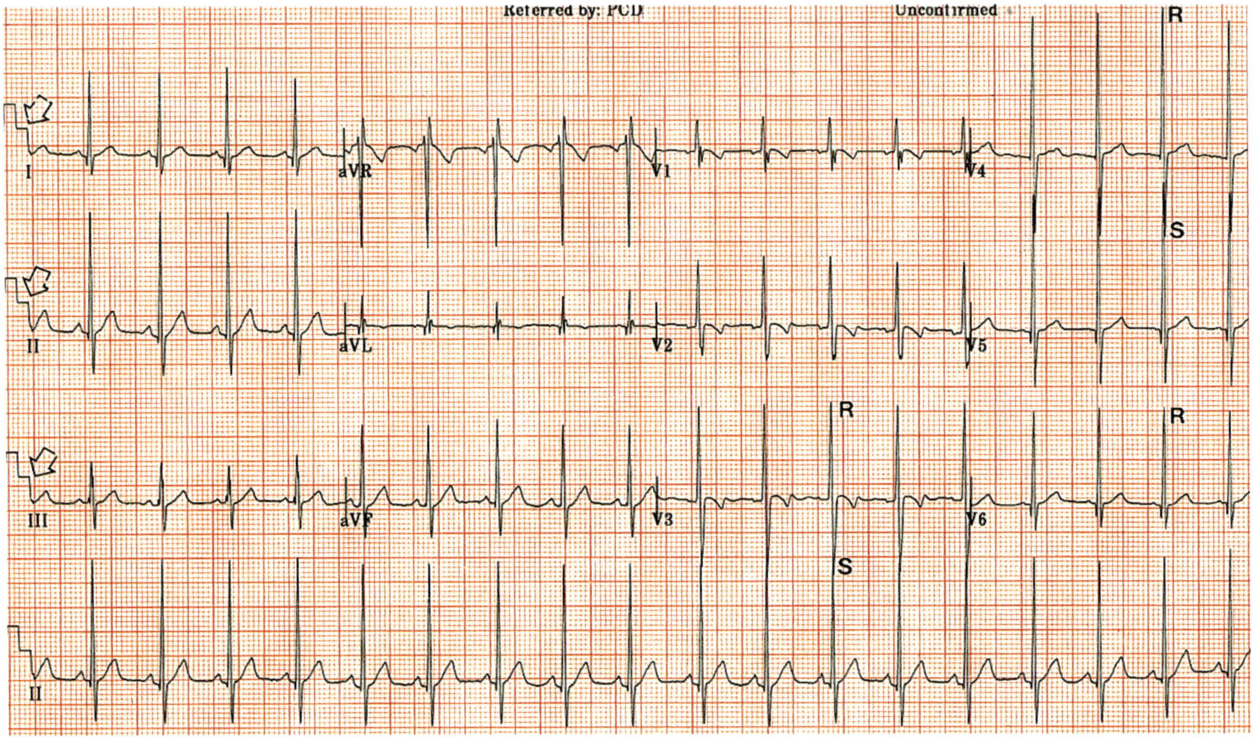

그림 3-3. 양 심실 비대 소견. 이러한 심전도 소견을 보이는 선천성 심장병은 큰 심실 중격 결손, 큰 동맥관 개존 등이다. 화살표는 1/2 calibration을 나타내는 표시를 가리킨다.

선천성 심장병 환자의 진단에 왜 심전도 검사가 필요한가?

심 초음파 검사가 보편화되면서 선천성 심장병을 진단하는데 심전도의 중요성이 작아진 것은 사실이나 다음과 같은 이유로 아직도 선천성 심장병의 screening이나 진찰 소견을 뒷받침해 주는 데에 유용하다.

① 심방이나 심실의 비대 소견이 있으면 선천성 심장병이 있음을 시사한다.
② 심장병의 심한 정도와 진행 여부를 알 수 있게 해준다.
③ 선천성 심장병의 수술 후에 간혹 발생하는 부정맥의 일차적인 screening검사로도 중요하다.
④ 어떠한 소견들은 특정 심장 기형을 시사하므로 심장 기형의 종류를 짐작하는 데에 도움을 준다.

24시간 심전도(홀터 검사, Holter 검사)

심전도를 24시간 연속적으로 기록하는 검사로써 심전도를 연속적으로 기록하여 일상 생활 도중의 심전도의 변화를 기록하여 컴퓨터를 이용하여 분석하는 검사이다. 최근 24시간 연속 심전도 기록장치가 많이 발달하여 과거보다 훨씬 편하고 쉽게 검사가 가능해 졌다. 스마트 워치를 활용하여 심박동을 모니터링하는 기술도 크게 발전하고 있다.

다음과 같은 경우에 유용하다.

① 부정맥이 있거나 의심되는 환자
② 원인불명의 졸도
③ 개심 수술 후 후유증으로 부정맥이 비교적 자주 나타나는 종류의 선천성 심장병 수술 후 정기 검진 시, 특히 활로 4징, 대혈관 전위에서의 심방 교정수술, Fontan 수술을 받은 환자에서 시행한다.
④ 인공 심장 박동기 시술을 받은 환자에서 박동기 관리에 중요한 검사이다.

운동 부하 검사(Exercise Stress Test)

빠른 속도로 회전하는 벨트나 실내 운동용 자전거를 이용하여 최대한의 운동을 시키면서 심박동수, 혈압, 심전도, 산소포화도의 변화 등 심혈관 계통의 생리적 변화를 관찰하는 검사이다.
운동 시 필요한 산소전달체계에 있는 폐, 심혈관계, 조혈세포계, 신경정신계, 근골격계의 유기적인 반응을 평가하여 심부전 환자나 그 외 심장상태의 환자들의 운동능력을 평가하고 이들 환자의 예후를 예견할 수 있는 중요한 임상지표이다.

다음과 같은 경우에 유용하다.

① 부정맥을 호소하는 환자, 특히 운동과 연관되어 나타나는 빈맥의 진단과 치료에 유용하다.
② 원인불명의 졸도, 흉부 통증 등의 증상을 호소하는 환자
③ 심장병 환자에서 수술 전 · 후로 심장과 폐의 기능, 운동량을 알기 위하여
④ 심장병 환자에서 수술 전 · 후로 부정맥의 유발 가능성을 알기 위하여, 특히 활로 4징, 복잡 기형, 단심실에서 Fontan 수술 후에 시행한다.
⑤ 증상이 없는 팔로씨 4징 수술 후 환자에 대하여 폐동맥판막 치환술의 시기를 정하는 한 요소로 이용할 수 있다.

심폐운동부하 검사(Cardio-Pulmonary Exercise Test)

심장수술 하기 전과 후에 심장과 폐의 기능검사를 하기도 한다. 적응증은 위 운동부하 검사와 같다.

전기 생리 검사(Electro-physiological Study)

심장 내 전기 생리 검사

부정맥이 있을 때 원인을 밝히고 올바른 치료를 하기 위해서 심도자 검사와 같은 방법으로 전기현상을 기록할 수 있는 특수 도관인 전극 도자를 심장 내 여러 부위에 위치시키고 전기 현상을 관찰, 기록하는 검사이다.

고주파 에너지를 이용한 전극 도자 절제술(Radio-frequency Catheter Ablation)

심장 박동이 병적으로 빨라서 기절이나 급사의 위험이 있는 상실성 빈맥, 심실 빈맥, 심방 조동, 심방 세동 환자에서 위와 같은 심장 내 전기 생리 검사를 통하여 빈맥을 일으키는 심장의 부위를 정확하게 찾아내어 그 자리에 고주파 에너지를 주어서 빈맥의 원인이 되는 병소를 완전히 없애 줌으로써 빈맥을 완치시킬 수 있는 시술이다. 성인 빈맥 환자들에서 개발된 검사로써 점차 소아에서도 시행되어 좋은 결과를 보이고 있으며 시술해 주는 나이도 점차 어려지는 경향이다. 특히 선천성 심장병의 개심 수술 후에 발생하면 급사의 위험이 있는 빈맥이 있는 환자는 적극적인 치료가 필요하며 전극 도자 절제술을 약물 치료 대신, 또는 약물 치료와 병행하여 시행해 줄 수 있다.

경식도 전기 생리 검사(Trans-esophageal EPS)

전극 도자를 심장 내로 직접 넣지 않고 심장 뒤쪽에 위치한 식도에 넣으면 식도 벽이 좌심방의 바로 뒤에 위치하므로 식도를 통해서 간접적으로 심방의 전기 현상을 기록할 수 있다. 부정맥의 종류를 감별하는 데에 도움이 된다. 또한 식도를 통해서 심방에 전기자극을 줌으로써 빈맥을 유발하거나 멈추게 할 수도 있으므로 빈맥의 응급치료로도 유용하다. 심장 내 전기 현상을 직접 기록하는 심장 내 전기 생리 검사 같이 자세하지는 않지만 훨씬 덜 침습적인 방법이므로 외래에서도 시행할 수 있고 신생아, 영 · 유아에서도 시술이 가능하며 필요할 때마다 반복하여 여러 번 시행할 수 있다는 장점이 있다.

심장 초음파 검사(Echocardiography)

심장의 내부 구조와 움직임을 직접 확인할 수 있는 검사 방법으로써 심장의 자세한 구조뿐만 아니라 기능까지도 확인할 수 있으므로 많은 경우 침습적 진단방법인 심도자 검사를 대신할 수 있는 매우 중요한 검사이다. 대부분 소아에서의 심장 초음파 검사는 흉곽 앞 벽을 통해서 시행하나 최근에는 식도를 통한 심장 초음파 검사와 혈관 내에서 직접 초음파 검사를 하는 방법들이 발달되어 있다. 심장 초음파 검사에는 다음과 같은 여러 종류가 있으며 대개 한 환자에서 거의 전부 시행한다.

▦ 심장 초음파 검사의 종류

M-mode 심장 초음파 검사

Time-motion mode로써 심장이 움직이는 현상을 시간단위로 기록하므로 심장 크기와 기능의 측정에 유용하다.

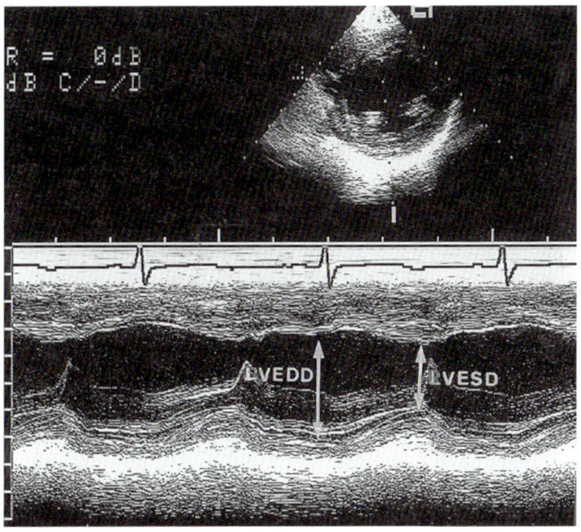

그림 3-4. 좌심실의 M-mode 초음파 사진이다. 좌심실 기능 검사로 가장 흔히 이용되는 좌심실 단축률(SF)과 구혈률(EF)을 계산하기 위하여 좌심실의 이완기 직경(LVEDD)과 수축기 직경(LVESD)을 측정하는 것을 보여준다.

양면성 심장 초음파 검사(2-D Echo)

환자의 가슴, 복부, 목 등의 여러 위치에서 심장의 단면을 관찰하는 검사로써 심장과 혈관의 해부학적 형태를 규명하는데 가장 중요한 필수적인 검사이다.

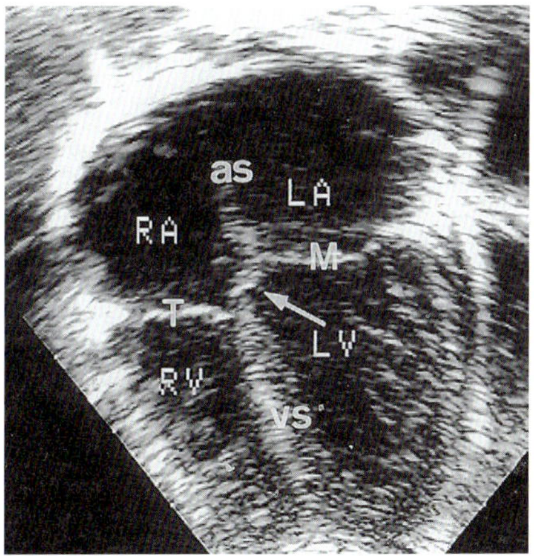

그림 3-5. 정상 초음파 사진. 심방과 심실이 모두 보이는 view.
RA : 우심방, LA : 좌심방, RV : 우심실, LV : 좌심실, as : 심방 중격
VS : 심실 중격, T : 삼첨판, M : 승모판, 화살표 : 방실 중격

칼라 도플러(Color Doppler) 심장 초음파 검사

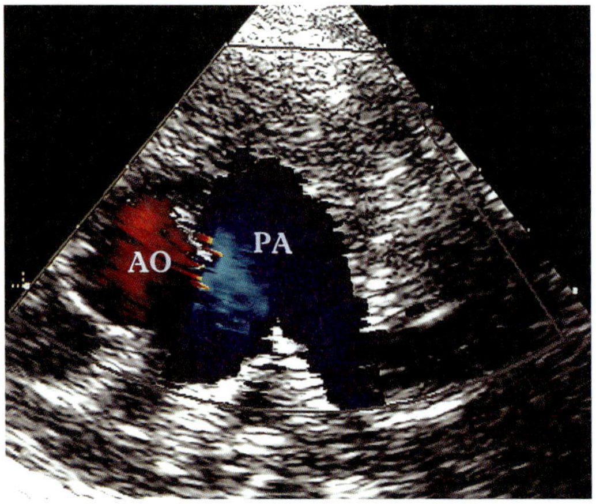

혈류속 적혈구에 탐식자로 초음파를 조사한 후 되돌아오는 음파(도플러 변위)를 color coding한 방법으로 정상 혈류(층류)는 순수한 빨간색(탐촉자를 향해서 오는 혈류)이나 파란색(탐촉자로부터 멀어져 가는 혈류)으로 표시되며 혈류 속도가 높은 비정상적인 혈류(와류)는 여러 색이 섞인 mosaic pattern으로 보인다. 판막 역류, 단락의 부위를 쉽게 발견할 수 있다.

그림 3-6. 정상 Color Doppler 사진. 대동맥(AO)은 혈류가 탐촉자를 향해서 오므로 빨간색으로 보이며 폐동맥(PA)은 혈류가 탐촉자에서 멀어지는 방향으로 흐르므로 파란색으로 보인다.

Pulsed Wave Doppler 심장 초음파 검사

심장의 기능이나 혈류에 관하여 자세히 알기 위해서는 Doppler 검사가 필수적이다. 탐촉자에서 일정시간 음파를 보낸 후 일정 깊이에 있는 움직이는 물체에 부딪혀서 되돌아오는 시간 동안 기다렸다가 반사 음파를 수집하여 Doppler frequency shift를 계산하는 방법으로 이러한 과정을 수없이 반복하여 시행함으로써 혈류의 속도를 측정한다. 탐촉자를 향해서 오는 혈류는 기준선(baseline) 위를 향해서 기록되도록 표시되며 탐촉자에서 멀어지는 혈류는 아래로 표시된다. 따라서 혈류의 방향, 특성을 알 수 있다.

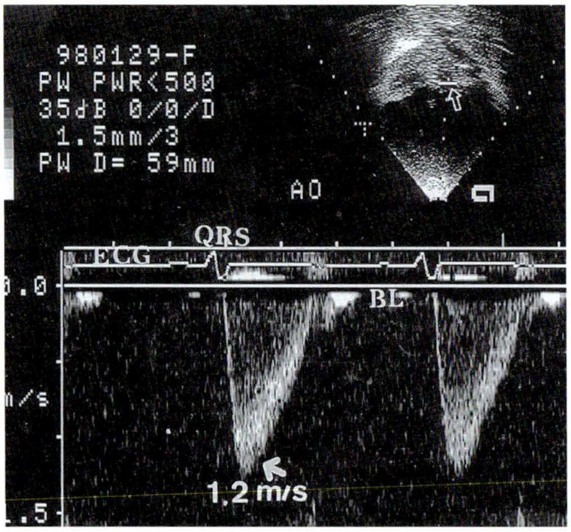

그림 3-7. 대동맥 판막을 통한 혈류의 pulsed wave Doppler 사진. 화살표는 좌심실 유출로에서의 도플러 측정 위치를 가리킨다. 대동맥으로 들어가는 혈류는 탐촉자에서 멀어지는 방향이므로 혈류가 baseline 아래로 기록된다. 최고 혈류 속도는 초당 1.2 meter이다.

Continuous Wave Doppler 심장 초음파 검사

탐촉자 head에 있는 crystal을 이용하여 하나는 연속적으로 초음파 signal을 내보내고 다른 하나는 이 경로에 있는 모든 조직으로부터 연속적으로 초음파 signal을 받음으로써 그 경로에 있는 모든 조직에서의 최대 혈류 속도를 측정함으로써 판막 협착의 심한 정도를 알 수 있으며 폐동맥 압력 등을 짐작할 수 있다.

Tissue Doppler imaging(TDI)와 Global Longitudinal (GLS) strain

심장근육의 움직임을 측정하여 심실기능을 좀 더 자세하고 정확하게 정량적으로 평가하는 초음파 검사로 심실의 ejection fraction 측정보다 더 예민하다. 특히 항암제 사용 시 좌심실의 기능을 평가하는 데 예민하다.
GLS은 longitudinal shortening으로 %로 표시한다: 정상 >18%, 16~18% 경계치, <16% 비정상

경식도 심장 초음파 검사(Transesophageal Echocardiography, TEE)

흉곽 벽을 통하여 실시하는 초음파 검사에 비해 경식도 초음파 검사는 탐촉자가 식도 벽을 경계로 하여 심장과 가까이 접하므로 두터운 흉곽 벽이나 폐의 공기 같은 장애물이 없으므로 심장 구조를 좀 더 선명하게 볼 수 있다.

심장 내 초음파 검사(Intracardiac Echocardiography, ICE)

심장 안으로 탐촉자가 달린 도관을 넣고 심장 안의 영상을 보는 검사로 도관을 이용하여 심방 중격 결손을 막아주는 시술을 할 때 유용하다. 그러나 탐촉자가 달린 도관이 매우 굵다는 문제가 있다(도관이 10 French이고, sheath가 11 French 굵기).

태아 심장 초음파 검사(Fetal Echocardiography)(35장 참조)

심장 핵의학 검사

심장 핵의학 검사는 미량의 방사성 의약품을 주사하여 심장의 여러 기능을 알아보는 검사로써 심장 질환의 구조에 대한 자세한 정보를 얻지는 못하지만 대신 생리적인 현상이나 심장 기능에 관한 정보를 얻는 검사이다. 즉 심장병으로 인하여 심장의 기능이 어느 정도 나빠졌는지를 조사하여 다른 검사나 치료의 계획을 세우고, 치료의 결과를 평가하는 데에 도움을 준다. 정맥 주사 이외에는 통증이나 불편함이 없으며 위험하지 않은 비 관혈적인 검사이므로 입원하지 않고 외래에서 간편하게 시행할 수 있고, 필요시 여러 차례 반복할 수 있다는 장점이 있다.

- 방사성 의약품을 정맥 주사한 후에 곧바로, 혹은 일정 시간이 지난 다음에 "감마 카메라"라고 하는 촬영 장치를 이용하여 약 1~20분간에 걸쳐서 사진 촬영을 한다. 촬영이 끝난 다음 컴퓨터를 이용하여 영상을 분석하고 결과가 종합되어 보고된다.
- 심장 핵의학 검사에 사용되는 방사선 동위원소에 의한 방사능 피폭량은 극히 미량이다.

선천성 심장병 진단에 유용한 심장 핵의학 검사의 종류

1) 심근 관류 영상(Myocardial SPECT)

- 심장 근육 세포에 의해서 흡수되는 방사성 의약품을 정맥 주사하여 심장근육으로 흘러가는 혈류의 상태를 알아보는 검사로 관상동맥 질환의 진단에 필수적인 검사이다. 방사성 물질들의 심근에 의한 uptake는 관상동맥 혈류량과 살아 있는 심장 근육(viable myocardium)과 비례한다. 안정시의 영상(resting image)과 관상동맥 혈류에 stress를 준 후에 보는 stress image를 모두 찍어서 평가한다.

- 검사 적응증
  ① 선천성 관상동맥 기형
  ② Kawasaki 병의 합병증으로 인한 관상동맥의 염증으로 관상동맥이 좁아지거나 막힌 경우
  ③ 완전 대혈관 전위의 교정 수술로써 대동맥 치환술 후 관상동맥 혈류의 이상이 의심 될 때
- 심장 근육으로 공급되는 관상동맥 혈류량이 감소하거나 완전히 막히면 해당 심근 부위에 방사성 의약품이 도달하지 못하게 되어 그 부위가 결손("cold spot")으로 나타나며 stress image와 resting image를 비교하면 관상동맥 혈류의 정확한 상태를 알 수 있다.

정상 심근 관류 영상(Myocardial SPECT)

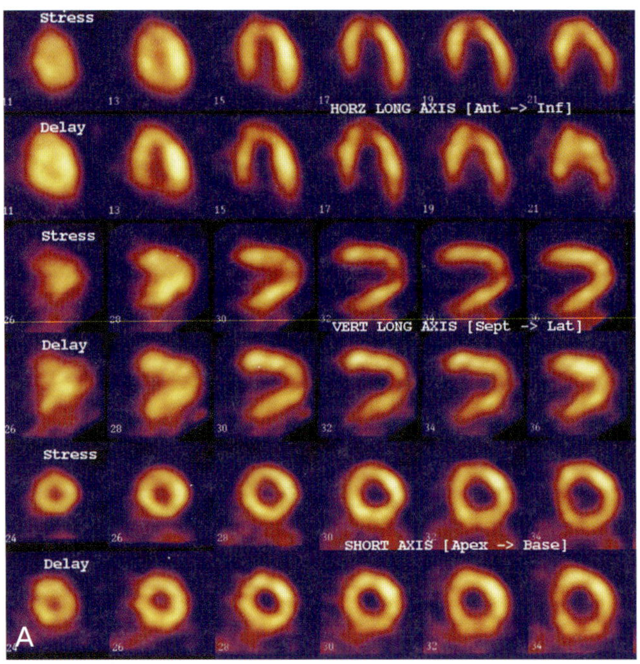

그림 3-10. A. 좌심실 근육 벽으로의 방사성 동위원소의 uptake가 균일하게 정상이다.

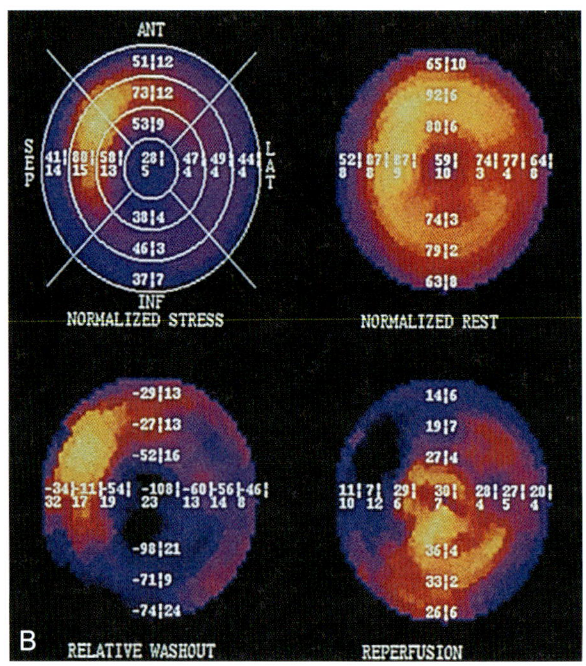

그림 3-10. B. 정상 심장의 "bull's eys image"

방사성 동위원소 심혈관 촬영술(MUGA scan, Multi-gated acquisition blood pool scintigraphy)

심장의 수축과 이완에 따른 심장 내 혈액 pool의 변화를 영상화 한 검사방법이다. 즉 동위원소를 정맥 주사한 후에 심전도를 계속 기록하여 심장 cycle의 특정한 여러 시점에서의 심실 내의 동위원소를 반복 측정하여 얻은 data를 컴퓨터로 분석하여 심장의 수축 시기와 이완 시기에 따른 변화를 측정한다. 즉 심전도에서의 두 개의 R wave 사이의 심장 주기를 여러 부분으로 쪼개어서 각 부분에서의 영상을 얻어서 전부 합해서 하나의(심장 주기에서의 하나의 특정한 부분에서의) 영상을 만들어 내게 된다.

폐관류 스캔(Lung Perfusion Scan)

적응증

① 폐동맥 분지 협착으로 폐의 일부에 혈류가 가지 못할 때 이를 확인하기 위하여 시행되며 대개 폐동맥 수술, 특히 활로 4징이나 폐동맥 폐쇄 환자의 교정 수술 후에 시행된다.
② 폐동맥의 일부가 막히는 폐색전증, 폐경색의 진단에 유용하다.
③ 폐 환기 스캔과 동시에 시행하면 폐동맥고혈압의 진단에 유용하다.

폐관류 스캔

정상

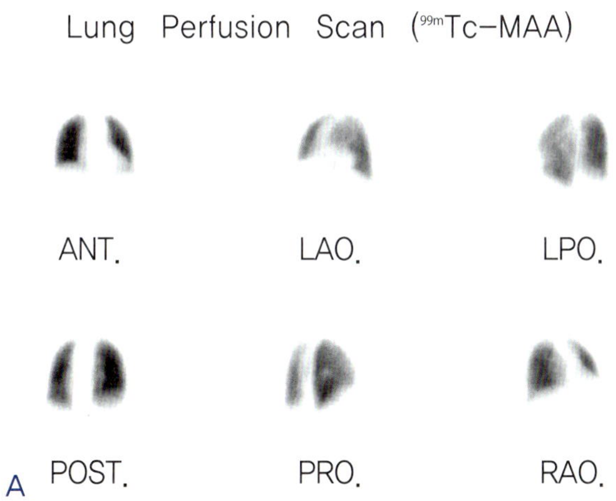

그림 3-11. A. 양쪽 폐 전체에서 방사성 물질의 uptake가 균일하며 대칭적으로 동일하다.

비정상

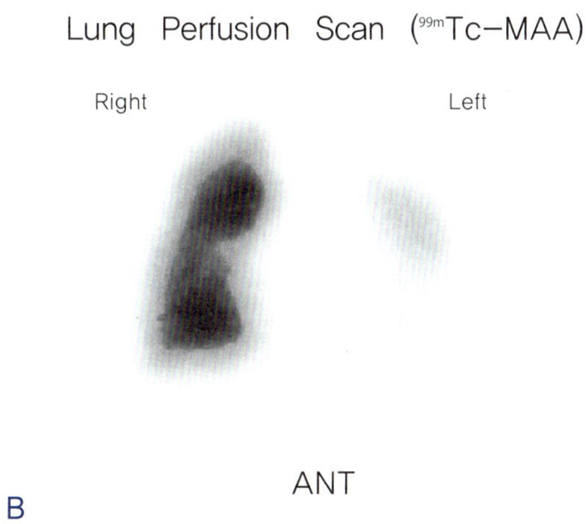

그림 3-11. B. 활로 4징 수술 후 왼쪽 폐동맥의 심한 협착이 이 폐관류 스캔이다. 왼쪽 폐에서의 방사능 동위원소 uptake 오른쪽 폐에 비해서 심하게 떨어져 있다.

컴퓨터 단층 촬영(CT)과 자기 공명 영상(MRI)

선천성 심장병의 진단은 대부분 초음파 검사와 심혈관 조영술로 가능하나 간혹 복잡 기형인 경우 모든 구조들의 완벽한 영상을 보는 것이 불가능한 경우 CT나 MRI 검사가 영상 진단의 중요한 보조 수단이 된다.

정상 심장 CT

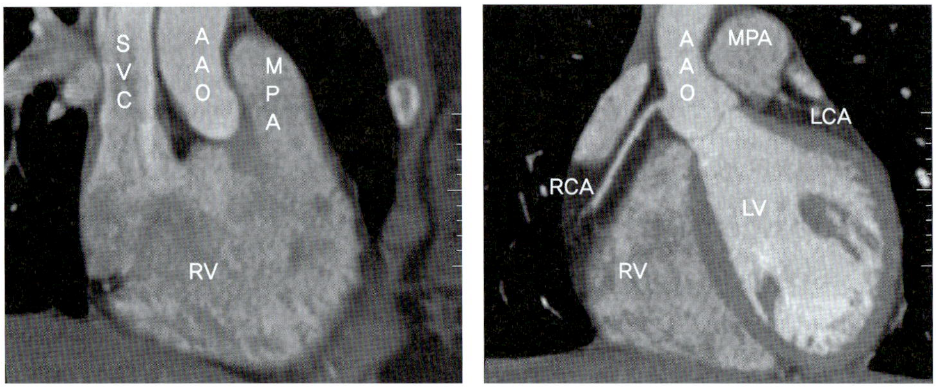

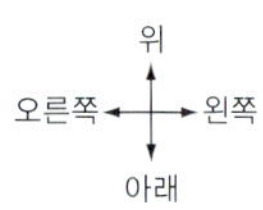

그림 3-12. 정상 심장의 CT 사진. 심장을 앞에서 본 모습(frontal view). 상대정맥(SVC), 우심실(RV) 상행 대동맥(AAO), 주 폐동맥(MPA), 좌심실(LV), 오른쪽 관상동맥(RCA), 왼쪽 관상동맥(LCA)

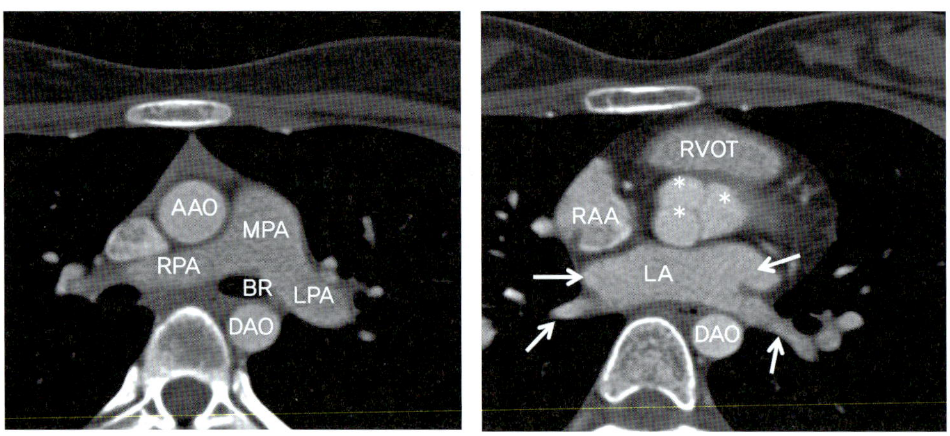

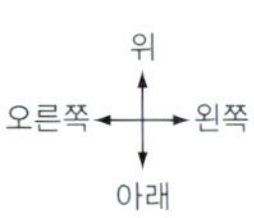

그림 3-13. 정상 심장의 CT 단면 사진(short axis view).
*오른쪽 폐동맥(RPA), 왼쪽 폐동맥(LPA), 하행 대동맥(DAO), 기관지(BR), 우심방 돌기(RAA), 좌심방(LA), 폐정맥 4개(화살표), 대동맥 판막 엽(3개의 *표)*

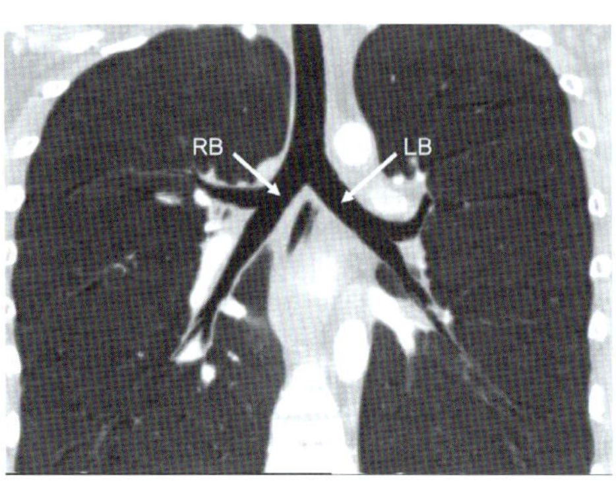

그림 3-14. 폐와 기관지 CT 정면 사진. 정상 형태의 오른쪽 기관지(RB)와 왼쪽 기관지(LB)가 보인다. 폐는 정상이다.

대동맥 축착의 3차원 CT 사진

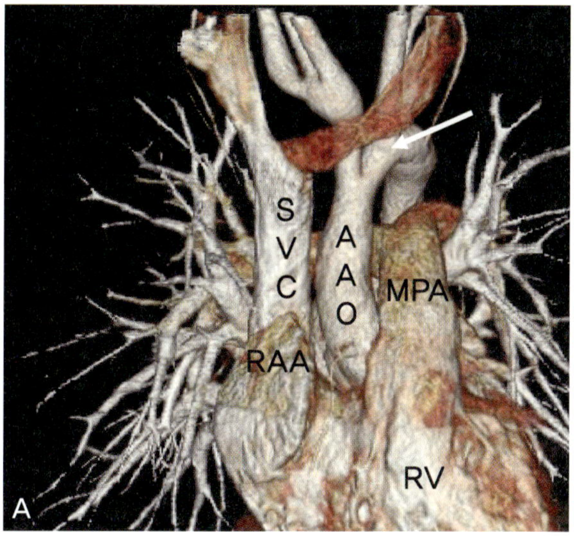

그림 3-15. A. 12세된 남아 심장의 3차원 CT의 정면사진. 우심실(RV) → 주폐동맥(MPA)에서 양쪽 폐동맥이 나온다. 상행 대동맥(AAO)은 정상이나 대동맥궁이 작다. 신생아 시기에 대동맥 축착 수술한 환자로 이 부분이 약간 좁다(화살표). *RAA : 우심방돌기, SVC : 상대정맥.*

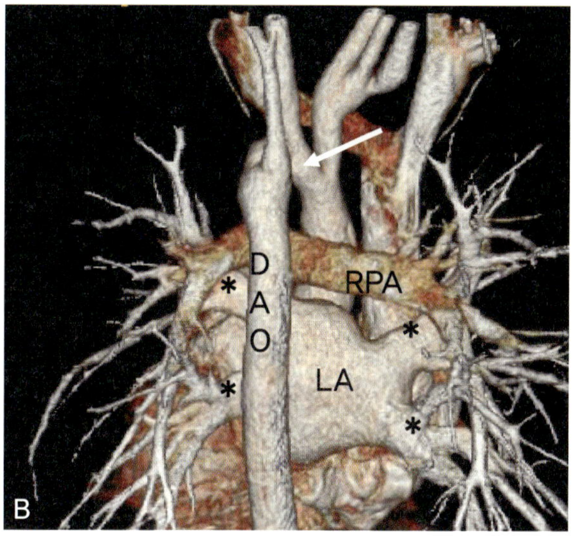

그림 3-15. B. 3차원 CT의 후면사진. 좌심방(LA)으로 4개의 폐정맥(*)들이 연결된다. 화살표는 대동맥 궁의 약간의 협착을 가리킨다. *DAO : 하행대동맥, RPA : 오른쪽 폐동맥.*

CT 검사

① 일반 CT검사는 심장의 박동이 계속되므로 선천성 심장 질환의 진단에 거의 이용되지 않는다.
② 삼차원 합성 CT (3D CT)는 선천성 심장병의 진단에 매우 유용하다.
③ Electron-beam CT (ultrafast CT)는 영상 획득 시간이 극히 짧은 초고속 CT로서 환자의 호흡이나 움직임 및 심장박동에 거의 영향을 받지 않는 장점이 있다.
④ 방사능 피폭을 받는다는 단점이 있다.

MRI 검사의 방법과 종류

1. Conventional MRI : MRI는 다른 영상 진단방법에 비하여 높은 대조도와 해상력을 보이므로 우수한 해부학적 영상을 제공한다. 최근 MR기술의 발달로 다양한 기법이 임상에 응용되고 있다.
2. MR angiography and flow mapping : 조영제의 사용 없이 심혈관만을 영상화 할 수 있으며 혈류의 방향 및 속도까지도 측정이 가능하다. 조영제를 사용하면 더욱 높은 질의 삼차원 심혈관 영상을 얻을 수 있다.
3. Cine MR angiography : 심장의 연속적인 움직임을 삼차원 영상으로 관찰할 수 있으며 심근의 움직임 및 심장판막 부전 또는 협착의 정도 등을 평가할 수 있다.
4. MR spectroscopy (MR 분광법) : 인체 내 생화학적 대사 상태를 비침습적으로 진단할 수 있는 방법으로 심근대사 상태의 이상 유무와 그 정도를 알 수 있다.

5. Functional MRI (MRI 기능검사) : 심장 기능 검사로 심실 기능, 심실 용적, 판막 역류 등을 정량적으로 측정할 수 있다. Late gadolinium enhancement로 심장근육 손상이 회복 가능한지 불가역적 손상인지를 판단하는 데 도움이 된다.

장점 : MRI는 방사능 피폭이 없으며 거의 제한이 없이 어떤 방향으로든지 영상을 얻을 수 있으므로 CT나 심혈관 조영술로도 얻기 힘든 영상을 얻을 수 있다.

단점 : 비용이 많이 든다. 또한 인공 심장 박동기를 가진 환자나 인공 호흡기에 의존하는 환자에서는 시행할 수 없으며 검사 도중 환자 상태의 감시가 어려우므로 상태가 불안정한 환자에서는 검사를 시행하기가 어렵다.

다음과 같은 경우 CT나 MRI 검사가 특히 유용하다.

1. 비만이 심한 환자에서 초음파 영상이 나쁜 경우
2. 수술 후 환자의 일부에서 만족스러운 초음파 영상을 얻기 어려운 경우
3. 호흡 곤란이 심하거나 인공 호흡기에 의존하는 환자에서는 공기로 차 있는 폐 조직이 심장의 앞쪽을 가리므로 초음파 영상을 얻기 어려우므로 CT 촬영이 도움이 된다. 또한 폐의 병변도 동시에 알 수 있으므로 환자의 치료에 도움이 된다.
4. 무비 증후군이나 다비 증후군에서와 같이 심장 이외 다른 장기의 기형과 복잡 심장 기형이 있는 경우 심장 기형의 구조를 정확히 알 수 있을 뿐만 아니라 기관지의 위치와 형태, 말초 폐동맥의 정확한 형태학적인 특성, 위, 간 등 복부 장기들의 위치, 비장의 유무에 관한 다양한 정보를 얻을 수 있다.
5. 폐동맥 폐쇄를 가진 선천성 심장병에서 동반되는 대동맥-폐동맥 간의 측부 동맥들 중 특히 하행 대동맥의 아래쪽에서 기시하는 동맥은 초음파 검사로 잘 보이지 않는 경우가 많으나 CT로는 잘 볼 수 있다.
6. 전 폐정맥 환류 이상에서 폐정맥을 보는 데에 CT가 매우 유용하다. 특히 폐정맥이 폐 조직 내부를 통과하는 예측하기 어려운 복잡한 주행 경로를 취하는 경우 CT가 매우 유용하다.
7. 성인에서 심혈관의 구조를 초음파 검사만으로 만족스럽게 전부 본다는 것이 쉽지 않다. 또한 심혈관 조영술로도 좋은 영상을 얻기 힘들며 특히 선천성 심장병을 가진 성인환자의 심혈관 조영술 시에는 소아환자에서와 달리 주사해야하는 조영제의 양도 매우 많으며 촬영도 여러번 해야하고 영상의 질도 좋지 않으므로 MRI가 진단에 유용하다. 최근에는 MRI는 주로 기능검사, CT는 주로 심장 구조를 확인하는 방법으로 이용한다.
8. 수술 후 원인 모를 호흡 곤란이 지속되면 CT나 MRI검사를 하여 기도와 그 주위의 혈관들을 자세히 관찰하여 혈관륜이 있는지, 또는 다른 문제로 인하여 대동맥이 기도를 압박하는지 알아보는 데에 큰 도움이 된다.
9. 흉곽의 앞에 위치하여 초음파 검사로 잘 보이지 않는 구조들, 특히 Rastelli 수술 후 conduit 등의 석회화와 협착이 있을 때 초음파 검사로는 좋은 영상을 얻기가 어렵다.
10. 혈류가 가지 않는 막힌 혈관을 찾는 데에 유용하다. 즉 수술 후, 또는 동맥관이 막히면서 같은 쪽의 폐동맥이 저절로 막힌 경우에는 조영제 촬영으로도 보이지 않으므로 혈관의 상태를 알 수 없다. 이런 경우에 혈관이 완전히 없어지지 않고 혈관 안에 혈전이 꽉 차 있는 경우에는 CT나 MRI로 혈관 벽이 보이므로 수술에 중요한 정보를 제공한다.
11. 최근에 CT 혹은 MR 이미지를 토대로 한 삼차원 프린팅(3D printing) 기술의 개발로 실제 심장과 똑같은 3차원 심장구조의 재현이 가능해져 수술방법을 결정할 수 있고 또한 학생 및 피교육자의 교육 및 모의 수술, 시술이 가능해 졌다(simulation).

심도자 검사 및 심혈관 조영술

심장과 혈관 안으로 작은 플라스틱 관(심도자)을 넣어 압력과 산소 포화도 등을 측정하며 조영제를 주사하여 영상을 얻는 과정이다. 최근 심 초음파 검사, MRI 등의 비관혈적인 진단 방법들의 발달로 진단만을 위한 심도자 검사는 점차 감소 추세이다. 그러나 아직도 수술 여부를 판단해야 하거나 복잡 심장 기형의 진단, 수술 후 평가에 심도자 검사와 심혈관 조영술이 필요하다.

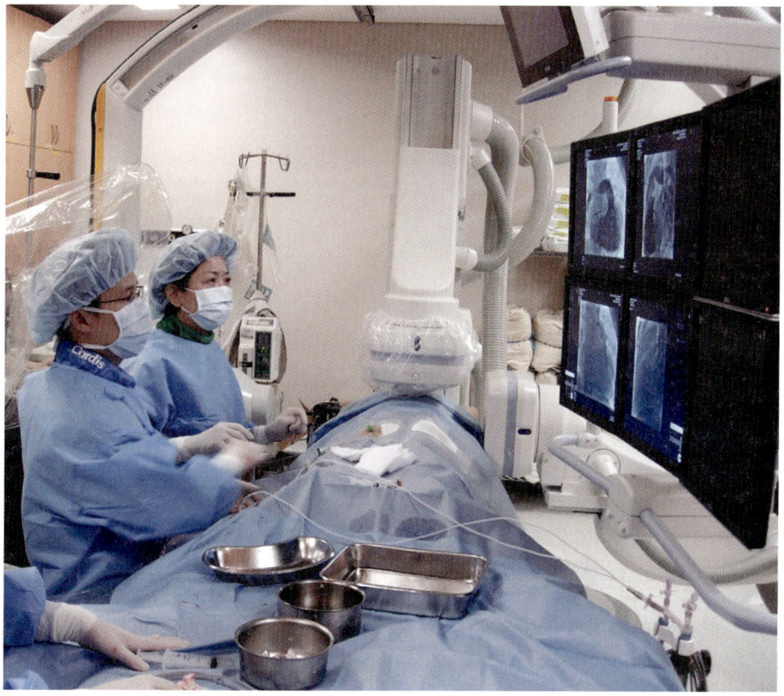

그림 3-16. 심혈관 조영술 검사실. 양면 투시기와 촬영기가 보인다.

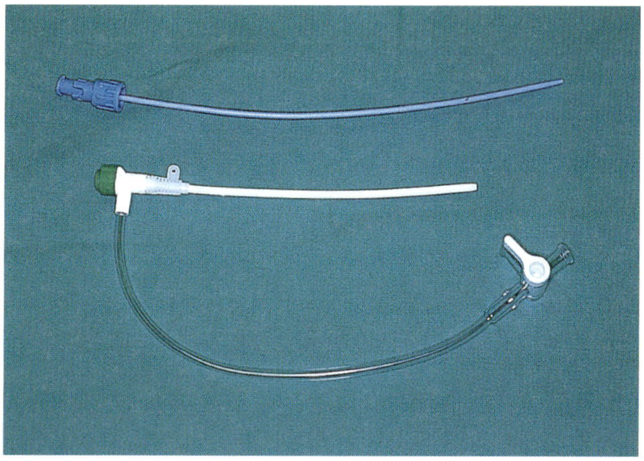

그림 3-17. 경피적으로 심도자를 혈관에 넣는 데에 필요한 sheath와 dilator

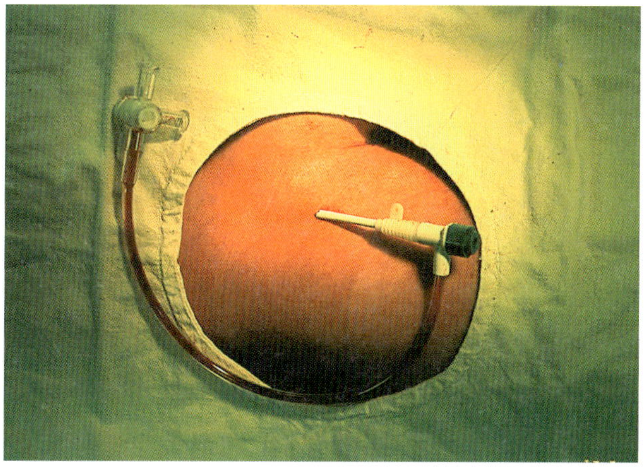

그림 3-18. Sheath를 혈관 안에 넣은 모습. 이 sheath를 통해서 필요에 따라서 여러 가지 심도자를 혈관 안으로 넣었다 뺐다 할 수 있다. 피부 절개 없이 넣으므로 검사 후 피부에 상처가 남지 않는다.

심도자의 종류

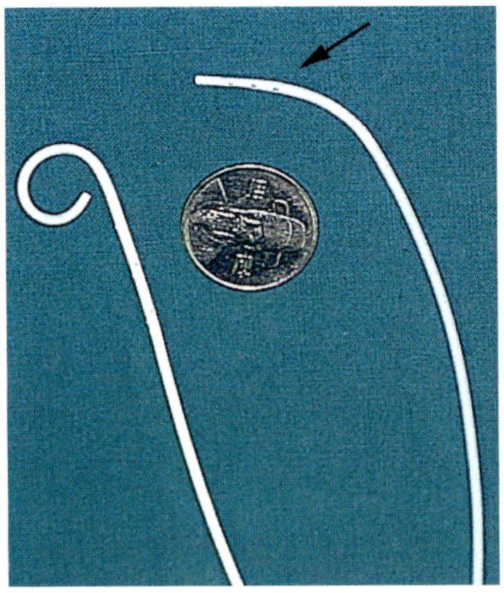

그림 3-19.
Multipurpose Catheer(화살표)와 Pig tail catheter

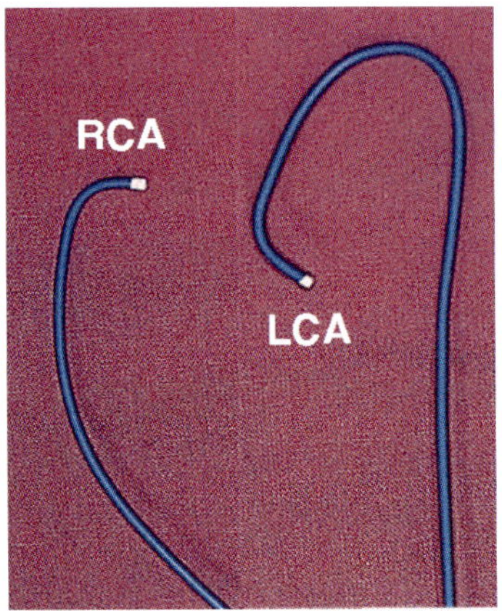

그림 3-20. 관상동맥 촬영용 심도자. 양쪽 관상동맥 입구에 들어가기 쉽도록 미리 만들어진 curve가 보인다.
RCA : 우측 관상동맥용
LCA : 좌측 관상동맥용

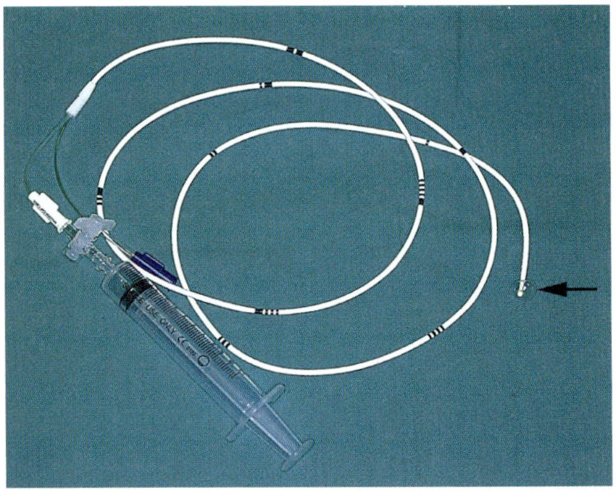

그림 3-21. Bermann® balloon angiographic catheter : 심도자 끝에 CO_2로 부풀려진 풍선(화살표)이 보인다. 이와 같이 풍선이 부풀려진 상태에서 조영제 주사를 하면 심장 벽을 뚫을 위험이 거의 없다.

정상 좌심실 조영술

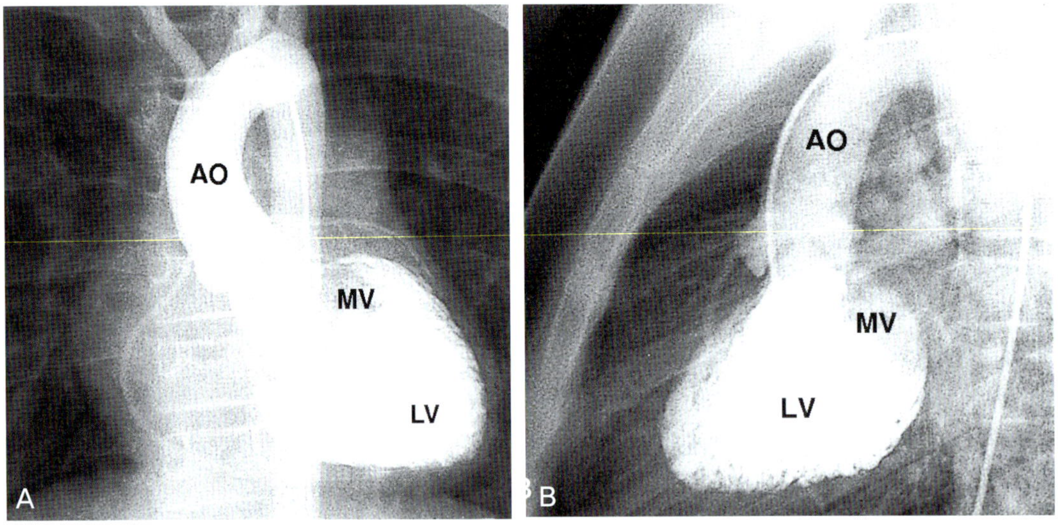

그림 3-22. A. 정면 사진, **B.** 측면 사진. 심도자가 대동맥을 통해서 좌심실에 들어가 있다. 좌심실 벽이 매끈해 보인다(fine trabeculation). 좌심실과 상행 대동맥이 보인다. 승모판(MV)과 대동맥 판막 사이에 근육이 없이 붙어 있다(fibrous continuity between mitral & aortic valve).

▦ 심도자 검사 및 심혈관 조영술이 반드시 필요한 경우

1. 복잡 심장 기형
2. 심방 중격 결손, 심실 중격 결손, 동맥관 개존, 양 대혈관 우심실 기시, 완전 대혈관 전위, 전 폐정맥 환류 이상, 방실 중격 결손에서 심장의 해부학적인 구조는 심초음파 검사나 CT, MRI 등의 비관혈적 검사로 확실하게 알 수 있더라도 폐혈관 저항이 높을 것으로 예상되는 경우에는 수술의 위험에 관한 평가와 수술 후 치료에 관한 계획을 세우기 위하여 심도자 검사가 필요하다.
3. 폐동맥의 성형수술을 받은 환자에서는 폐동맥 구조를 잘 보는 것이 매우 중요하나 심초음파로 수술 부위에서의 해상도가 좋은 영상을 얻는 것은 거의 불가능에 가깝다. 그러므로 폐동맥 수술 후 문제가 있으면 먼저 CT를 시행하고 시술이 필요한 경우 심도자술 및 심혈관 조영술을 시행한다.
4. 말초 폐동맥의 구조는 심초음파 검사로 잘 보이지 않으므로 말초 폐동맥의 모양과 크기를 잘 보기 위하여 수술 전에 폐동맥 조영술을 시행한다. 특히 체폐 단락 수술이나 폐동맥 banding 수술 후에 완전 교정 수술을 시행할 때에, 특히 Fontan 수술 전에는 반드시 필요하다.
5. 수술 중에서도 특히 Fontan 수술 전에는 반드시 심도자 검사를 시행하여 폐동맥 압력과 폐혈관 저항, 폐동맥의 구조와 크기를 측정 한 후에 수술 가능성과 수술 방법을 결정한다.
6. 개심수술 전에 관상동맥의 구조를 정확하게 알아야 하는 경우, 또는 수술 전이나 후에 관상동맥 협착이 의심되는 경우에는 관상동맥 조영술을 시행한다.
7. 수술 직후 환자의 상태가 좋지 않으나 심초음파 검사만으로 문제의 원인을 알 수 없는 경우 다소 위험하더라도 심도자 검사와 조영술을 시행하는 것이 문제 해결에 도움이 된다.

▪ 단순 심방 중격 결손, 심실 중격 결손, 동맥관 개존, 양 대혈관 우심실 기시, 완전 대혈관 전위, 전 폐정맥 환류 이상, 방실 중격 결손, 대동맥 축착, 대동맥궁 단절 등의 기형에서 심장 초음파 검사만으로, 또는 CT나 MRI의 추가 검사로 해부학적 구조가 확실하면 수술 전 진단만을 위한 심도자 검사는 시행하지 않는다. 그러나 심장 초음파 검사만으로 모든 정보를 완벽하게 얻지 못할 경우에는 심도자 검사와 조영술을 하여 진단을 완벽하게 한 후에 수술을 하는 것이 안전하다.

▦ 심도자 검사와 심혈관 조영술 전의 검사 및 준비

1. 큰 아이는 자정부터 금식시키고 영 · 유아는 4시간 전부터 금식시킨다.
2. 정맥 수액주사를 시작한다. 팔 혹은 머리 혈관을 이용하며 다리 혈관은 가능한 피한다. 청색증이 심한 환자에서는 시술 전날 밤부터 정맥 주사를 주어서 탈수로 인한 무산소 발작을 방지한다.
3. 생후 3개월 미만의 신생아나 영 · 유아, 출혈이 예상되는 중재적 시술이 예정된 환자에서는 혈액형 검사를 한다. 그러나 특별한 위험이 없는 한 혈액을 준비할 필요는 없다.
4. 활로 4징 등 폐동맥 협착이 심해서 Propranolol (Inderal)을 경구 복용 중인 환자는 시술 전에 공복 도중이라도 무산소 발작을 예방하기 위하여 시술 직전까지 경구 복용을 계속하여야 하며 시술 후 당일에 다시 복용을 시작하여야 한다.

심도자 검사와 심혈관 조영술의 합병증

1. 심도자 검사 후에 특별히 세균 감염 없이 간혹 **열**이 나는 경우가 있으며 대개 금방 멈춘다. 원인은 확실하지 않으며 심도자의 발열 물질 때문인 것으로 생각된다.
2. **심장, 혈관 천공**은 매우 위험하나 매우 드물게 발생한다.
3. 심도자를 움직일 때 심장 벽을 자극하거나 특수 전도 조직의 일시적인 손상으로 **부정맥**이 생길 수 있으나 심도자를 심장 벽에서 떼어주면 대개 사라진다. 저절로 없어지지 않으면 치료가 필요할 수도 있다.
4. 작은 영 · 유아나 신생아에서 대퇴동맥으로 도자를 넣고 시술을 하면 시술 후 **혈전**으로 인하여 **대퇴동맥이 완전히 막히는** 경우가 있으며 초음파 검사로 혈전이 보이면 즉시 정맥 내 Urokinase주사를 시작한다. 대부분의 환자에서는 이와 같이 치료하면 혈전이 용해되면서 동맥의 혈류가 정상으로 회복되므로 동맥을 절개해서 혈전을 꺼내주는 수술이 필요한 경우는 극히 드물다.
5. **대퇴정맥이 막히면** 다음 번에 이를 통해서 심도자 검사나 심도자를 이용한 중재적 시술을 시행하지 못한 다는 문제가 있으나 그 밖의 다른 임상적인 문제는 없다.
6. 대퇴 정맥에 생긴 혈전이 더 진행해서 **하대정맥이 완전히 막히는** 경우도 간혹 있으나 대개 우연히 발견되며 신장 정맥이 막히지 않는 한 별 문제는 없으나 후에 다리 정맥을 통해서 심도자 검사를 하지 못한다.
7. 심도자 검사는 거의 수술에 준한 무균 방법으로 시술하므로 시술 후 **세균감염**은 거의 발생하지 않는다.
8. 혈전(blood clot)이나 공기가 뇌혈관으로 들어가서 뇌혈류를 막게 되면 **뇌혈관 사고**가 생기며 여러 신경 증상들이 나타날 수 있다. 심장기형 중에서도 특히 우좌 단락이 있는 청색증형 심장병 환자에서 발생할 수 있다.
9. 심도자가 심근 안으로 깊이 들어간 상태에서 높은 압력으로 조영제를 주사하면 **조영제가 심근 안으로 주사**되어 그 부위 근육의 손상이 있게 된다. 끝에 풍선이 달린 심도자를 사용하면 이러한 부작용이 거의 없다.
10. **호흡 감소, 무호흡** : 진정 약물들 또는 다량의 국소마취제가 호흡중추를 억제하여 호흡이 감소하거나 멈추는 무호흡이 나타날 수 있으므로 시술 시에, 특히 영 · 유아나, 전신상태가 나쁜 환자의 검사 도중에는 이에 대비하여 기도 삽관에 필요한 기구들과 Ambu bag, 응급 약품, 산소를 항상 준비해 두어야 한다.
11. 목의 쇄골하 정맥이나 경정맥의 삽관 시에 폐를 찌르게 되면 **기흉**이나 **혈흉**, 폐 손상이 생길 수 있다.
12. 발작 : 국소 마취제인 lidocain을 너무 많이 주면 **무호흡, 경련, 발작** 등의 합병증이 생긴다.
13. **조영제의 부작용** : 과거에 사용되었던 조영제로는 아래에 열거한 부작용들이 비교적 자주 관찰되었으나 최근에 사용되는 조영제들은 부작용이 아주 경미하거나 거의 없다.
    1) 폐동맥의 수축으로 인하여 폐동맥 압력이 증가한다. 원래 폐동맥 압력이 높은 경우 심하다.
    2) 폐부종
    3) 체동맥 확장으로 혈압이 떨어진다.
    4) 심실 근육의 수축 기능의 저하
    5) 알레르기 반응으로 인하여 피부 발진, 기관지 수축으로 인한 호흡 곤란, 저혈압이 생길 수 있다. 정맥 내 수액 공급, 항히스타민 제제, epinephrine, steroid 등으로 치료하며 기관지 과민반응으로 인하여 호흡 곤란이 심하면 기관 내 삽관까지 필요한 경우도 있다.
    6) 조영제의 삼투압에 의한 신 세뇨관의 손상으로 혈뇨나 단백뇨가 나타난다.
    7) 적혈구가 깨지는 용혈 현상이 일어날 수도 있다.

심도자를 이용한 중재술(Catheter Invervention)

심장 수술 대신 심도자를 이용하여 각종 장치(device)를 심장이나 혈관에 넣어주어 구멍을 막아주거나 좁혀진 판막이나 혈관을 넓혀주는 시술을 말한다(심장병 각 장 참조).

4 CHAPTER

심방 중격 결손 (Atrial Septal Defect, ASD)

정의 : 우심방과 좌심방사이의 벽(심방 중격)의 결손("구멍")을 통해서 혈류가 새는 기형이다.

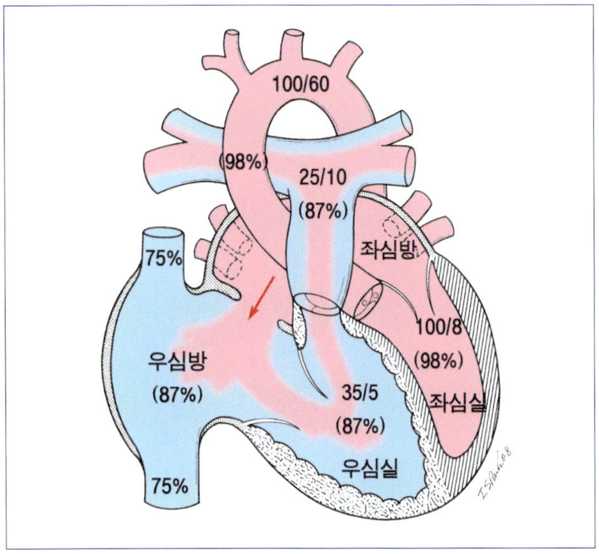

그림 4-1. 심방 중격 결손(화살표)을 통해서 혈류가 좌심방에서 우심방으로 흘러들어 가서 우심방, 우심실, 폐동맥의 정맥혈과 섞이게 된다. 즉 이미 폐를 거쳐서 온 산소포화도가 높은 동맥혈이 폐혈류로 다시 들어가게 되므로 우심방, 우심실, 폐동맥의 산소포화도가 높아진다.

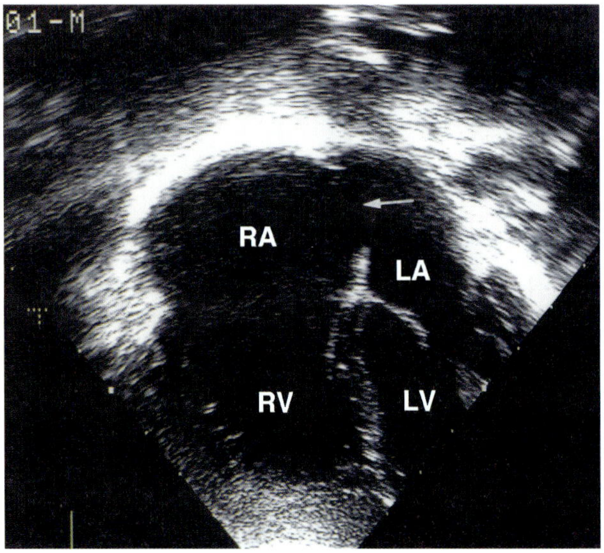

그림 4-2. 이차공형 심방 중격 결손(화살표)의 심초음파 사진. 우심방(RA)과 우심실(RV)이 좌심방(LA)과 좌심실(LV)에 비해 커져 있다. 심실의 이완(ventricular relaxation)도중 삼첨판과 승모판이 열려진 상태이다.

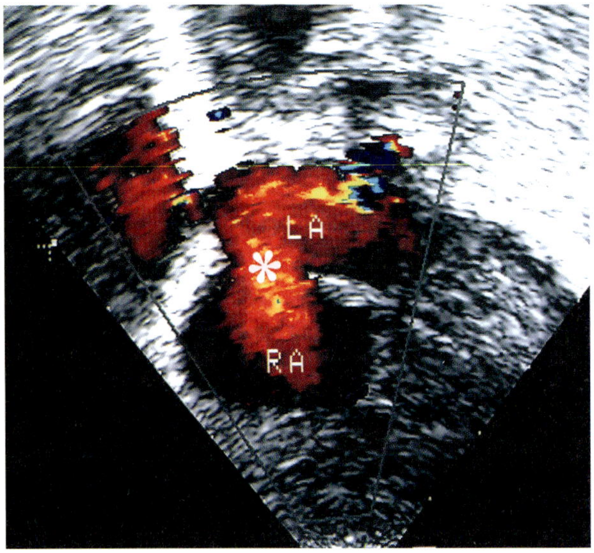

그림 4-3. 이차공형 심방 중격 결손의 Color Doppler 사진. 별표가 좌심방에서 우심방으로 혈류가 흐르는 것(좌우 단락)을 나타내고 있다.

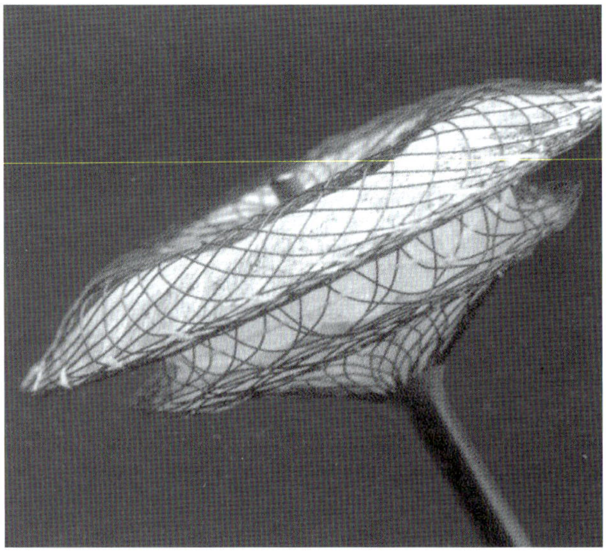

그림 4-4. 심방 중격 결손을 도관을 통해서 막아주는 장치의 한 종류인 Amplatzer device. 디스크 모습의 2개의 장치가 각각 우심방쪽과 좌심방쪽의 심방 중격 조직에 걸치게 되어서 결손을 막아 준다.

▦ 빈도

선천성 심장병의 5∼10%로 흔하다. 남자보다 여자에서 2배 정도 자주 발생한다.

▦ 혈역학적 현상

폐순환을 지나서 좌심방으로 돌아온 동맥혈의 일부가 심방 중격 결손을 통해서 우심방으로 유입되고 우심실을 거쳐서 다시 폐순환으로 들어가게 되므로 우심방과 우심실의 부담이 커지게 되며 폐혈류량이 증가한다. 결손이 크고 나이가 많아질 때까지 수술해 주지 않으면 폐동맥 압력이 높아지는 폐동맥 고혈압이 생기며 심하면 Eisenmenger reaction이 생긴다(아래 설명 참조) .

▦ 임상 증상, 진단 시기

1. 어릴 때부터 10대까지는 대부분 자각 증상이 없으나 잦은 상기도 감염은 있을 수 있다. 10대 이후에는 피곤함, 운동 시 숨차함 등의 증상이 나타나기도 하며 성인까지 수술 받지 않은 경우 Eisenmenger reaction으로 인한 증상이 나타나거나 심방 부정맥(빈맥), 또는 승모판 탈출증, 승모판 역류 등으로 인한 증상이 나타난다.
2. 의미있는 좌 · 우 단락인 경우 흉부 X-선 사진상 심비대, 폐혈관 음영의 증가가 있고, 심전도에는 우측편위, 우심실비대소견이 보이나 나이가 어릴수록 심전도 변화는 확실하지 않다.
3. 심잡음은 좌우단락에 의한 잡음이 아니라 우심실 용적부하에 대한 상대적인 폐동맥판막 협착으로 인한 잡음이다.
4. 다음과 같은 이유로 심방 중격 결손으로 인한 심잡음은 어릴 때에는 잘 듣기 어려우므로 어릴 때에는 진단을 놓치는 경우가 많다.
   1) 심방 중격 결손으로 인한 심잡음은 크지 않다.
   2) 거의 모든 심잡음에서와 마찬가지로 심방 중격 결손에 의한 심잡음도 앉은 자세에서 보다 누운 자세에서 더 크게 들리므로 보호자가 아기를 안고 있는 자세에서 진찰하는 경우 심잡음을 놓치기 쉽다.
   3) 감기, 배탈, 발열 등으로 병원에 내원한 경우 이러한 병적인 상태로 인해서 심장 박동수가 빠르므로 심잡음을 듣기가 어렵다.
   4) 아파서 병원에 온 아기는 대개 진찰 시에 보채고 우는 경우가 많으므로 심잡음을 듣기가 어렵다.

※ 아주 큰 심방 중격 결손이 아니라면 3∼5세 전에 진단을 받아도 어차피 수술이 급하지 않으므로 진단을 못 받았다고 아이에게 해가 되지는 않는다.

▦ 자연 경과

1. 수술하지 않아도 대부분 10대 전에는 증상이나 합병증이 없다. 그러나 나이가 많아질수록, 그리고 결손이 클수록 다음과 같은 합병증이 나타날 수 있다.
   1) **말초 폐혈관의 폐쇄성 병변이 동반된 폐동맥 고혈압(Eisenmenger reaction)** : 결손이 커서 이를 통한 혈류가 많은 경우 나이가 많아질 때까지 수술 해주지 않으면 10∼20대 이후에는 폐의 수많은 작은 혈관들이 손상

을 받아서 막히면서 폐동맥의 압력이 높아진다(폐동맥 고혈압). 따라서 심방 중격 결손을 통한 혈류의 방향이 바뀌어서 좌심방 → 우심방 방향의 혈류량(좌우 단락)은 줄어들고 오히려 우심방 → 좌심방으로의 혈류(우좌 단락)가 많아져서 산소량이 적은 정맥혈이 체혈류로 들어가게 되므로 환자에게는 청색증이 나타나게 된다. 이러한 현상을 Eisenmenger reaction이라고 하며 이런 상태에서 수술을 해주면 사망률이 높으므로 수술해 주지 않는다.

2) **부정맥** : 다양한 심방 빈맥(상실성 빈맥, 심방 조동) 등의 부정맥이 생기며 그 빈도는 결손이 크고 나이가 많아짐에 따라 증가한다.

3) **승모판 탈출, 승모판 역류**

4) **우심실 기능 부전** : 우심실이 오랫동안 과다한 혈류를 부담하기 때문이다.

5) **뇌경색, 뇌졸중** : 성인에서 다리에 정맥류가 있고 그 안에 혈전이 있으면 이 혈전이 결손을 통과해서 좌심방, 좌심실, 대동맥, 뇌혈관으로 이동하여 뇌혈관을 막으면 뇌경색을 일으킬 위험이 있다(paradoxical embolization).

6) **임신, 출산시의 합병증** : 심방 중격 결손을 가진 산모에서 임신, 출산 시에 다리의 혈전이나 그 밖의 고형 물질들이 결손을 통해서 우심방에서 좌심방으로 들어가서 대동맥 → 뇌혈관으로 이동하여 뇌경색과 뇌졸중을 일으킬 위험이 있으므로 심방 중격 결손을 가진 여자 환자는 성인이 되기 전에 수술해 주는 것이 바람직하다.

2. 과거에는 심방 중격 결손은 저절로 막히지 않는다고 알려졌으나 최근 심장 초음파 검사의 발달로 이것이 잘못된 사실임이 밝혀졌다. 즉 신생아, 영 · 유아에서의 5~7 mm 이내의 심방 중격 결손은 많은 경우 첫돌 전에 저절로 막히거나 작아진다. 그러나 드물게는 결손이 아이가 자라면서 같이 커지는 경우도 있으므로 일단 신생아나 영 · 유아에서 결손이 발견되면 나이가 6개월 내지 1년 되었을 때에 다시 초음파 검사를 하여 결손 크기의 변화를 관찰해서 추후 치료 계획을 세우는 것이 좋다.
3. 선천성 심장병 중에서 심방 중격 결손은 심내막염의 위험이 거의 없는 기형이므로 다른 기형이 동반되지 않은 단순 심방 중격 결손 환자에서는 심내막염 예방이 필요 없다. 그러나 수술 후 6개월 이내에는 심내막염 예방이 필요하며 그 후에는 합병증이 없는 한 심내막염 예방은 필요 없다.

도관을 통해서 device를 넣고 결손을 막아 주는 비수술적 치료

최근에는 수술하지 않고 경피적으로(피부절개 없이) 다리 정맥을 통해서 심도자를 넣고 그 안으로 심방 중격 결손을 막아 주는 장치를 심장 내부로까지 운반하여 결손을 막아 주는 방법이 개발되어 있다. 그러나 이러한 비수술적 방법이 성공하기 위해서는 결손의 가장자리 조직이 충분히 있어야 하며 결손이 너무 크지 않아야 한다. 이러한 시술 도중에는 전신마취가 필요하며 식도를 통한, 또는 심장 내 초음파 검사로 이 장치의 심장 내의 위치를 계속 감시하면서 시술해 주어야 한다. Amplatzer device™(그림 4-4)가 흔히 사용되었다. 최근 이 시술의 경험이 축적됨에 따라 심방 중격 결손의 가장자리조직의 결핍이 절대적인 비적응증에 해당되지는 않는다.

최근에는 소프트한 기구(Figullar Flex II® Occlutech 또는 Cocoon device)의 사용으로 심장조직 침식의 위험도가 훨씬 감소했다.

결손에 비해 큰 기구를 사용한 경우 심장 조직의 침식의 위험이 있고 기구가 너무 작으면 기구가 떨어져 나가는 색전의 위험이 있다.

▦ 수술 시기와 방법

- 대부분 증상이 없고 결손이 아주 크지 않은 아이에서의 수술 시기는 3~4세가 좋다. 그러나 결손이 크거나 (Eisenmenger state가 아닌) 폐동맥 고혈압이 있거나 또는 자각 증상이 있으면 진단 즉시 수술해 준다.
- 폐동맥 고혈압이 의심되는 환자에서는 심도자 검사를 시행하여 폐혈관 저항을 측정하고 말초 폐동맥 쐐기 조영술(Wedge angiogram)을 시행하여 폐혈관의 폐쇄성 손상을 직접 관찰함으로써 폐혈관 손상의 정도를 평가한 후 수술 여부를 결정한다. 과거에는 폐동맥 고혈압이 있으면 무조건 수술하지 않았으나 최근 여러 종류의(경구 복용이 가능한) 폐혈관 확장제가 개발된 이후에는 폐동맥 고혈압이 어느 정도 있어도 폐혈관 손상이 아주 심하지 않으면 수술해 주는 경향이다. 이런 환자는 치료 후(폐동맥 고혈압이 호전될 때 까지) 폐동맥 확장제를 복용하여야 한다.
- 대부분의 심방 중격 결손은 구멍을 그냥 꼬매주기만 하면 되나 구멍이 너무 크면 인공 헝겊이나 환자의 심낭 조직을 이용해서 막아 주기도 한다.

가슴 절개 방법(제31장 참조)

1. **측부 개흉술**(우측 늑골 사이를 절개해서 수술해 주는 방법, 그림 31-5)
   다른 기형이 동반되지 않은 단순 심방 중격 결손 환자 중에서 체중이 대략 10~15 kg 이상, 나이가 약 3세 이상인 환자는 측부 개흉술이 가능하므로 수술이 급하지 않은 환자는 이때까지 기다렸다가 이런 방법으로 수술해 주는 것이 바람직하다. 측부 개흉술의 장점은 외부에서 수술자국이 쉽게 눈에 띄지 않으므로 수술 상처로 인한 정신적인 부담감을 감소시킬 수 있어 학교생활이나 사회생활에 적응하는 데에 흉골 중앙 절개술에 비해서 좋다는 장점이 있다. 반면에 수술 시야가 좁으므로 기술적으로 약간 더 어려우며 우측 폐에 일시적인 손상을 입힐 수도 있다는 단점이 있다.
2. **유방아래 가슴을 열고 수술하는 방법**(그림 31-6) : 가끔 사용된다.
3. **흉골 중앙 절개술**(그림 31-4)
   흉골 가운데를 절개하여 개심 수술을 하면 수술 시야가 넓어서 수술자체는 다소 쉬워지나 후에 수술 부위가 밖으로 노출되는 단점이 있다. 다른 심장 기형이 동반된 경우에는 이 방법으로 수술하는 것이 안전하다.

▦ 수술 결과와 합병증

거의 99%에 가까운 수술 성공률 및 생존율을 보이나 수술 전에 이미 합병증이 있었던 성인 환자들에서는 수술 위험과 후유증이 다소 증가한다.

▦ 수술 후 장기 추적 관찰시의 후유증

요즘 같이 어릴 때 수술해 준 경우에는 후유증 없이 거의 모든 환자에서 완쾌가 가능하다. 그러나 성인이 된 후에 수술해 준 경우에는 심방 부정맥, 우심실 기능 부전, 승모판 역류와 같은 문제가 지속될 수 있다. 또한 수술 전에 폐동맥 고혈압이 있던 성인 환자는 성공적인 수술 후에도 폐동맥 고혈압이 없어지지 않고 지속되어 폐혈관의 폐쇄성 병변이 계속 진행하는 경우도 있다. 이런 경우에는 (폐동맥 고혈압이 호전될 때까지) 수술 후 폐동맥 확장제를 복용하여야 한다.

5 CHAPTER

심실 중격 결손 (Ventricular Septal Defect, VSD)

정의

우심실과 좌심실 사이의 벽(칸막이)에 구멍이 있어서 이를 통해서 혈류가 지나간다.

종류

결손의 위치에 따라 다음과 같이 분류한다.

1. 막양부 결손(Perimembranous VSD, PM VSD)

결손의 윗부분(천장)이 삼첨판과 대동맥 판막으로 이루어져 있다. 가장 흔한 형이며 저절로 막힐 수 있다.
대동맥 판막 탈출이나 대동맥 판막 폐쇄 부전(역류) 등의 합병증이 생길 수 있으나 판막 하 결손보다는 드물다.

2. (대동맥) 판막 하 결손(Subarterial VSD, SA VSD)

심실 중격 결손 중 가장 위쪽에 위치하며 결손의 위쪽 경계선이 대동맥 판막과 폐동맥 판막으로 이루어져 있으며 대동맥 판막과 폐동맥 판막 사이에 근육이 없이 두 판막이 직접 맞닿아 있다. 서양인에서 보다 동양인에게서 비교적 더 흔하며 동양인 심실 중격 결손의 30%를 차지한다. 저절로 막히지 않으며 대동맥 판막 탈출이나 대동맥 판막 폐쇄부전 등의 합병증이 생길 수 있으므로 반드시 수술해 주는 종류이다.

3. 근성부 결손(Muscular VSD)

결손의 가장자리가 전부 심실 중격의 근육으로 둘러싸여 있다. 근성부 결손은 1개 혹은 여러 개로 다양하며 특히 심첨부 심실 중격에 Swiss-Cheese 모양으로 여러 개 구멍이 숭숭 뚫린 것처럼 보이는 경우를 Swiss cheese type VSD라고 부른다.

빈도

가장 흔한 선천성 심장기형으로 약 20~30% 정도를 차지하나 신생아기에 있다가 몇 달 안에 저절로 막히는 작은 근성부 결손까지 합하면 훨씬 더 흔하다.

막양부 심실 중격 결손 (Perimembranous VSD)

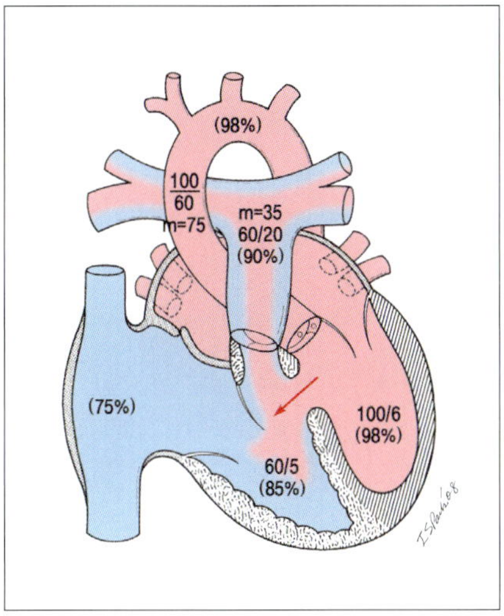

그림 5-1.

대동맥 판막 탈출이 동반된 판막 하 심실 중격 결손 (Subarterial VSD with Aortic Valve Prolapse)

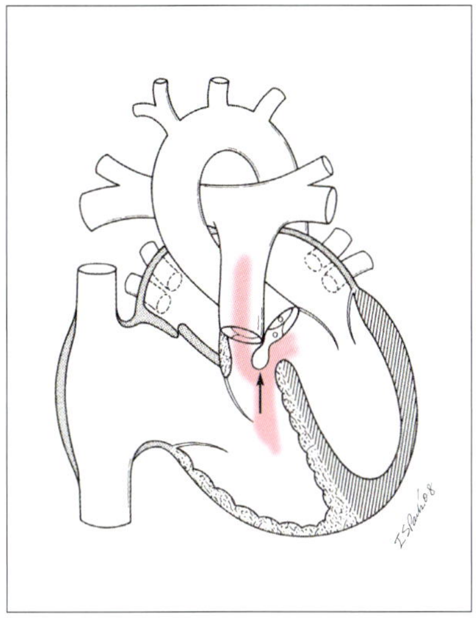

그림 5-2. 결손의 천장이 대동맥 판막과 폐동맥 판막으로 이루어져 있으므로 대동맥 판막을 받쳐주는 조직이 부족하여 판막의 일부가 결손 사이로 빠져나오면서 결손을 일부 막기도 한다(화살표). 따라서 원래는 결손이 크더라도 좌심실에서 우심실로 새는 혈류의 양은 적을 수도 있다.

여러 개의 근성부 심실 중격 결손 (Multiple Muscular VSD)

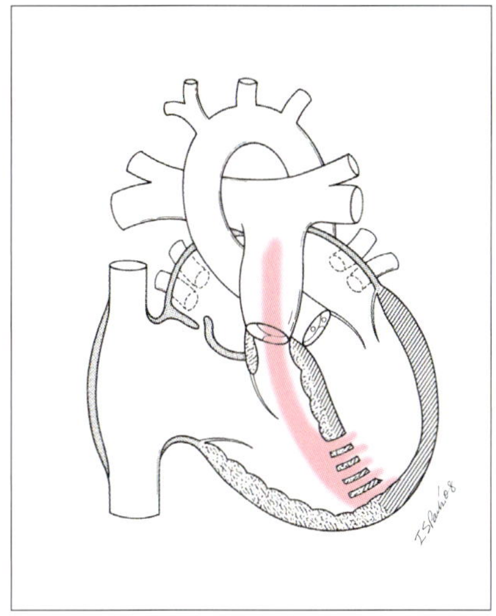

그림 5-3. 크고 작은 근성 심실 중격 결손이 심실 중격의 아래쪽에 여러 개 있어서 마치 Swiss-cheese의 단면같이 구멍이 숭숭 뚫린 모양이다.

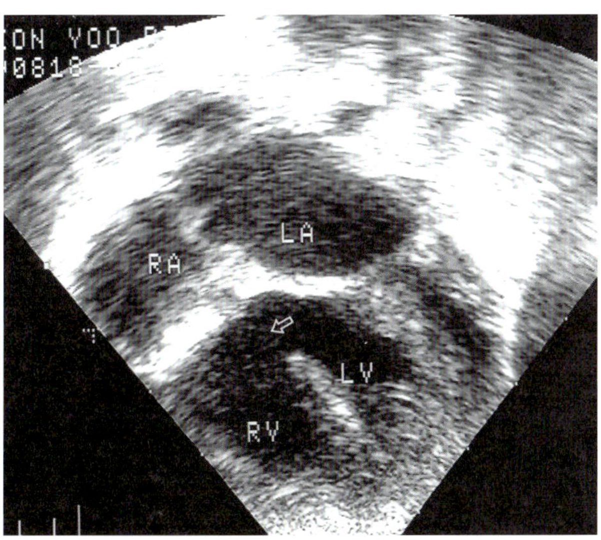

그림 5-4. 막양부 심실 중격 결손(화살표)의 초음파 사진. 우심실과 좌심실 사이 심실 중격에 큰 구멍이 보인다

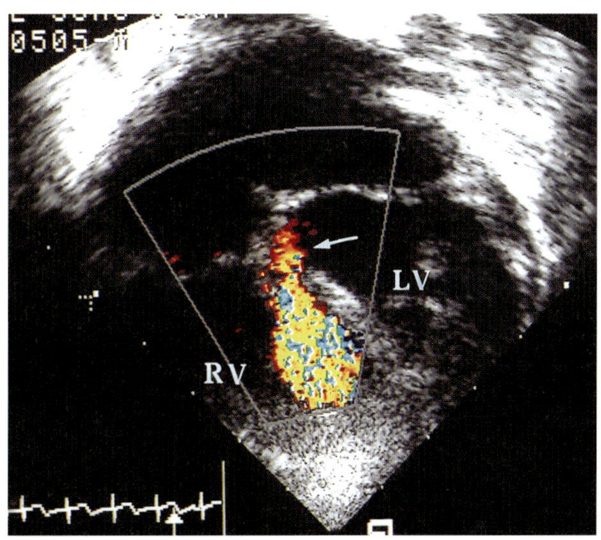

그림 5-5. 막양부 심실 중격 결손(화살표)의 Color Doppler 사진. 좌심실에서 우심실로 혈류가 들어가는 것이 칼라로 보인다.

심실 중격 결손의 수술

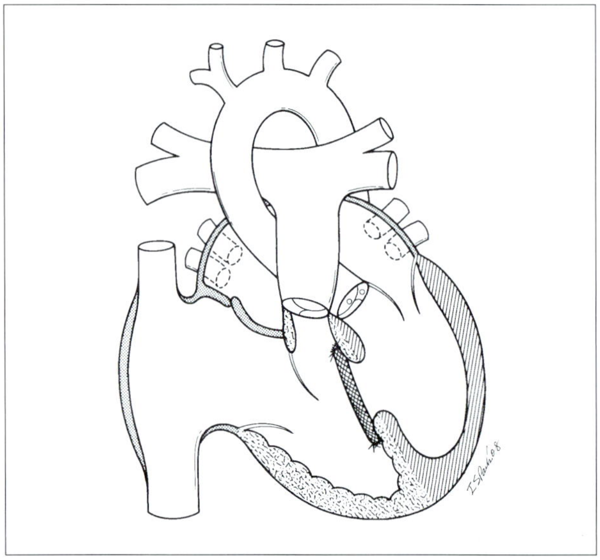

그림 5-6. 수술의 모식도. 큰 구멍은 우심실 쪽에 서 특수 헝겊(patch)을 대서 막아주나 작은 결손은 그냥 꼬매주기도 한다(단순 결찰).

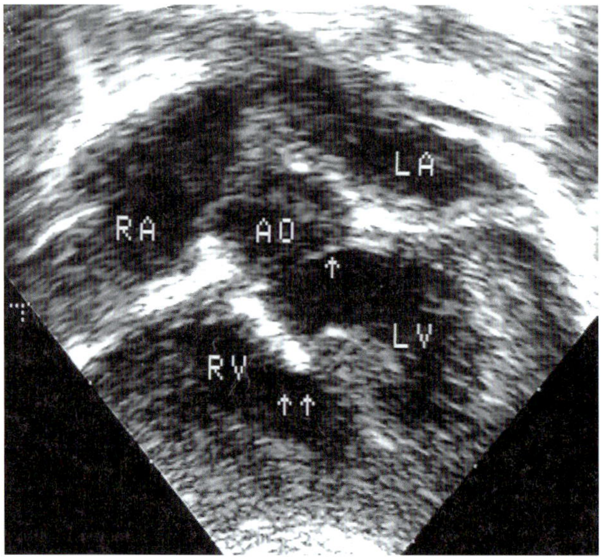

그림 5-7. 심실 중격 결손 수술 후 초음파 사진. 큰 patch(작은 화살표 2개)가 결 손을 막고 있는 모습. 작은 화살표 한 개는 대동맥 판막을 가리킨다.

폐동맥 banding

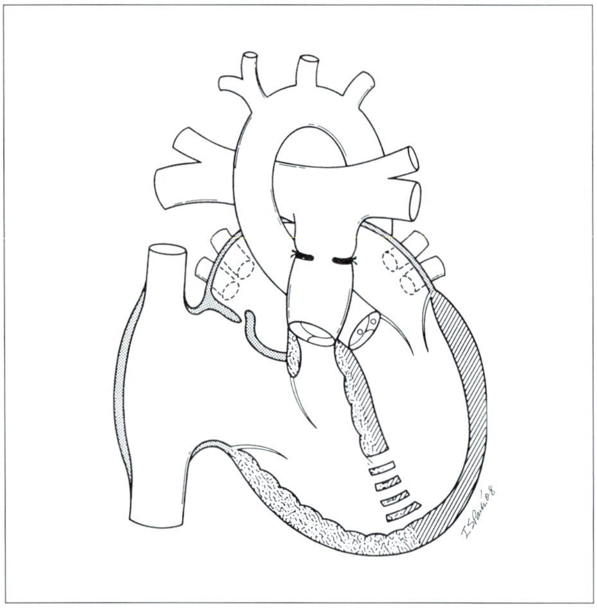

그림 5-8. Swiss-cheese 형의 심실 중격 결손에서 폐동맥을 조여주는 수술

Amplatzer Muscular Septal Occluder™

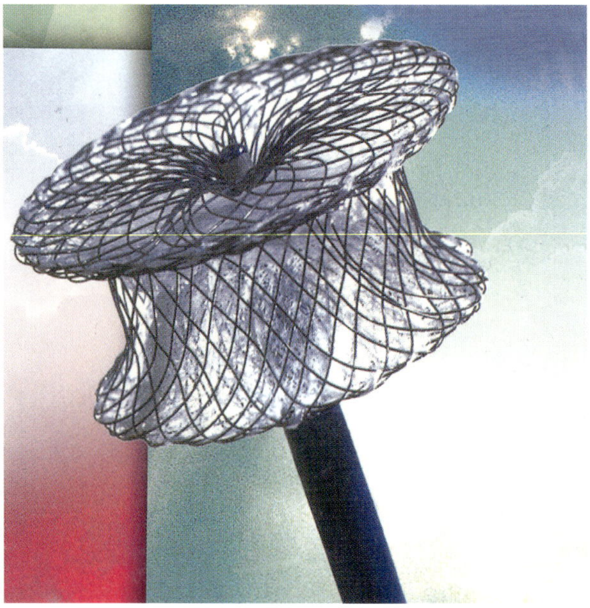

그림 5-9. 심실 중격의 두께 때문에 장치가 장구 모양이다.

▦ 혈역학적 현상

폐순환을 거쳐서 좌심방 → 좌심실로 돌아온 동맥혈의 일부가 심실 중격 결손(VSD, 화살표)을 통해서 우심실로 들어오고(좌우 단락) 다시 폐동맥을 거쳐서 폐순환으로 들어간다. 이렇게 해서 증가된 폐혈류가 다시 좌심방→좌심실 → 우심실 → 폐동맥으로 계속 순환하므로 결과적으로는 좌심방, 좌심실, 우심실, 폐동맥의 부담이 커져서 늘어나게 되며 우심실과 폐동맥의 압력이 높아지게 된다(폐동맥 고혈압).

▦ 증상

작은 심실 중격 결손은 대개 증상이 없으므로 우연히 심잡음이 들려서 발견하게 된다. 큰 심실 중격 결손은 어릴 때부터 심부전증으로 인한 증상이 심하다. 땀을 많이 흘리고 숨을 빨리 쉬고 숨이 차서 우유나 모유를 먹을 때에 힘들어 하여 자주 쉬고 조금씩 먹는다. 체중도 잘 늘지 않으며 잦은 호흡기 감염, 폐렴 등의 합병증이 생긴다.

▦ 자연 폐쇄

① VSD 중에서도 특히 막양부 결손이나 근성부 결손은 저절로 막힐 가능성이 높아 50~80% 정도에서 1세 이전에 막힌다.
② 판막 하 결손은 자연 폐쇄가 거의 일어나지 않는다.
③ 작은 결손이 잘 막히나 드물게는 큰 결손도 작아지거나 자연 폐쇄되기도 한다.
④ 자연 폐쇄의 확률은 어릴수록 높으며 나이가 많아질수록 자연 폐쇄의 가능성은 점차로 감소하나 완전히 없지는 않아서 평생 자연 폐쇄의 가능성은 항상 있다.
⑤ VSD가 막히는 것은 삼첨판에서 시작한 조직이 우심실 쪽에서 군살같이 결손 주위로 자라면서 들러붙어서 결손을 막아 주는 경우가 가장 많다. 따라서 결손이 완전히 막혀서 심잡음이 들리지 않는 경우에서도 초음파 검사를 해보면 결손은 그대로 보이나 이러한 조직으로 뚜껑이 덮이듯이 막힌 모양이 보인다.
⑥ 근성부위 결손 중 심첨부 혹은 가장자리(marginal) 부위 결손은 자연폐쇄의 가능성이 적고 지속될 가능성이 높다.

▦ 자연경과, 합병증

작은 결손인 경우 합병증만 없으면 수술하지 않고도 평생 아무런 증상 없이 완전 정상생활이 가능하며 자연 폐쇄도 가능하다. 그러나 다음과 같은 합병증이 생길 수 있으므로 주기적으로 진료와 심장 초음파 검사를 받아야 하며 검사의 빈도는 환자마다 다르나 소아에서는 대개 6개월 내지 1년에 한 번, 성인에서는 2~3년에 한 번 정도 검사해 보는 것이 좋다.

① 폐렴, 기관지염 등의 호흡기 감염, 특히 RS virus (respiratory syncytial virus) 감염에 의한 모세기관지염에 잘 걸리므로 이 바이러스에 대한 예방접종을 권장하기도 한다.
② 말초 폐혈관의 폐쇄가 동반된 심한 폐동맥 고혈압(Eisenmenger reaction). 처음에는 청색증이 없으나 오래 지속되면 청색증이 나타난다.

③ 심내막염(제32장 참조)

④ 대동맥 판막 탈출 및 대동맥 판막 폐쇄부전 : 대혈관 판막 하 결손에서 가장 잘 생기나 막양부 결손이나 우심실 유출로와 가까운 근성 결손에서도 간혹 생길 수 있다. 이러한 대동맥 판막 합병증은 동양인에서 많다.

⑤ 간혹 VSD를 막아 주는 aneurysmal tissue가 우심실쪽에서 자라기 시작해서 결손을 막으면서 결손을 가로질러서 좌심실쪽으로 자라서 대동맥 판막 아래에서 막 또는 "군살??" 같이 자라서 대동맥 판막 하 협착을 일으키는 경우가 있는데 이러한 때에는 결손 자체는 작아짐에도 불구하고 반드시 수술해 주어야 한다.

⑥ 좌심실에서 → 우심방으로 직접 혈류가 새는 경우

⑦ 우심실 유출로 협착

내과적 치료

큰 VSD로 인해 심부전 증상이 심하면 수술이 필요하다. 심부전에 대한 약물치료(경구용 디곡신, 주사용 도파민 등의 강심제, 이뇨제, 혈관 확장제 등)는 근본 치료는 아니며 수술할 때까지 일시적인 증상의 호전을 위해서 준다.

도관을 이용한 비수술적 치료(그림 5-9)

최근에는 수술하지 않고 피부절개 없이 다리 정맥을 통해서 도관을 넣고 그 안으로 장치(device)를 넣어 심장 안으로 운반하여 VSD를 막아 주는 방법이 개발되어 있다. 처음에는 기구의 크기고 크고 유도시스템도 굵은 것으로 영, 유아에서는 시행할 수 없었으나, 다양한 작은 기구(Apmlatzer Ductoccluder, Amplatzer vascular Plug, Nit-coli 등)가 이용되고 접근방법도 hybrid 방법을 이용할 수가 있어 영유아에서도 많이 시도되고 있다.

대부분 근성 결손에서 시행되나 막성 결손에도 시행되고 있다. 그러나 전신상태가 나쁘거나 어떤 이유에서든지 개심수술이 어려운 성인환자에서 반드시 VSD를 막아 주어야 할 경우(예를 들면, 관상동맥 질환으로 인한 심근 경색증으로 후천성으로 발생한 심실 중격 결손) VSD의 위치와 모양이 적당하면 시술을 해볼 수 있다.

도관을 이용한 VSD 폐쇄술의 문제점

① 대부분의 VSD는 막양부 결손이거나 판막 하 결손이므로 심장 내의 여러 판막들, 특히 대동맥 판막, 폐동맥 판막, 삼첨판과 매우 가깝게 위치하며 또한 특수 전도 조직과도 가까우므로 VSD에 장치를 고정시켜서 막아주는 것이 판막이나 특수 전도 조직에 손상을 줄 수도 있으므로 위험하다. 특히 막성 결손에서 이 device가 방실 전도 조직에 손상을 주면 방실 전도 장애(AV block)가 생길 수 있으나 그 빈도가 최근 현저하게 감소하여 최근 통계에서는 0.3%까지 낮아졌다.

② 큰 VSD로 인한 심한 심부전으로 수술이 필요한 환자들은 거의 대부분 나이가 매우 어리고 체중이 매우 작은 영 · 유아들이므로 장치를 이용한 폐쇄는 불가능하다.

③ 동맥관 개존에서의 장치를 이용한 비수술적 폐쇄술과 달리 장치를 이용한 VSD의 폐쇄술은 심실의 수축과 이완에 따른 움직임이 매우 크므로 이러한 장치가 장기간에 걸쳐서 계속 안전한 지에 관해서는 현재 확실하게 알려져 있지 않다. 그러나 최근 폐쇄 장치의 발달과 시술자의 경험 축적으로 장치를 이용한 심실 중격 결손 폐쇄술이 소아에서 점차 더 많이 시행되고 있다. 그러나 영유아와 대동맥 판막 하 심실 중격 결손에서는 시행하지 않는다.

▦ 수술 적응증과 수술 시기

① 모든 종류의 VSD에서 심부전이나 심한 발육 부전, 폐동맥 고혈압이 있으면 "나이나 체중에 관계없이" 진단 즉시 수술한다.
② 중간 크기의 막양부 결손인 경우에는 약물치료를 하면서 어느 정도 관찰해 보다가 증상의 호전이 없으면 수술해 준다.
③ 작은 막양부 결손이나 근성부 결손은 합병증이 없으면 수술하지 않는다.
④ 큰 판막 하 결손은 진단 즉시 수술한다. 그러나 판막 하 결손이 작고 대동맥 판막 탈출이나 대동맥 판막 역류 등의 합병증이 없으면 계속 관찰해 보거나 1～2세 이후에 수술해 준다. 단 이런 경우에도 수술할 때까지 6개월에 한 번씩 초음파 검사를 해서 대동맥 판막 역류가 생기는지를 관찰해야 하며 대동맥 판막 역류가 생기면 즉시 수술해 주어야 한다.
⑤ 막양부 결손이라도 대동맥 판막 탈출 및 대동맥 판막 폐쇄부전이 합병된 경우에는 진단 즉시 수술한다.
⑥ 이차적으로 폐동맥 판막 아래의 우심실 유출로 협착이나 우심실 양분증(double chambered right ventricle)이 생긴 경우 수술한다.
⑦ 결손을 막는 조직이 대동맥 판막 아래로까지 자라서 대동맥 판막 하 협착이 생겼을 경우 수술한다.
⑧ 결손을 통해서 좌심실 → 우심방으로 직접 혈류가 샐 경우 수술한다.
⑨ 심내막염을 앓은 과거력이 있는 경우 심내막염의 치료가 끝난 후에 수술한다.

▦ 수술 방법

① 큰 VSD는 포(헝겊)를 이 용해서 막아 준다(그림 5-6, 5-7).
② 작은 결손은 구멍을 그대로 꼬매준다.
③ Swiss-cheese VSD는 막아 주기가 매우 어렵고 patch로 막아 주더라도 계속 작은 결손들이 남는 경우가 많으므로 어린 환자에서는 결손을 막아 주는 대신 폐동맥 banding 수술을 해준다. 어느 정도 아이가 자란 후에는 심장이 커지므로 수술로 결손을 막아 주기가 쉬워지므로 아이가 큰 다음에 재수술해 준다(그림 5-8).

▦ 수술 결과, 수술 직후의 합병증, 수술 후 장기 추적 관찰시의 후유증

VSD 수술 성공률은 나이나 체중과 무관하게 거의 99%에 가까우며 수술 후 후유증이 거의 없이 완치가 가능하다. 그러나 아주 드문 경우이지만 결손을 막는 포를 심실 중격에 꼬매 주는 stitch에 의해서 특수 방실 전도 조직이 손상을 받으면 방실 전도 차단(AV block)이 생겨 영구 인공 심장 박동기가 필요할 수도 있다. 수술 전에 심한 폐렴으로 호흡기 치료를 오래 받았던 영 · 유아에서는 완치수술 후에도 폐의 손상이 약간 남는 경우가 있어서 폐렴 등 호흡기 감염이 반복될 수 있다. 적절한 시기에 수술해 주면 수술 후 장기간에 걸쳐서 관찰해 보아도 특별한 후유증은 거의 없으며 완쾌가 가능한 선천성 심장병이다.

심실 중격 결손에 관한 흔한 질문들

1) 심실 중격 결손을 가진 건강한 아이에서 심잡음이 크게 들린다고 수술받기 위하여 내원하였다. 이런 경우 반드시 수술해 주어야 하는가?

심잡음과 VSD의 크기와는 반비례한다. 따라서 심잡음이 크게 들린다고 반드시 수술해야 한다고 생각하는 것은 잘못된 생각이다.

- 결손이 커서 양쪽 심실의 압력이 같아지면 (즉 폐동맥 고혈압이 심해지면) 심잡음은 거의 들리지 않는다. 따라서 VSD가 큰 환자에서 심잡음이 거의 들리지 않거나 약하게 들리면 오히려 더 일찍 수술해 주어야 한다.
- 반대로 심잡음이 크게 들리면 수술이 필요 없거나 급하지 않은 경우가 많다. 즉 VSD 환자에서 들리는 심잡음은 결손을 통과하는 혈류에서 나는 소리이므로 우심실과 좌심실과의 압력차이가 클수록 (즉 우심실 압력이 정상과 가까울수록) 결손을 통하는 혈류의 속도가 높아지므로 심잡음이 크게 들린다. 작은 VSD에서 심잡음이 너무 클 경우 심장 위 가슴에 손가락 끝을 갖다 대면 전율(thrill)이 느껴진다.
- 그러나 예외적으로 판막 하 결손, 또는 드물게는 막양부 결손에서 대동맥 판막이 빠져 나와서(대동맥 판막 탈출) VSD를 막게 되면 심잡음이 크게 들리게 되나 이럴 때에는 꼭 수술해 주어야 하는 경우이다.

2) 어릴 때에 큰 심실 중격 결손으로 심부전 증세와 발육 부전을 보이던 아이가 나이가 들면서 점차 심부전증이 없어지고 발육도 호전되고 있다. 이럴 경우 결손이 막혀가고 있다고 안심해도 되는지?

큰 VSD로 어릴 때에 심부전이 심하다가 나이가 들면서 점차 증상이 호전된다면 다음의 가능성들을 고려해야 한다. 즉

① VSD가 작아지거나

② 폐동맥 협착 등 우심실 유출로 협착이 생기거나

③ Eisenmenger reaction이 생기는 것을 시사한다.

위 세 경우 중에서 ①의 경우가 가장 흔하며 바람직한 경우이나 ②와 ③의 경우도 있으므로 반드시 초음파 검사를 주기적으로 시행해서 확인해야 한다. ②의 경우에는 일찍 수술을 해 주지 않아도 후에 수술이 불가능하게 되지는 않으나 ③의 경우에는 수술시기를 놓쳐서 폐혈관의 손상이 심하게 진행되면 수술해 줄 수 없으므로 이렇게 까지 진행되기 전에 조기 수술해 주어야 한다.

3) 큰 심실 중격 결손으로 심부전이 심한 5개월 된 아기가 체중이 4.5 kg이어서 너무 어리고 체중도 적어서 더 키우겠다고 하면서 수술을 미루고 있다. 이러한 경우 최선의 치료는?

간혹 큰 VSD로 인해서 증상이 심한 영 · 유아에서 수술을 돌 이후나 체중이 10 kg 이상이 될 때까지 기다렸다가 수술받도록 권유하는 경우가 종종 있으나 이는 매우 잘못되고 위험한 생각이다. 이러한 심한 증상을 가진 영유아에서는 수술하지 않고 기다리는 도중의 사망률이 매우 높고 사망하지 않더라도 나이가 12개월이 지나면 폐동맥 고혈압이 심해져서 수술 시기를 놓칠 수가 있으므로 **조기 수술이 필요한 경우에는 나이나 체중과 관계없이 빨리 수술해 주어야 한다.**

4) 단순 "심실 중격 결손"이라고 진단 받았으나 심부전이나 저심박출량으로 인한 증상이 심하고 전신상태가 불량한 경우에는 단순 VSD 이외에 대동맥 축착(COA)이나 대동맥궁 단절(IAA), 좌심실 유출로 협착(LVOTO) 등 다른 심각한 기형이 동반된 경우가 많으므로 반드시 이를 확인해야 한다.

5) 작은 판막 하 결손을 가진 건강한 아이에서 대동맥 판막 탈출이나 대동맥 판막 폐쇄부전 등의 합병증이 없는데도 꼭 수술을 해 주어야 하는지?

현재 대부분의 전문가들은 성인이 된 후에 생길지도 모르는 대동맥 판막의 합병증과 심내막염을 미리 예방하기 위하여 영 · 유아시기가 지난 후에 수술해 주는 것이 바람직하다는 의견이 많다.

6) **심내막염**은 큰 VSD 보다 작은 VSD에서 더 잘 생기며 특히 대동맥 판막이 결손을 통해서 빠지는 대동맥 판막 탈출이 합병된 환자에서 더 잘 발생한다. 또한 VSD를 통해서 빠져 나와서 모양이 찌그러든 상태의 대동맥 판막이 염증으로 더 파괴되면 수술로도 교정이 불가능하여 인공판막으로 완전히 바꾸어 주어야 한다.

7) VSD 수술 후 결손이 완전히 막혔는데도 심잡음이 계속 들리는 것은 수술이 잘못된 것을 의미하는지?

판막 하 결손은 수술시 결손을 막아 주는 포(헝겊)가 폐동맥 판막과 아주 가깝게 위치하므로 성공적인 수술 후에도 폐동맥으로 들어가는 혈류가 이 포의 앞과 폐동맥 판막을 통과할 때에 약간의 와류가 발생하게 되므로 이로 인하여 심잡음이 들리는 경우가 흔하다. 그러므로 수술 후 심잡음이 들린다고 해서 수술이 잘못되었다고 하는 것은 틀린 생각이다. 즉 VSD의 위치에 따라서는 수술이 잘되었더라도 심잡음이 들릴 수 있다.

8) 심실 중격 결손은 산전 진단이 필요한가? 또한 산전 진단이 가능한지?

출생 전 태아에서의 진단이 항상 가능하지는 않으며 반드시 필요하지도 않다. 출생 전 태아에서의 VSD의 진단은 결손이 큰 경우에는 가능하나 작은 VSD는 산전 진단이 어렵고 또한 필요하지도 않다. 또한 큰 VSD라도 수술해 주면 후유증 없이 거의 100% 완쾌가 가능하므로 설사 태아 초음파검사에서 큰 VSD라고 진단 받았더라도 태아를 포기하는 일은 절대로 있어서는 안 될 것이다. 그러나 염색체 이상에서 가장 흔히 동반되는 심장기형이 VSD이므로 태아에서 일단 VSD가 발견되면 염색체 검사는 시행할 필요가 있다.

6
CHAPTER

동맥관 개존 (Patent Ductus Arteriosus, PDA)

정의

출생 전 태아에서는 반드시 열려 있어야 하며 출생 직후 닫히는 대동맥과 폐동맥 사이의 관이 출생 후에도 닫히지 않고 그대로 열려 있는 상태를 말한다.

빈도

선천성 심장병의 5～10%로 비교적 흔한 기형이며 남자에서보다 여자에서 약 3배 가량 더 흔하다.

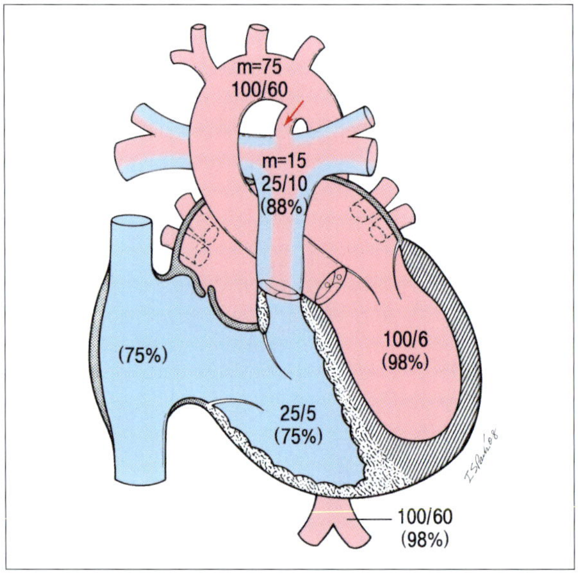

그림 6-1. 동맥관 개존(빨간색 화살표)을 통해서 높은 압력의 대동맥 혈류가 낮은 압력의 폐동맥으로 흘러들어 온다. 따라서 폐를 이미 지나온, 동맥혈이 다시 폐로 흘러 들어가게 되므로 폐혈류가 증가하며 좌심방, 좌심실의 부담이 증가하므로 늘어나게 된다. 또한 PDA가 크면 폐동맥 압력이 높아진다(폐동맥 고혈압).

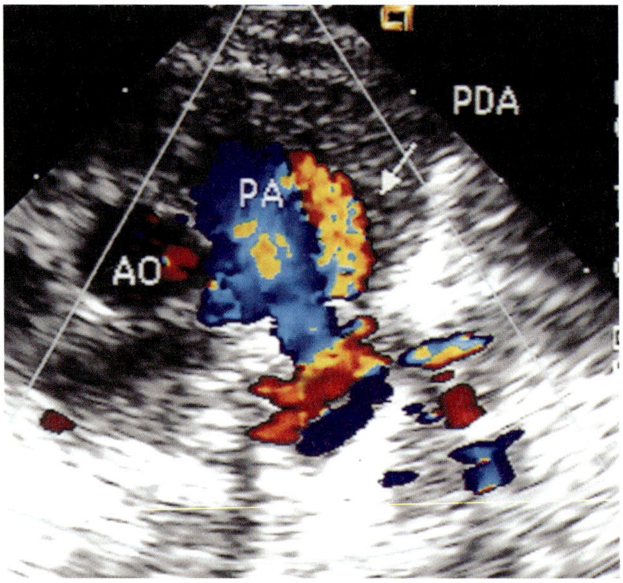

그림 6-2. 큰 동맥관 개존의 short axis view로 본 Color Doppler 사진. 심실의 수축기 도중 폐동맥 혈류는 transducer에서 멀어지는 방향(파란색)으로 흐르는 반면 동맥관을 통한 혈류(화살표)는 transducer를 향해서 들어오므로 빨간색으로 보이며 와류(turbulent flow)이므로 여러 색깔이 섞여서 보인다.

Coil

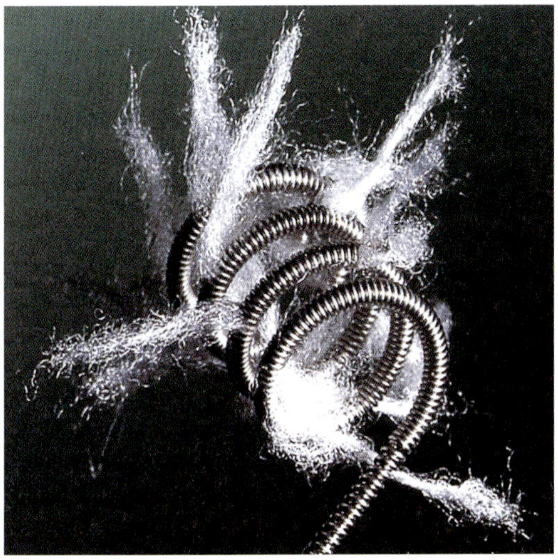

그림 6-3. 작은 동맥관을 비수술적으로 막는데 사용되는 coil. 큰 동맥관은 여러 개의 coil을 동시에 삽입하여 막을 수 있다.

큰 동맥관 개존을 막는 데에 사용되는 Amplatzer Duct Occluder™

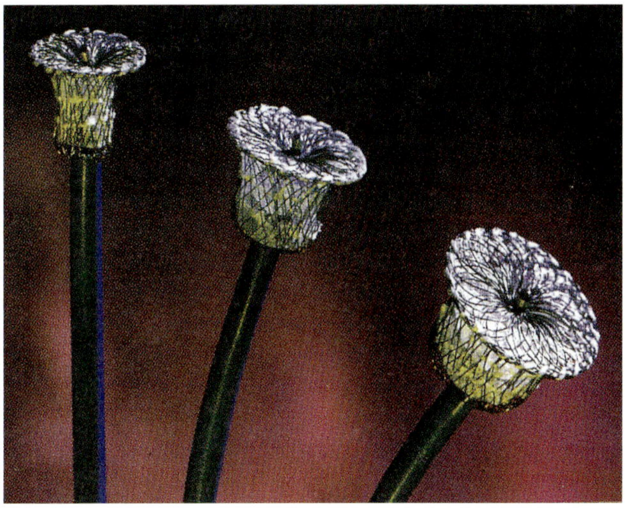

그림 6-4. 큰 동맥관 개존을 막는 데에 사용된다. 여러 크기가 있으므로 동맥관의 크기대로 골라서 사용할 수 있다.

Coil이 동맥관을 막고 있는 사진

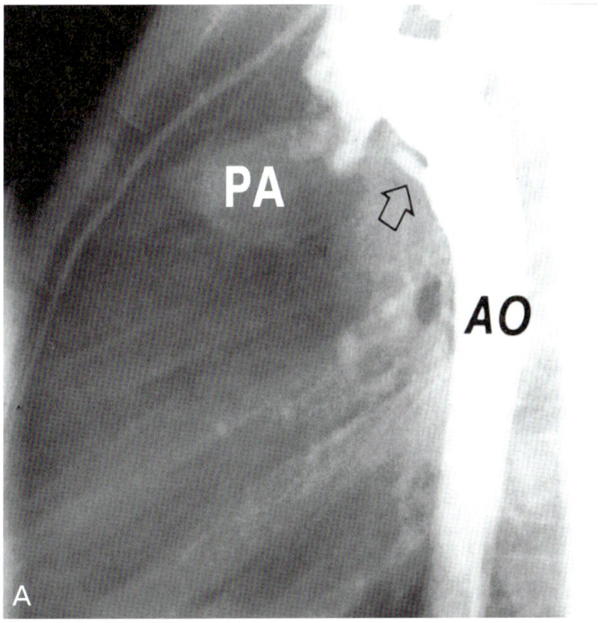

그림 6-5. A. 작은 동맥관(화살표)에서 대동맥(AO) 조영술의 측면 사진. 하행 대동맥에서 조영제를 주입하였을 때 동맥관(화살표)을 통해서 폐동맥(PA)에 조영제가 희미하게 차고 있다.

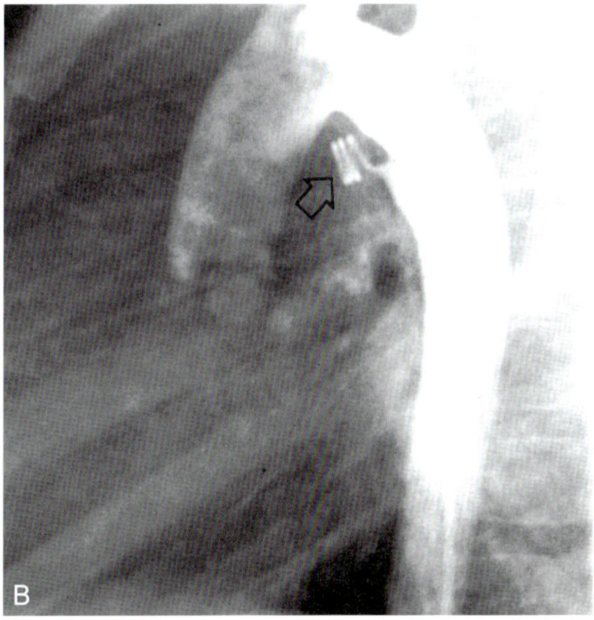

그림 6-5. B. 동맥관 안에 coil을 넣은 후 같은 위치의 하행 대동맥에서 조영제를 주사한 사진. 동맥관이 완전히 막혔으므로 이제는 폐동맥 내에서 조영제가 보이지 않는다.

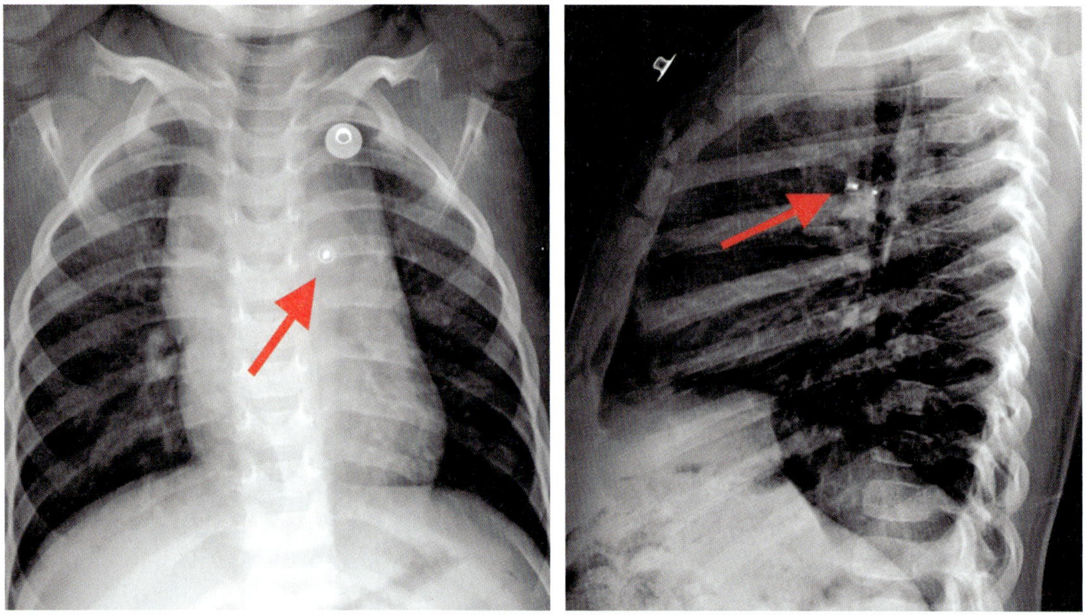

그림 6-7. A. B. 동맥관에 Amplatzer Duct Occluder를 넣은 후 찍은 가슴 X선 전면 사진(A)과 측면사진(B)

동맥관 개존이란 무엇인가?

출생 전 태아가 모체 안에 있을 때에는 태반을 통해서 모체로부터 산소와 영양분을 공급받으며 폐는 공기 대신 물로 차 있게된다. 이때에는 폐혈류량이 매우 작으며 우심실 혈액은 대부분 동맥관을 통해서 하행 대동맥으로 흘러간다. 그러나 출생 직후 아기가 태반에서 분리되고 자가호흡을 시작하면서 폐순환이 시작되면 동맥관이 막힌다. 출생 후에도 이러한 정상적인 동맥관 폐쇄가 일어나지 않아서 동맥관이 비정상적으로 열려 있는 상태를 동맥관 개존이라고 한다. 즉 출생 전 태아에서는 동맥관을 통한 혈류의 방향이 [주 폐동맥 → 하행 대동맥] 이다. 그러나 출생 후 폐확장이 일어나면서 폐혈관들이 확장되고 폐혈류가 증가하면서 폐동맥 압력과 폐혈관 저항이 떨어지므로 동맥관을 통한 혈류의 방향이 [하행 대동맥 → 주 폐동맥]으로 혈류의 방향이 바뀌게 된다.

혈역학적 현상

동맥관이 열려 있으면 대동맥 혈류가 이를 통해서 압력과 혈관 저항이 낮은 폐동맥 방향으로 흘러 들어가게 되므로 폐혈류가 증가하게 된다. 동맥관이 작으면 폐동맥 압력이 정상이지만 동맥관이 크면 폐혈류가 심하게 증가하므로 폐동맥 압력이 높아진다. 따라서 큰 동맥관을 막아 주지 않고 나이가 많아지면 폐동맥 압력이 높아지면서 점차 폐혈관들이 막히는 Eisenmenger reaction이 생긴다.

자연 경과, 치료 원칙, 내과적 치료

- 작은 동맥관은 증상이 없이 정상 생활이 가능하나 심내막염의 빈도가 높기 때문에 반드시 막아줘야 한다.
- 작은 동맥관이라도 오랜 시일이 지나면 심장의 부담이 되므로 대개 체중 10 kg, 나이 2세 이후에 도관을 이용한 비수술적 폐쇄 시술을 해 준다.

• 큰 동맥관은 심부전, 잦은 호흡기 감염, 발육부전을 일으키며 나이가 많아지면서 점차 폐동맥 고혈압이 심해진다(Eisenmenger reaction).

도관을 이용한 치료

작은 동맥관 개존은 수술하지 않고 심도자를 통해서 마개(plug)같은 device를 넣어서 막는다. 대개 체중이 10 kg, 나이가 두돌 이후에 해주는 것이 시술이 쉽고 시술에 따른 합병증이 적다. 일단 시술에 성공하면 장기 관찰 시에 기구와 연관된 합병증은 거의 없다. 기구를 이용한 폐쇄는 시술 직후에 기구 사이로 약간의 혈류가 새는 경우가 많으나 대부분 시간이 지나면서 기구 사이로 혈전이 생기면서 완전히 막히게 된다. 비수술적 시술의 성공률은 약 95% 이상이다. 시술 후 계속 새면 다른 device를 한 개 더 넣어 준다. 흉곽을 열고 하는 수술 후 약간 새는 경우에도 재수술 대신 device로 막아 준다. 심방 중격 결손이나 심실 중격 결손에서와 달리 동맥관 개존의 비수술적 폐쇄는 심장의 움직임에 의한 영향을 거의 받지 않으므로 장기적인 측면에서 보았을 때 훨씬 안전하다.
저체중, 미숙아에서의 동맥관 개존은 크기에 관계없이 내과적 치료(이부프로펜)에도 불구하고 폐질환이 진행되거나 호흡기제거가 안될 때에는 수술이 필요하다. 그러나 최근에는 신생아 동맥관의 특징인 tubular type에 해당되는 기구(Piccolo, Amplatzer Ductoccluder IIAS)가 개발되어 신생아 동맥관의 비수술적 치료가 가능해졌다.

수술

비수술적 치료에 대한 여러종류의 기구가 개발되어 있어 나이나 체중에 관계없이 비수술적 시술이 가능하여 최근에는 수술하는 경우는 매우 드물다. 수술하는 경우 개심 수술이 아니고 좌측 겨드랑이 아래 늑골사이를 약간 열고 동맥관을 묶어 주거나(ligation) 또는 완전히 분리해 준다(division). 일단 수술에 성공하면 장기 관찰 시에 합병증이나 후유증은 전혀 없다. 수술 후 완전히 막힐 가능성은 약 95%이나 처음부터 매우 큰 PDA는 묶어만 주면 수술 후에 약간 새는 경우가 있으므로 완전히 분리해서 묶어 주는 것이 바람직하다. 그러나 체중이 작은 신생아, 영 · 유아에서 압력이 높은 큰 동맥관을 완전히 분리해서 묶어 주는 것이 위험할 수도 있으므로 간단히 묶어만 주는 경우가 많다. 큰 동맥관이 수술 후에 약간 새는 경우 비수술적으로 심도자를 이용해서 완전히 막아 주는 경우도 있다.

동맥관 개존에 관한 흔한 질문들

1) 출생 전 태아에서 동맥관 개존의 산전 진단은 가능한가?

동맥관은 정상 태아에서 반드시 열려 있는 관이며 생후 2~3주가 되어야 완전히 막히므로 동맥관 개존은 산전 진단은 물론 생후 2~3주 이전에는 진단이 불가능하다.

2) 도관을 통해서 장치를 넣어서 동맥관을 막아 주면 심내막염의 위험이 더 증가하는지?

아주 작은 동맥관 개존이라도 심내막염 예방지침을 따라야 하며 수술이나 장치로 막아 준 후에 완전히 관이 막혔을 경우에는 시술 후 6개월이 경과한 후부터는 심내막염 예방을 하지 않아도 된다. 그러나 수술이나 장치의 시술 후 동맥관이 약간이라도 새면 심내막염 예방지침을 계속 지켜야 한다.

CHAPTER 7

부분 폐정맥 환류 이상 (Partial Anomalous Pulmonary Venous Return or Connection, PAPVR, PAPVC)

정의

정상에서와 같이 폐혈류를 끝낸 "산소포화도가 높은 동맥혈"을 가진 4개의 폐정맥 중의 일부가 좌심방으로 연결되지 않고 상대정맥, 하대정맥, 무명정맥과 같은 체정맥 또는 우심방으로 잘못 연결되는 기형이다.
흔히 심방 중격 결손이 동반된다.

빈도

단독으로는 선천성 심장병의 1% 미만으로 드문 기형이나 다른 중요 심장 기형, 특히 복잡 기형에서 부분 폐정맥 환류 이상이 동반되는 경우는 비교적 흔하다.

PAPVC from RUPC into SVC

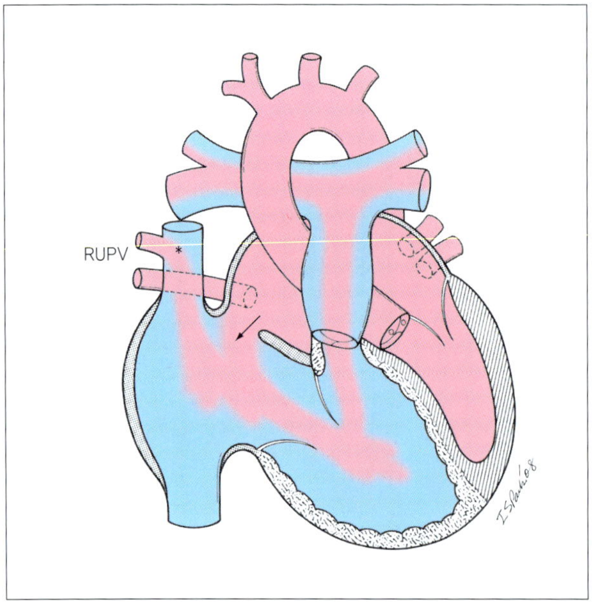

그림 7-1. 오른편 위쪽의 폐정맥(right upper pulmonary vein, RUPV)이 상대정맥으로 연결(*)되는 부분 폐정맥 환류 이상. 이런 기형은 sinus venous 형의 심방 중격 결손(화살표)과 흔히 동반된다.

PAPVC from LUPV into LIV

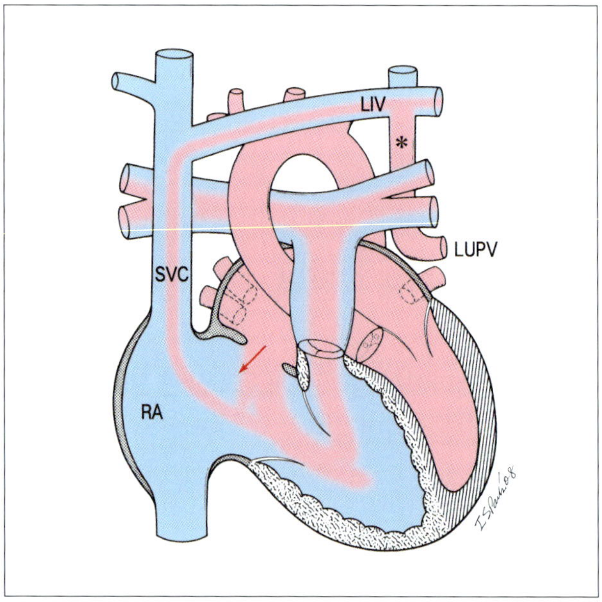

그림 7-2. 왼편 위쪽의 폐정맥(left upper pulmonary vein, LUPV)이 무명정맥(LIV)으로 연결(*)되는 부분 폐정맥 환류이상. 흔히 이차공형 심방 중격 결손(화살표)이 동반된다. *LIV : left innominate vein.*

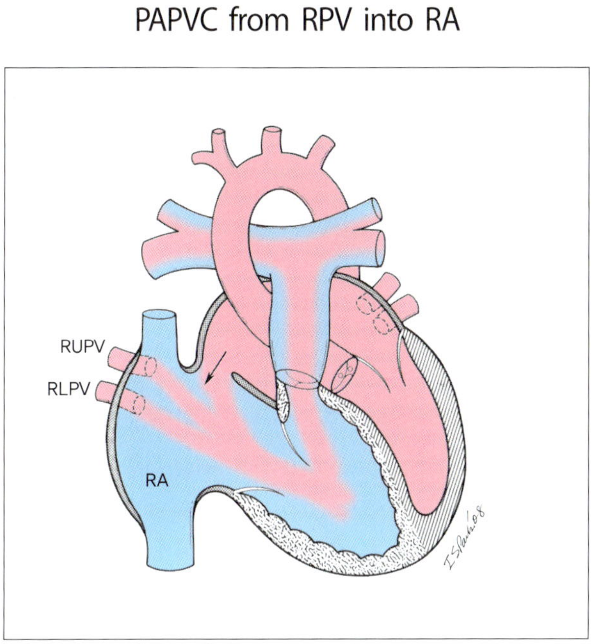

그림 7-3. 우측의 폐정맥 두 개 모두(RUPV, RLPV) 우심방으로 직접 연결되는 부분 폐정맥 환류 이상. 심방 중격 결손(화살표)이 흔히 동반된다.

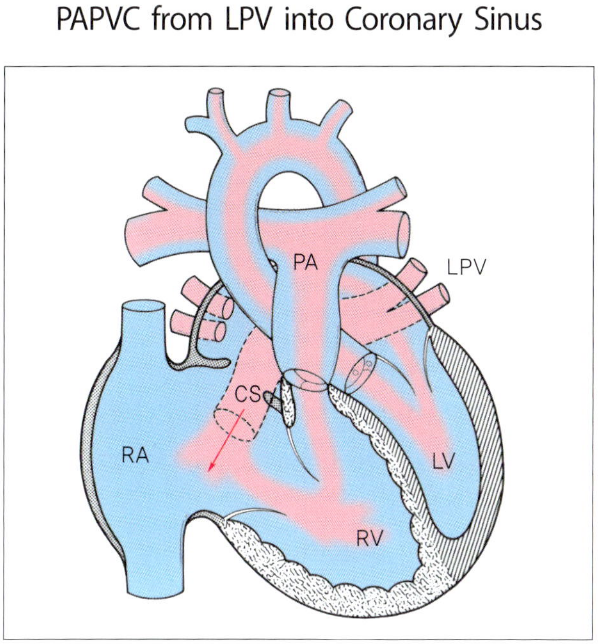

그림 7-4. 하나의 폐정맥(대개 왼쪽)이 관상정맥동(CS)과 연결되는 부분 폐정맥 환류 이상. 진단이 쉽지 않으므로 심방 중격 결손 수술 시 처음 발견되기도 한다.

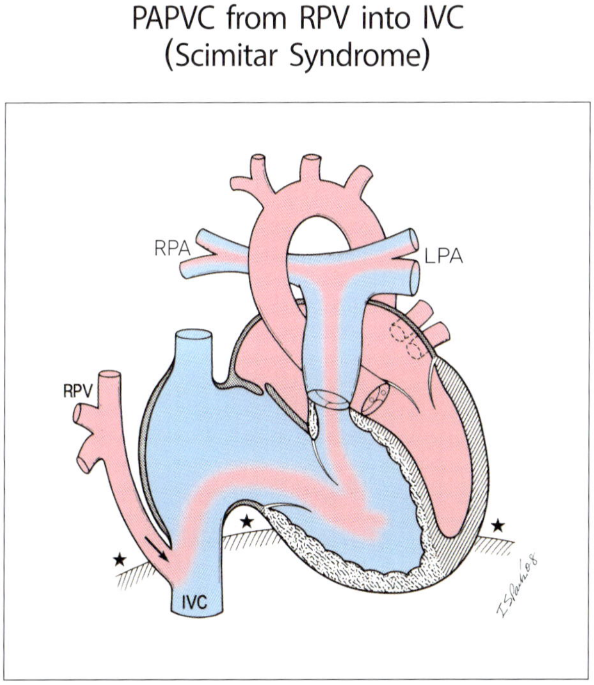

그림 7-5. Scimitar 증후군. 오른쪽 폐정맥(RPV)이 횡격막(별표)의 바로 위 또는 바로 아래에서 하대정맥(IVC)으로 연결되는 부분 폐정맥 환류 이상. 오른쪽 폐동맥(RPA)과 오른쪽 폐의 형성 부전이 동반되므로 심장이 흉곽의 오른쪽에 위치한다 (dextroposition of the heart).

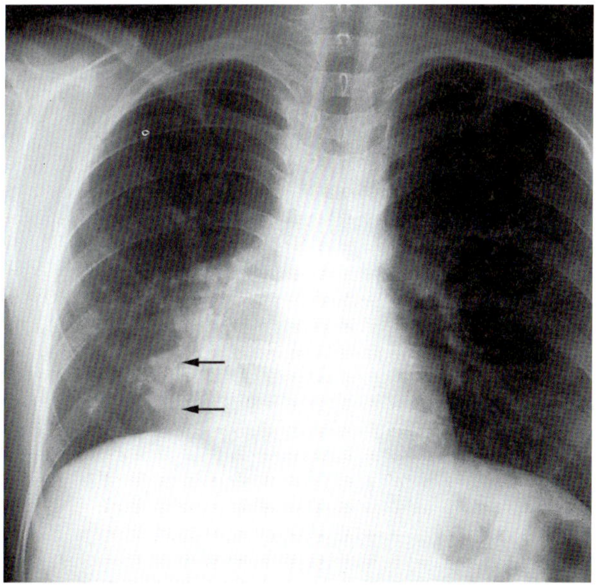

그림 7-6. Scimitar 증후군의 특징적인 가슴 X-선 사진. 화살표가 우측 폐정맥이 하대정맥으로 연결되기 위하여 내려가는 정맥부위를 가리킨다. 오른쪽 폐의 용적이 왼쪽 폐에 비해서 훨씬 작으며 따라서 심장의 위치가 정상인에서 보다 오른쪽으로 치우쳐서 위치한다.

혈역학적 현상

단순 심방 중격 결손과 비슷한 혈역학적 현상이 나타난다. 즉 폐혈류를 끝낸 동맥혈이 폐정맥으로 돌아와서(정상에서와 같이 좌심방으로 들어가지 못하고) 우심방, 무명정맥, 상대정맥, 하대정맥 등으로 잘못 연결되므로 "동맥혈"이 다시 폐혈류로 들어가므로 폐혈류가 증가한다.

증상과 자연 경과

- 잘못 연결된 폐정맥의 수와 동반 기형의 유무에 따라 증상이 다르다. 잘못 연결된 폐정맥이 여러 개이면 폐혈류가 심하게 증가하므로 심부전 증상이 나타날 수도 있다. 큰 심방 중격 결손과 마찬가지로 오래 수술 해 주지 않으면 폐동맥 고혈압이 점차 생기며 결국에는 말초 폐동맥들이 막히므로(Eisenmenger reaction) 수술해 주지 못한다.
- 큰 심방 중격 결손과 마찬가지로 수술받지 않은 성인에서 심방 빈맥과 같은 부정맥이 나타날 수 있다.
- 잘못 연결된 폐정맥이 한 개 뿐이며 다른 동반 기형이 없으면 증상 없이 정상 생활이 가능하나 간혹 성인이 되면서 점차 증상이 나타나기도 한다.
- 다른 종류의 부분 폐정맥 환류 이상과 달리 신생아나 영 · 유아에서 발견되는 Scimitar 증후군은 다른 심장 기형이 동반되는 경우가 흔하며 또한 폐동맥 고혈압, 호흡 곤란 등의 증상이 자주 동반되며 예후가 좋지 않다.

수술 시기

- 한 개의 폐정맥이 잘못 연결되어 있으면(크지 않은 심방 중격 결손과 마찬가지로) 수술이 급하지는 않으나 학동기 전에 수술해 주는 것이 좋다.
- 두 개 이상의 폐정맥이 잘못 연결되어 있으면 증상이 심하거나 폐동맥 고혈압이 있으므로 진단 즉시 수술 해주는 것이 좋다.

수술 방법

- 개심 수술을 하여 잘못 연결된 폐정맥을 떼어서 좌심방으로의 연결을 새로이 만들어 준다.
- 심방 중격 결손이 동반된 경우에는 심방 중격 결손을 막아 주는 patch의 방향을 비스듬히 휘게 하여서 심방 중격 결손을 막아줌과 동시에 잘못 연결된 폐정맥을 좌심방으로 연결되도록 해준다.

수술 결과, 수술 직후의 합병증

- 수술 사망률은 매우 낮다.
- 드물게 연결 부위를 교정해 준 폐정맥이 수술 후에 좁아지거나 막히는 경우가 있다.
- 오른쪽 위쪽 폐정맥이 상대정맥으로 연결된 경우에는 특히 상대정맥과 우심방과의 연결부위에 위치한 동결절이 손상을 받을 위험이 있다. 동결절이 손상을 받으면 심박동수가 느려지는 서맥이 나타난다.
- Scimitar 증후군, 특히 신생아에서 발견되는 Scimitar 증후군에서는 동반기형, 폐동맥 고혈압, 폐 형성 부전, 수술 후 폐정맥 협착 등의 문제들로 인하여 예후가 특히 나쁘다.

장기 추적 관찰 시의 후유증

- 심방 중격 결손과 마찬가지로 어릴 때에 수술해 주면 후유증은 거의 없다.
- 성인이 된 후에 수술해 주면 수술 후에도 심방 부정맥이 있을 수 있다.

8

CHAPTER

방실 중격 결손 (Atrioventricular Septal Defect, AVSD)

다른 이름 : 심 내막상 결손, 방실 관(AV Canal, Endocardial Cushion Defect)

정의 : 방실 중격의 결손(심방 중격 결손과 심실 중격 결손)과 방실 판막의 기형이 동반된 심장병

빈도 : 선천성 심장병의 4∼5%

분류 : 방실 판막 기형의 정도에 따라 분류한다(Rastelli type A, B, C).

1. 부분 방실 중격 결손

삼첨판 륜과 승모판 륜이 나뉘어져 있다. 일차공형 심방 중격 결손이 있으며 심실 중격 결손은 없다. 승모판 전엽에 틈새(cleft)가 있어서 이를 통한 승모판 역류가 흔하다.

2. 완전 방실 중격 결손

심방 중격 결손과 심실 중격 결손이 있으며, 삼첨판과 승모판이 나뉘어지지 않아서 공통 판막(common AV valve)으로 구성된다.

부분 방실 중격 결손(Partial AVSD)

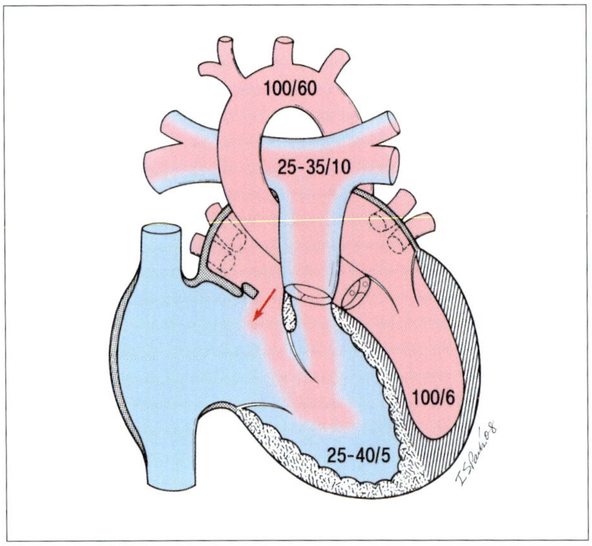

그림 8-1. 심방 중격의 맨 아랫 부분이 없고 삼첨판과 승모판의 기형이 동반된다. 심방 중격 결손을 통해서 산소 포화도가 높은 좌심방의 혈액이 우심방으로 흘러들어 오므로(좌우 단락, 화살표) 우심방과 우심실이 늘어난다. 심실 사이의 구멍은 없으며 심방 사이에만 큰 구멍이 있으므로 폐동맥 고혈압은 심하지 않다.

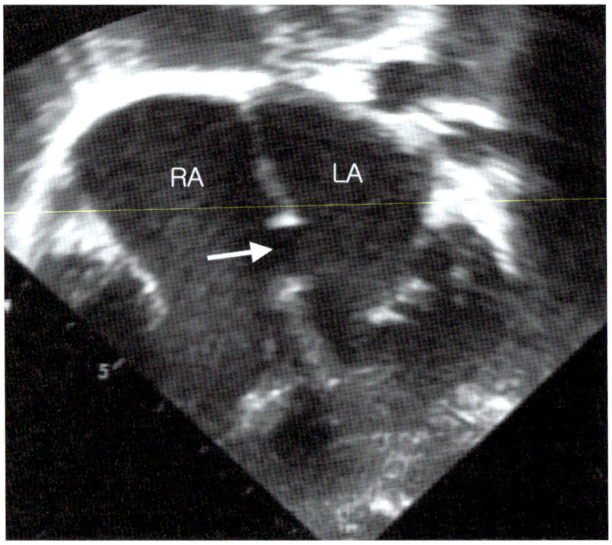

그림 8-2. 심실의 이완기 도중 양쪽 방실 판막이 열린 모습. 일차공형 심방 중격 결손이 보인다(화살표). 양쪽 방실 판막은 둘로 나뉘어 있다(divided AV orifice).

완전 방실 중격 결손(Complete AVSD)

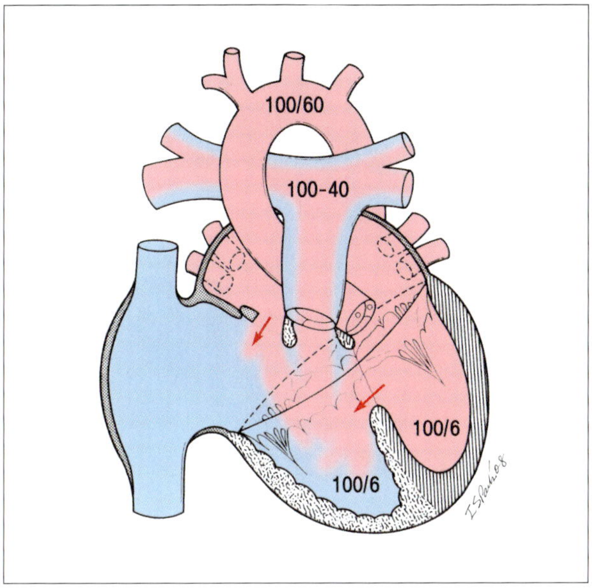

그림 8-3. 심방 중격의 아랫 부분과 심실 중격의 위 부분이 없으며 삼첨판과 승모판이 제대로 갈라져 있지 않고 방실 판막엽들이 공통 방실 판막륜에 붙으면서 이 판막의 기형이 심하다. 심방 중격 결손과 심실 중격 결손을 통해서 많은 양의 동맥혈이 우심방, 우심실로 흘러 들어온다(화살표). 심한 폐동맥 고혈압이 일찍 생기므로 조기 수술(생후 6개월 이내)이 필요하다.

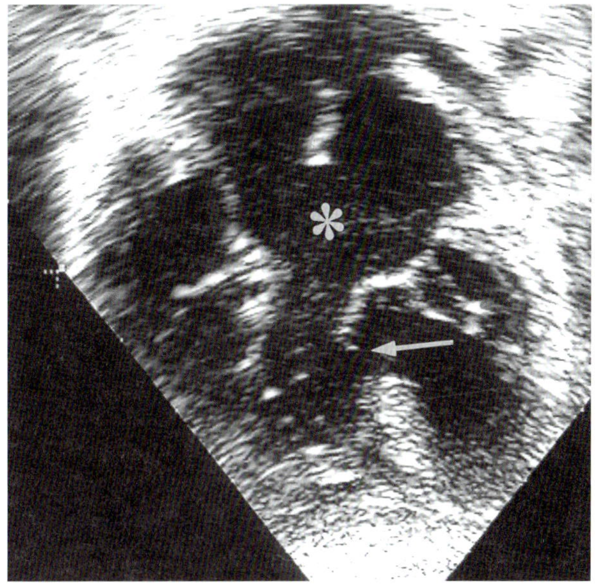

그림 8-4. 큰 일차공형 심방 중격 결손(*)과 심실 중격 결손(화살표)이 보이며 방실 판막이 둘로 나뉘어져 있지 않고 공통판구에 붙은 방실 판막이 열려 있는 모습.

▦ 동반되는 염색체 이상 또는 증후군

- 21번 염색체가 한 개 더 있는 Down 증후군 환자의 약 절반에서 선천성 심장병이 있으며 이중의 약 절반이 방실 중격 결손이다. 특히 Down 증후군에서는 Rastelli type C가 흔하다.
- 비장이 없으면서 복잡 심장 기형이 동반되는 무비 증후군 환자의 85%에서, 그리고 비장이 여러 개인 다비 증후군 환자의 약 40%에서 방실 중격 결손이 동반되는데 이런 경우에는 두 개의 심실이 비대칭적으로 나뉘는 기능적 단심실(functional single ventricle)인 경우가 흔하다(unbalanced AVSD)(제26장 참조).

▦ 혈역학적 현상

- 폐혈류를 일단 지나온 산소포화도가 높은 "동맥혈"이 심방 중격 결손과 심실 중격 결손을 통해서 다시 폐혈류로 들어가게 되므로 폐혈류가 증가하여 심부전이나 폐동맥 고혈압이 생긴다.
- 수술해 주지 않아서 폐동맥 고혈압이 오래 지속되면 말초 폐동맥들이 막히는 Eisenmenger reaction이 생겨서 결국에는 수술이 불가능하게 된다.
- 방실 판막의 역류가 대부분 있으며 특히 승모판 역류가 심하면 심부전이 심하다.

▦ 증상 및 자연 경과

- 부분 방실 중격 결손 : 단순 심방 중격 결손과 비슷하며 어릴 때에는 증상이 없는 경우가 많다. 나이가 많아지면서 심방 빈맥과 같은 부정맥이 나타날 수 있으며 폐동맥 고혈압도 생긴다.
- 완전 방실 중격 결손 : 큰 심실 중격 결손과 비슷하며 폐혈류가 많으므로 심부전, 폐동맥 고혈압이 일찍 나타나며 점차 심해지면서 결국 말초 폐동맥들이 막히는 Eisenmenger reaction이 생기면 수술하지 못한다.
- 대부분 방실 판막의 역류가 있으며 특히 승모판 역류가 심하면 심부전이 심하다.

▦ 수술 시기

- 부분 방실 중격 결손에서 폐동맥 고혈압이나 판막의 역류가 없으면 2세 전에 수술해 주는 것이 좋다.
- 부분 방실 중격 결손이라도 승모판 역류가 심하면 증상이 일찍 심하게 나타나므로 조기 수술이 필요하다.
- 완전 방실 중격 결손은 Eisenmenger reaction이 빨리 생기므로 조기수술이 필요하며 수술 시기는 큰 심실 중격 결손보다 더 빨리(생후 6개월 이내에) 해 주어야 한다. Down 증후군을 가진 아이에서는 Eisenmenger reaction이 더 빨리 생기므로 반드시 6개월 이내에 수술해 주어야 한다.
- 영 · 유아에서의 개심수술 성적의 향상으로 최근에는 대개 생후 3개월 전 후에 수술해 주며 증상이 심하면 이보다 더 일찍 수술한다.

▦ 수술 방법

개심수술을 하여 인공 포(patch)로 방실 중격 결손을 막아 주면서 동시에 삼첨판과 승모판의 교정수술을 해준다. 방실판막의 틈새(cleft)도 막아 준다.
증상이 심한 신생아에서 방실 판막조직을 두 개로 분리하기 어려운 경우 1차로 폐동맥 banding 수술을 하고 생후 6개월 전후로 완전교정술을 해 주는 것이 재수술의 빈도를 줄일 수 있다.

▦ 수술 결과, 수술 후 합병증, 후유증

- 수술 사망률 : 2~3% 미만
- 부분 방실 중격 결손에 비해 완전 방실 중격 결손의 수술 위험이 약간 더 높고 후유증(판막 역류 등)도 더 많다. 특히 수술 시 특수 방실 전도 조직의 손상으로 인한 방실 전도 장애(AV block)의 위험이 있으며 이와 같은 합병증이 발생하면 영구 인공 심박동기(permanent pacemaker)를 넣어 준다.
- 방실 중격 결손에서는 방실 판막의 심한 기형이 있으므로 수술 후 거의 모든 환자들에서 어느 정도의 삼첨판 역류와 승모판 역류가 남으며 이에 의한 심잡음이 들리게 된다. 삼첨판 역류는 그다지 중요하지 않으나 승모판 역류는 심하면 심부전 증상을 일으키며 승모판에 대한 재수술이 필요하기도 한다.

방실 중격 결손에 관한 흔한 질문들

1) 증상 없이 건강한 아이에서 4세가 되어서 처음으로 심장병이 발견되었고 부분 방실 중격 결손으로 진단 받았다. 여태껏 진단을 놓친 이유는?

부분 방실 중격 결손은 큰 심방 중격과 마찬가지로 폐동맥 고혈압이 일찍 생기지 않으며 어릴 때에는 증상을 일으키지 않으므로 조기 진단되지 않는 경우가 많다. 또한 방실 판막의 역류가 심하지 않으면 심 잡음도 크게 들리지 않으므로 조용한 장소에서 아이의 심장 박동이 빠르지 않을 때에 자세히 청진 해야만 들리게 되므로 어릴 때에는 진단되지 않는 경우가 많다.

2) Down 증후군을 가진 13개월 된 아이가 심장병의 수술에 관한 상담을 하기 위하여 내원하였다. 출생 후 수유도 잘 하였고 비교적 건강하며 발육도 좋았다. 청진 상 제2심음이 단일음으로 들렸고 약간의 크지 않은 1도 정도의 심잡음이 들렸다. 검사 결과 심한 폐동맥 고혈압이 있었으며 수술이 불가능한 것으로 판단되어 수술하지 않았으며 6개월 후에 심한 폐렴으로 사망하였다. 이러한 결과가 오게 된 이유는?

완전 방실 중격 결손은 폐동맥 고혈압이 일찍 생기므로 수술을 늦어도 생후 6개월 이내에 해 주어야 한다. 특히 Down 증후군 아기는 폐동맥 고혈압으로 인한 폐혈관 손상이 더 빨리 발생하므로 이보다 더 일찍, 대개 3개월 이내에 수술해 주어야 한다. 이 증례의 아이에서와 같이 간혹 완전 방실 결손을 가진 아이, 특히 Down 증후군을 가진 아이에서 출생 당시부터 심한 폐동맥 고혈압이 지속되는 경우 큰 결손이 있음에도 불구하고 좌우 단락의 양이 많지 않으므로 진찰 시에 큰 심잡음이 들리지 않으며 또한 심한 심부전 증상도 없다. 이런 아이는 비교적 건강한 모습이며 발육도 거의 정상에 가까우므로 심장병의 진단을 놓치게 되거나 또는 조기 진단이 되었더라도 부모가 조기 수술의 필요성을 느끼지 못하므로 적절한 수술 시기를 놓치고 이미 폐동맥 말초 혈관들의 손상이 생겨서 수술이 불가능한 나이에 내원하게 한다.

3) 태아에서의 방실 중격 결손의 진단과 그 의미는?

산전 초음파 검사 시 태아 심장의 방 네 개를 보는 것은 대개 일반화 되어있으므로 태아에서의 방실 중격 결손의 진단은 비교적 쉽다. 그러나 태아에서 방실 중격 결손이 발견되면 반드시 다음과 같은 사항들을 확인해야 한다.

① 방실 중격 결손은 염색체 이상이나 기타 여러 선천성 증후군에서 동반되므로 염색체 검사와 함께 다른 장기의 기형이 동반되었는지 관찰해야 한다.

② 방실 중격 결손은 무비 증후군, 다비 증후군과 같은 복잡 심장 기형에서 자주 동반되는 기형이므로 심혈관 계통의 다른 동반 기형이 있는지 찾아보아야 하며 특히 복부장기도 자세히 관찰하여야 한다.

9 CHAPTER

폐동맥 협착 (Pulmonary Stenosis, PS)

정의

우심실에서 폐로 혈류를 보내는 우심실 유출로, 폐동맥 판막, 또는 폐동맥 분지가 좁아져 있는 심장병으로 단독으로, 또는 다른 여러 심장 기형과 동반하여 나타날 수 있다.

빈도

단순 폐동맥 협착은 전체 선천성 심질환의 8~12%를 차지하고 있어서 비교적 흔하다.
Noonan 증후군, Williams 증후군, Alagille 증후군에서는 폐동맥 분지 협착이 흔히 동반된다.

폐동맥 판막 협착
(Pulmonary Valve Stenosis)

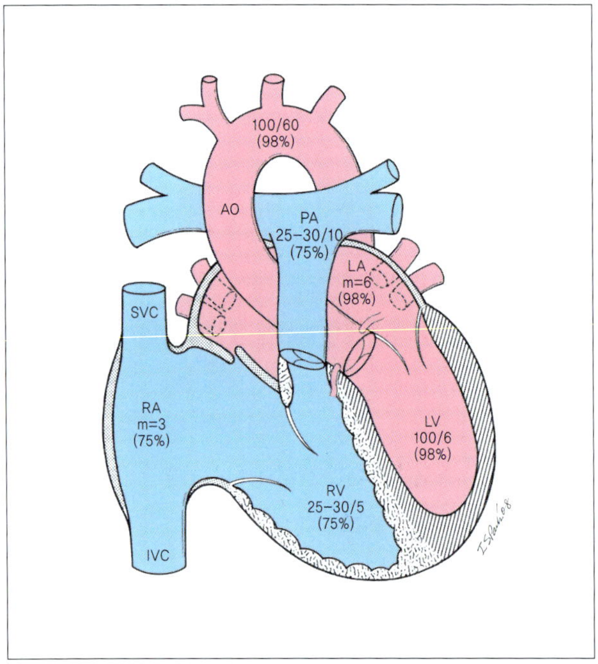

그림 9-1. 판막이 완전히 열리지 않아서 혈류가 우심실(RV)에서 폐동맥(PA)으로 나가는데 방해를 받으므로 우심실 압력이 높아지며 우심실 벽의 근육이 두터워지고(우심실 비대) 속도가 빨라진 혈류가 자극이 되어 주 폐동맥이 늘어난다.

우심실 양분증
(Double Chambered Right Ventricle, DCRV)

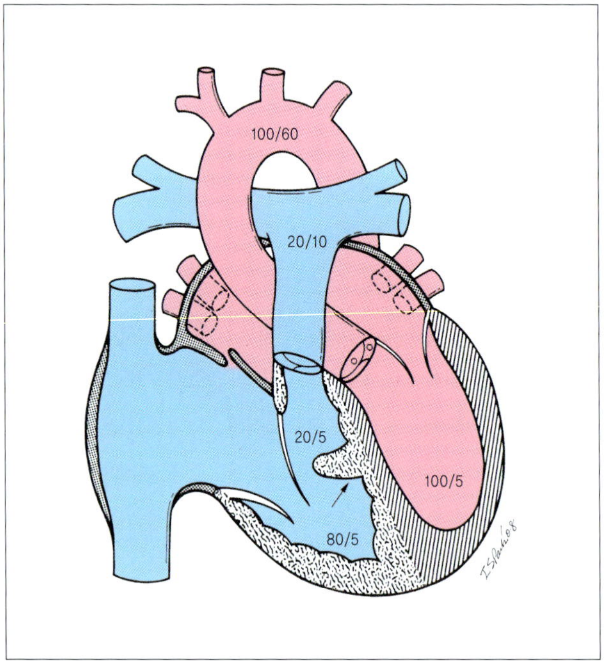

그림 9-2. 우심실 내에서 원추부 하방의 근육(화살표)이 두터워져서 우심실이 두 부분으로 나뉘어져 보이게 되고 유입부 쪽의 우심실이 두터워진다. 우심실 내에서 압력차이가 있다(intraventricular pressure gradient).

양측 폐동맥 분지 협착
(Bilateral PA Branch Stenosis)

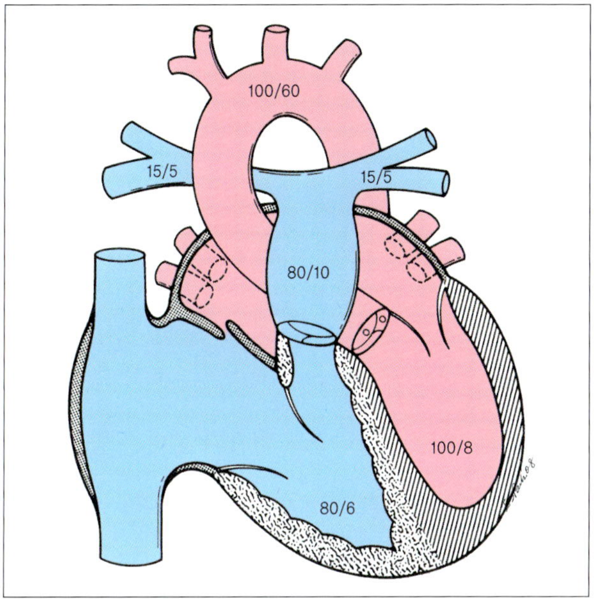

그림 9-3. 주 폐동맥에서 좌·우 폐동맥이 시작하는 부위가 좁아져 있고 주 폐동맥은 늘어나게 되고 우심실 압력이 높아지며 벽이 두터워진다.

폐동맥 판막의 풍선 확장술

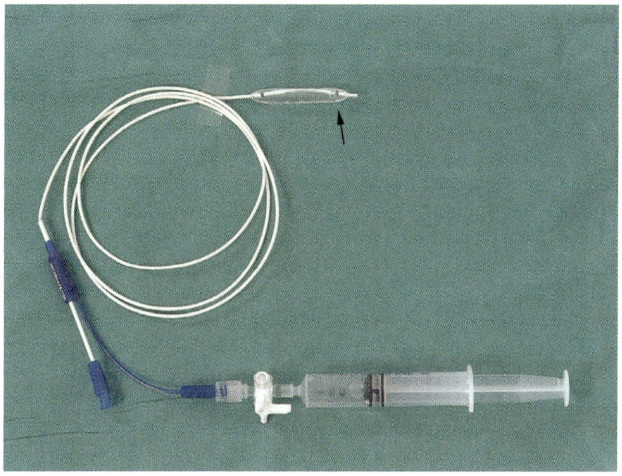

그림 9-4. 풍선 도자(balloon catheter) 사진. 도관 끝에 풍선(화살표)이 달려 있어서 좁아진 판막에 풍선의 가운데가 지나가도록 위치한 후에 조영제를 넣어서 부풀림으로써 좁아진 판막엽의 사이(fused commissure)를 열어 준다.

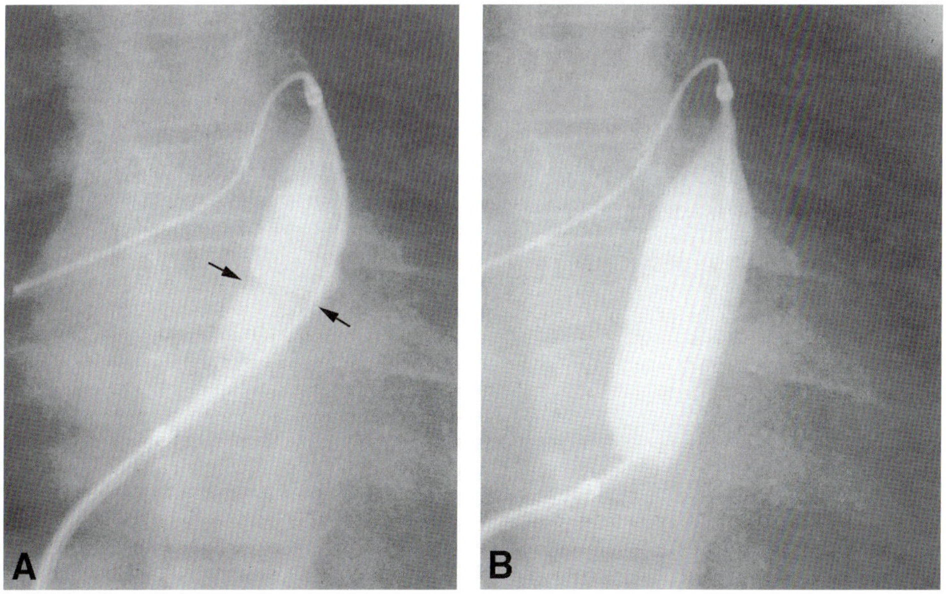

그림 9-5. 풍선이 완전히 부풀려지기 전에는 좁아진 판막에 눌려서 풍선 한 가운데에 잘록한 검은선("waist" 화살표)이 보인다(A). 이러한 "잘록한 허리" 부분이 부풀린 풍선의 한 가운데에 위치한 것을 확인한 후에 풍선을 더욱 높은 압력을 주어서 최대한으로 부풀리면 비로소 "waist"가 없어지면서(B) 들러붙어 있던 판막의 엽의 사이가 열리면서 판막의 협착이 완화된다.

종류

1. 폐동맥 판막 협착 : 가장 흔하다.
2. 폐동맥 판막 아래의 협착, 우심실 양분증
3. 폐동맥 분지 협착

폐동맥 판막 협착(Valvar PS)

임상 양상 및 자연 경과

- 심잡음의 크기와 협착의 정도가 비례한다. 즉 심잡음이 클수록 협착이 심하다.
- 경증 또는 중등도의 단순 폐동맥 협착을 가진 아이들은 대부분 발육이 좋고 청색증도 없으며 별다른 증상이 없이 건강하다. 심한 협착일 때에는 드물게 운동시 흉통이나 실신이 일어나기도 한다.
- 심한 협착을 가진 환자에서 치료를 하지 않은 상태가 오래 지속되면 우심실 근육의 비대와 섬유화가 진행하여 우심실 기능이 저하되어서 심부전이 생길 수 있으며 운동 시 돌연사의 가능성이 있다.
- (대동맥 판막 협착과 달리) 폐동맥 판막 협착은 시간이 경과해도 악화하는 경우가 거의 없다.
- 폐동맥 판막 협착도 심내막염 예방이 필요하나 심장의 판막 중 심내막염의 위험이 가장 낮다.

치료

협착이 심하면 치료가 필요하며 가장 좋은 치료법은 풍선을 이용한 판막 확장술이므로 치료가 필요하면 풍선 확장술을 먼저 시도한다. 대부분 성공하므로 폐동맥 판막 협착에서 수술이 필요한 경우는 매우 드물다. 판막 이외 부분의 협착이 있거나 풍선 확장술이 실패했을 때는 수술이 필요하다. 영 · 유아에서 판막의 기형이 매우 심하거나 너무 두터우면 풍선 확장술의 효과가 떨어지므로 이런 경우에는 간혹 수술이 필요하다.

치료 결과 및 치료 후 장기 추적 관찰시의 후유증

- 신생아, 영 · 유아기 이후 환자들에서는 수술이나 풍선 확장술에 따른 심한 합병증이나 사망은 거의 없으며 대부분 한 번의 풍선 확장술로 완쾌된다.
- 풍선 확장술에 의한 합병증으로 삼첨판 손상으로 인한 삼첨판 역류가 생길 수 있다.
- 풍선 확장술이나 수술 후 대부분의 환자에서 폐동맥 판막의 역류가 약간 남게 되나 혈역학적으로 아무런 문제가 없으며 이로 인한 후유증도 거의 없다.

우심실 양분증(Double Chambered Right Ventricle)

우심실 유출로 아래쪽의 근육이 심하게 두터워짐으로써 우심실 내에서 유입부와 유출로 사이에 압력 차가 생기며 점차 진행하므로 수술로 두터워진 근육들을 제거해 주어야 한다.

폐동맥 분지 협착(Peripheral Pulmonary Artery Branch Stenosis)

양쪽 폐동맥 분지 입구나 말초 폐동맥이 갈라지는 여러 지점이 다발적으로 좁아지는 기형으로 단독으로 생기는 경우는 매우 드물고 대부분 다른 증후군(선천성 풍진, Williams 증후군(그림 10-4) 등)과 동반된다. 협착의 정도가 심하지 않으면 치료가 필요 없다. 심하면 수술이나 풍선 확장술이 필요하나 판막 협착과 달리 결과가 좋지 않으므로 stent를 넣어 주기도 한다. 특히 다발성으로 여러 개의 작은 폐동맥 분지들에 협착이 있으면 풍선 확장술, stent 삽입, 수술 등 여러 치료방법 모두 효과가 좋지 않다.

10 CHAPTER 대동맥 협착 (Aortic Stenosis, AS)

정의

좌심실에서 몸으로 혈류를 보내는 좌심실 유출로, 또는 상행 대동맥 부위가 좁아져 있는 심장병으로 단독으로 올 수도 있고 다른 여러 심장기형과 동반하여 나타날 수도 있다.

빈도

- 서양인에서는 전체 선천성 심질환의 5%를 차지하나 동양인에서나 우리나라에서는 빈도가 낮다.
- 대동맥 판막 협착은 여아보다 남아에서 네 배나 더 흔하다. 그러나 판막 아래의 협착은 남녀에서의 발생 빈도에 차이가 거의 없다.

정상 대동맥 판막

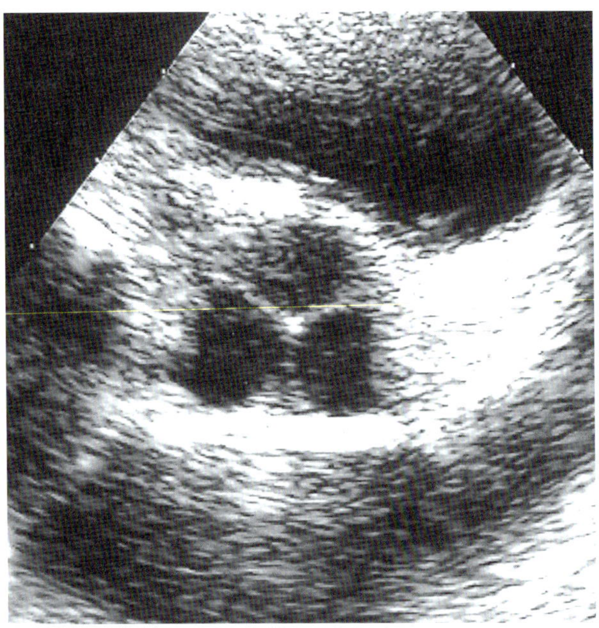

그림 10-1. 정상 대동맥 판막의 초음파 사진. 심실의 이완기 도중 판막이 닫힌 모습. Y자 모양으로 세 개의 엽이 보이며 모두 얇다.

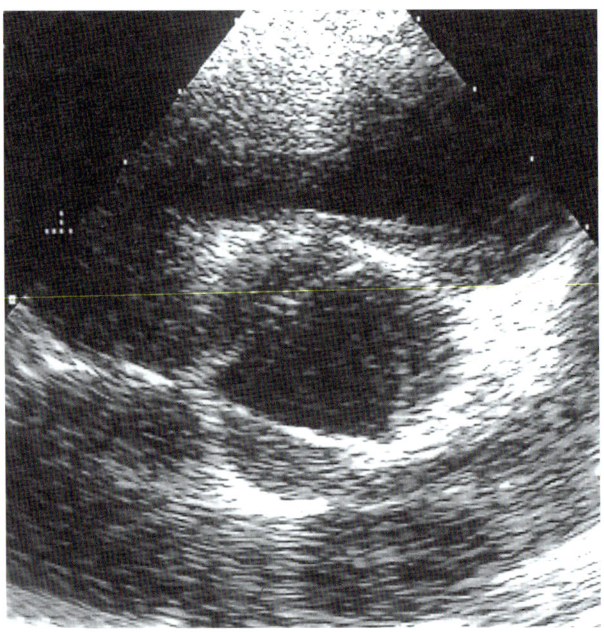

그림 10-2. 심실의 수축기 도중 판막이 활짝 열린 모습

이엽성 대동맥 판막 (Bicuspid Aortic Valve)

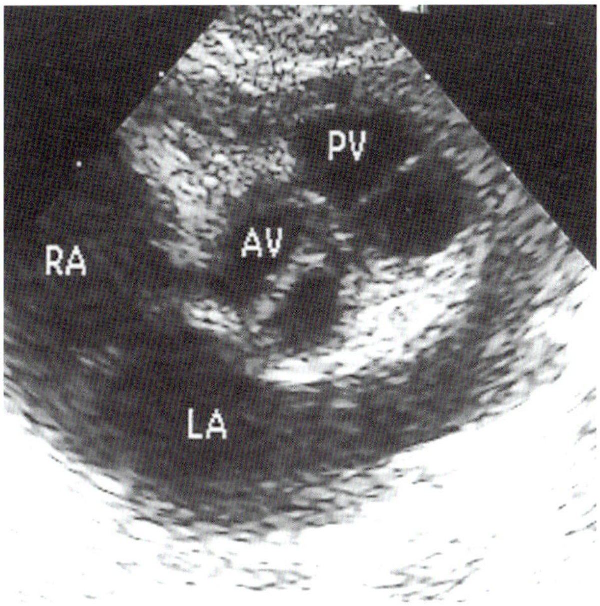

그림 10-3. 경한 협착이 동반된 이엽성 대동맥 판막이 닫힌 모습. 폐동맥 판막(PV)에 비해서 대동맥 판막이 약간 두꺼워져 있다. 판막이 닫혔을 때 판막 엽의 가장자리가 모여서 Y자 모양을 보이지 않고 일자 모양으로 보이는 것이 초음파 검사에서의 이엽성 판막의 특징이다.

대동맥 판막 협착 (Aortic Valve Stenosis)

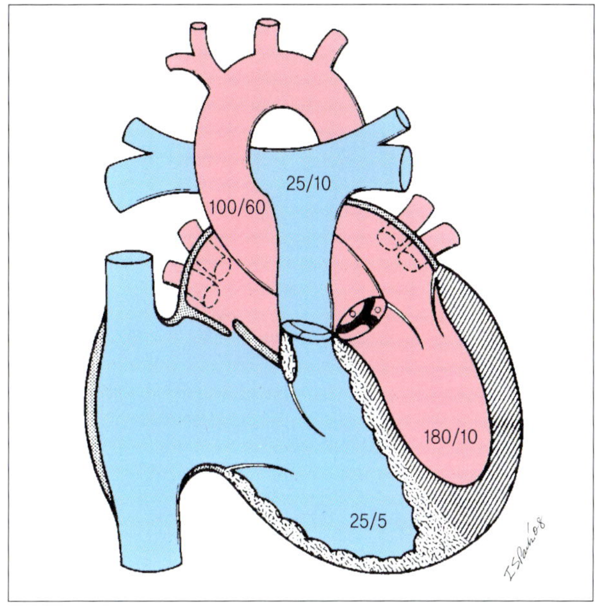

그림 10-4. 판막이 완전히 열리지 않아서 혈류가 좌심실에서 대동맥으로 나가는데 방해를 받으므로 좌심실 압력이 높아지고 좌심실 벽이 두터워지며(좌심실 비후) 속도가 빨라진 혈류로 인하여 상행 대동맥이 늘어난다.

대동맥 판막 협착의 풍선 확장술(Balloon Dilatation of an Aortic Valve)

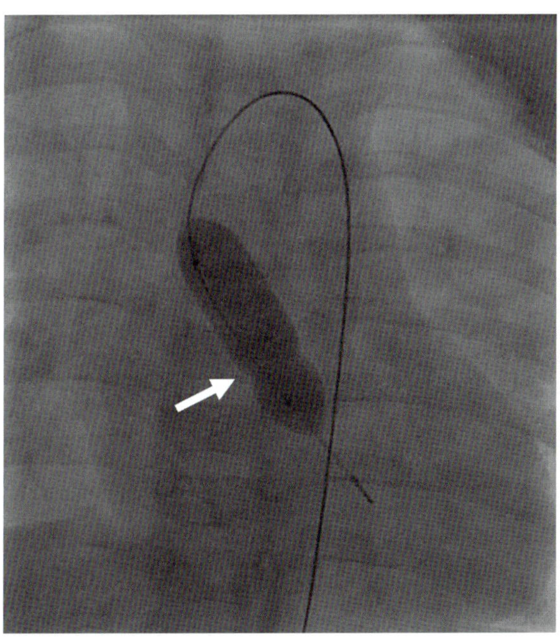

그림 10-5. 대퇴동맥을 통해서 풍선 도자를 넣어 대동맥 판막의 가운데에 위치하고 풍선을 부풀린 사진.

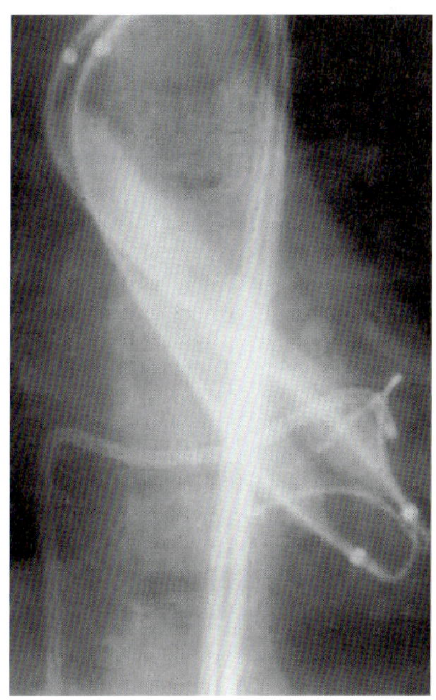

그림 10-6. 대퇴동맥을 통해서 두 개의 풍선을 넣어서 대동맥 판막 확장술을 시행하는 사진. 너무 큰 풍선을 사용하는 것이 위험할 경우 이와 같이 두 개의 풍선을 사용한다.

대동맥 판막 하 협착
(Suboartic Stenosis)

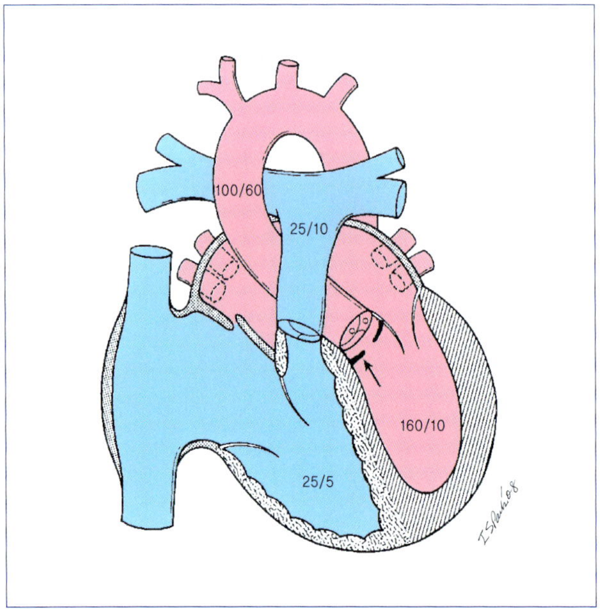

그림 10–7. 대동맥 판막 바로 아래에 막이 있어서 좌심실 유출로를 지나는 혈류를 방해한다.

Williams 증후군

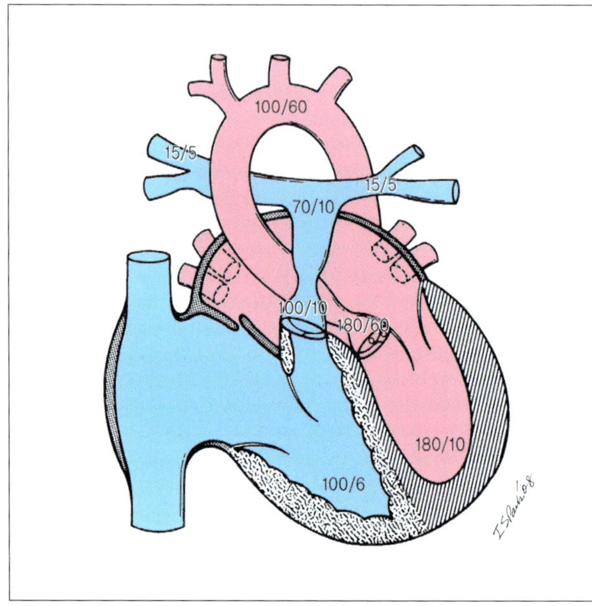

그림 10–8. Williams 증후군 환자에서의 판막 상부의 상행 대동맥 협착과 양쪽 폐동맥 분지 협착, 다발성 말초 폐동맥 분지 협착이 동반된다. 좌심실과 우심실 압력이 모두 높아진다.

다발성 좌심실 유출로 협착 숀 증후군
(Shone Complex Multiple Left Heart Obstructive Lesions)

그림 10–9. 좌심실의 유입부와 유출로 여러 곳의 협착이 있는 드문 기형으로써 한 환자에서 ①~④까지의 병변이 전부 있거나 또는 두~세 개가 동반된다.

① 승모판 바로 위, 좌심방 돌기 아래에 섬유조직이 있어서 승모판을 지나는 혈류를 방해하므로 승모판 협착과 마찬가지의 혈역학적 현상을 일으킨다.
② 낙하산 모양의 승모판(parachute mitral valve) : 대개 하나뿐인 좌심실의 유두근에 승모판의 끈들이 붙게 되므로 낙하산 모양으로 보인다.
③ 대동맥 판막 하부 협착
④ 대동맥 축착

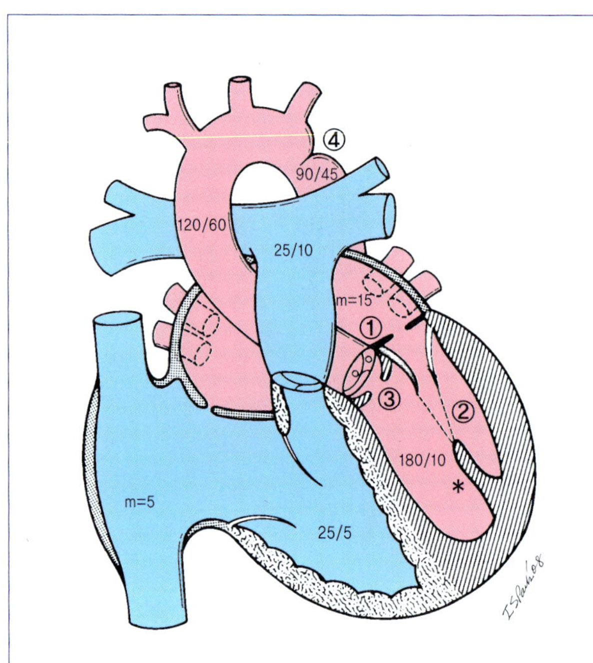

종류

1. 대동맥 판막 협착
2. 대동맥 판막 아래 부분에서 막 또는 근육과 섬유질에 의한 협착
   단독으로 나타나는 경우보다는 심실 중격 결손 등 다른 기형과 동반되는 경우가 더 많다.
3. 대동맥 판막 윗 부분의 협착 : 주로 Williams 증후군과 동반된다.
4. Shone 증후군 : 승모판 협착, 대동맥 판막 하 협착, 대동맥 축착 등의 좌심실 유입로와 유출로 여러 부분의 협착이 동시에 있는 증후군
5. 이엽성 대동맥 판막(bicuspid aortic valve) : 가장 흔한 선천성 심장 기형으로 대동맥 판막 엽이 두 개이다. 원래 협착이 없더라도 나이가 많아지면서 점차 협착이 생긴다.

혈역학적 현상, 증상 및 자연 경과

- 좌심실에서 대동맥으로 혈류를 보내는데 저항이 있으므로 좌심실에 압력 부하가 생겨 좌심실 벽이 두터워진다.
- 협착이 심하지 않으면 대부분 증상이 없고 발육도 정상이다.
- 협착이 심하면 운동 시 호흡 곤란, 흉통, 실신이 생길 수 있다.
- 드물게는 운동 시 급사의 원인이 되기도 한다. 따라서 심한 대동맥 협착을 가진 환자는 심한 운동은 피하며 운동 중에서도 근육을 많이 움직이는 동적(動的) 운동보다는 등장성 운동, 특히 역도 등의 운동이 더 위험하므로 이러한 운동을 삼가야 한다.
- 심한 협착을 오랫동안 치료하지 않으면 결국 좌심실 기능이 나빠지면서 심부전, 심박출량 감소, 심근 허혈의 증상이 나타난다.
- 판막 협착의 정도는 나이가 많아지면서 심해지는 경우가 많다.
- 대동맥 판막 협착은 나이가 많아지면서 점차 심해지는 경우가 많다.
- 이엽성 판막이나 판막 아래의 협착에서는 대동맥 판막의 폐쇄 부전(판막 역류)이 생기기도 한다.
- 이엽성 대동맥 판막인 경우 협착이 없거나 약간의 협착이 있으면 대부분 성인이 될 때까지 아무런 증상이 없고 협착도 심하지 않은 상태가 오래 지속한다. 그러나 장년, 노년기에 이르러서 이러한 판막에 석회질이 침착하면서(calcification) 점차 협착이 심해지는 경우도 있다. 또한 상행 대동맥 확장이 동반된 경우에는 대동맥 박리(Aortic dissection)의 위험이 있어 정기적인 관찰이 필수적이다.
- 4%에서 심내막염이 발생한다.
- 대동맥 판막 협착과 심잡음의 강도와는 비례한다. 즉 협착이 심할수록 심잡음이 크게 들린다. 그러나 다음과 같은 경우는 예외적으로 협착이 매우 심하나 심잡음이 약하게 들리기도 한다. : 대동맥 판막 협착이 아주 심해서 좌심실의 수축 기능이 심하게 떨어진 경우에는 좌심실이 높은 압력을 내지 못하므로 좌심실과 대동맥 간의 압력 차이가 작거나 아예 없다. 따라서 심잡음이 들리지 않거나 아주 약하게 들리므로 진단을 놓치기 쉽다.
- 협착이 심하면 말초 동맥에서의 맥박이 약하거나 만져지지 않는다.

치료 원칙

1. 영 · 유아에서 심한 판막 협착으로 심실 기능이 저하된 경우에는 진단 즉시 치료해 주어야 한다.
2. 흉통이나 실신 등의 증상이 있으면 즉시 치료해 주어야 한다.
3. 좌심실과 대동맥 간의 압력차가 50 mmHg 이상일 때에는 치료해야 한다.
4. 판막 아래의 협착인 경우에는 압력차이가 50 mmHg 이하라도 협착이 점차 진행할 가능성이 있으며 또한 시간이 지나면서 대동맥 판막의 역류가 생기거나 판막 자체가 손상을 받을 수 있으므로 협착이 심하지 않더라도 수술해 준다.

도관을 이용한 치료

좁아진 판막을 다리의 대퇴동맥이나 목의 경동맥을 통하여 풍선 도자를 넣고 풍선을 부풀려서 판막을 넓혀주는 시술로 최근에는 수술 성적이 좋고 대동맥 판막 역류가 생기기 때문에 풍선을 이용한 대동맥 판막 확장술을 거의 시행하지 않는다.

문제점

① 수술에서와 같이 판막을 직접 볼 수 없는 상태에서 풍선을 부풀려서 판막을 열어 주므로 드물게 판막의 융합 부분이 아닌 다른 부위가 찢어져서 시술 후 판막의 역류가 심하게 생길 수 있다.

② 풍선 도자의 굵기에 비해서 환자의 말초 동맥이 가늘어서 시술 후 동맥이 혈전으로 막힐 수 있다. 이럴 때에는 혈전을 녹이는 혈전 용해제(urokinase)를 주어서 혈전을 녹인다.

대동맥 판막 협착에 대한 수술

- 개심수술을 하여 판막을 직접 보면서 절개해 준다.
- 교정이 어려울 정도로 판막의 기형이 심하면 판막을 떼어내고 환자 자신의 폐동맥 판막을 대동맥 판막 자리에 대신 넣어주고 폐동맥 판막 자리에는 동종 이식 판막(homograft valve)을 대신 넣어 준다(Ross 수술).
- Ross 수술이 여의치 못하면 플라스틱 인공 판막으로 바꾸어 준다. 항응고제를 평생 복용해야 하는 문제가 있다.

치료 후 경과

- 대동맥 판막 협착은 치료 후에도 재협착이나 판막 역류로 인하여 재수술이나 판막교체의 가능성이 항상 있으므로 정기적인 진찰과 검사가 필요하다.
- 협착이 중등도로 남아 있거나, 폐쇄 부전이 심하거나, 심실 기능이 떨어져 있거나, 인공 판막을 넣은 경우에는 심한 운동은 제한하여야 한다.
- 심내막염 예방지침은 평생 필요하다.

영 · 유아에서의 심한 대동맥 판막 협착

신생아, 영 · 유아에서의 심한 대동맥 판막 협착은 흔히 좌심실의 심내막 섬유 탄성화증(endocardial fibroelastosis)으로 인한 심한 수축력 저하와 좌심실 형성 부전으로 인하여 좌심실 용적이 작은 경우가 비교적 흔하다. 그러므로 이런 아이는 즉시 치료해 주지 않으면 심한 심부전과 저심박출량으로 조기 사망하게 된다. 치료 방법을 결정하는 가장 중요한 요인은 좌심실의 크기이다. 즉

- 좌심실이 너무 작지 않으면 수축력이 나쁘더라도 일단 판막을 열어주면 수축력이 호전될 가능성이 있으므로 진단 즉시 판막을 열어 준다. 좌심실 기능이 나쁘면 개심수술 자체도 위험하므로 풍선확장술이 더 바람직하다.
- 좌심실이 너무 작으면 양 심실 교정수술은 불가능하므로 좌심 형성 부전 증후군의 치료와 같이 간주한다.

11
CHAPTER

대동맥 축착 (Coarctation of the Aorta, COA)

▦ 정의

대동맥궁이 하행 대동맥으로 이행하는 부위의 대동맥, 특히 동맥관이 붙는 근처가 좁아지는 기형으로 동반 기형의 유무에 따라 임상 양상, 치료, 예후가 매우 다르므로 다음의 두 가지 군으로 나눈다.

단순 대동맥 축착
(Simple COA)

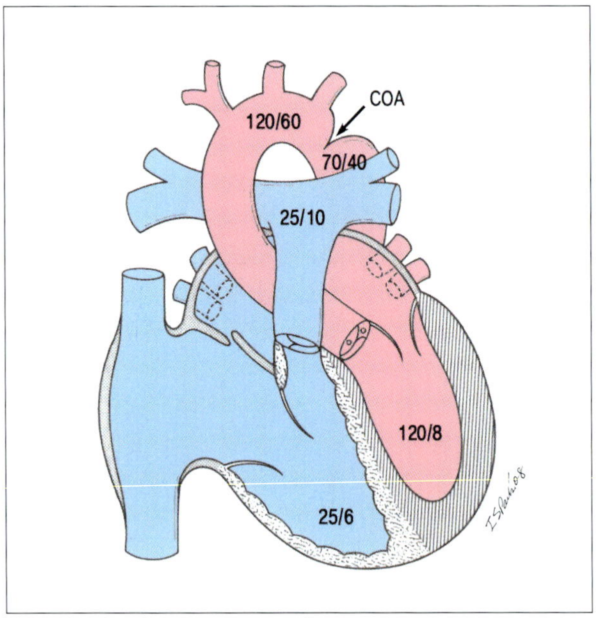

그림 11-1. 화살표가 COA 위치를 가리킨다. 대부분 대동맥 협부(isthmus)가 정상이다. 좌심실과 상행 대동맥의 압력이 높다. 우심실과 폐동맥의 압력은 대부분 정상이고 좌우 단락은 없다. 숫자는 수축기/이완기 압력을 표시한다.

복잡 대동맥 축착
(Complex COA)

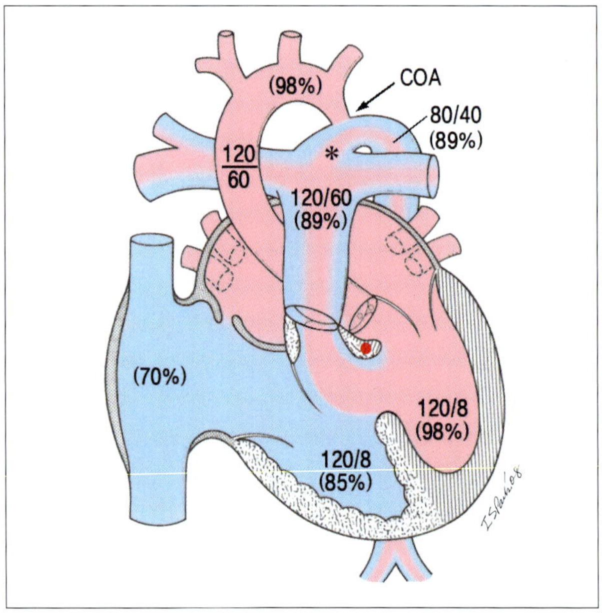

그림 11-2. 심실 중격 결손, 동맥관 개존, 좌심실 유출로 협착이 동반된 신생아에서의 대동맥 축착의 모식도 : 대동맥 협부가 작다. 동맥관(*)이 붙는 곳의 맞은편의 대동맥이 좁아져 있다(화살표). 또한 심실 중격 결손이 동반되어 있고 유출로 중격은 뒤쪽으로 대동맥 판막 아래로 휘어져 있어서 좌심실 유출로를 통과하는 혈류를 방해하고 있다. 양 심실, 폐동맥, 상행 대동맥의 수축기 압력이 모두 같다. VSD를 통해서 좌우 단락이 있으나 폐동맥 혈류의 일부가 동맥관을 통해서 하행 대동맥으로 흘러가므로 다리에서의 산소포화도가 팔에서 보다 낮다.

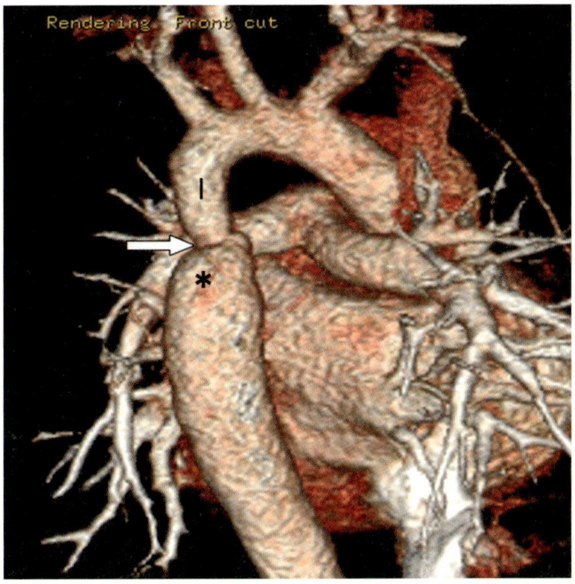

그림 11-3. 대동맥 축착의 3차원 CT 사진. 대동맥 궁의 심한 협착이 보이며(화살표) 협착 전의 대동맥 협부(I)의 크기는 약간 작다. 협착 아래의 하행 대동맥(*)이 늘어나 보인다.

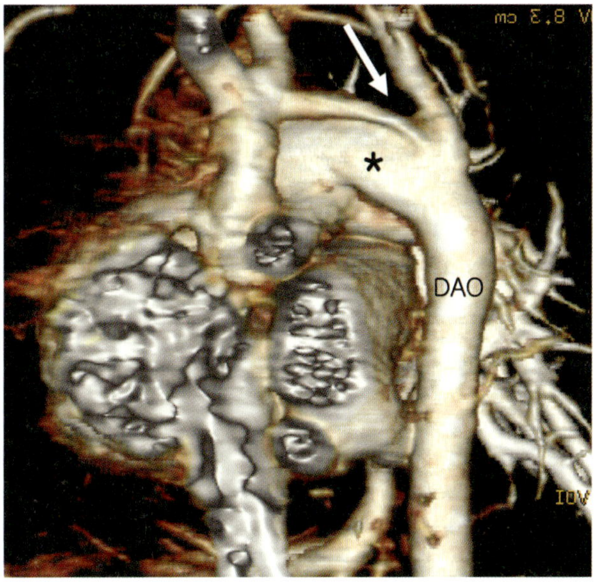

그림 11-4. 산전 초음파 검사에서 대동맥 축착과 큰 심실 중격 결손으로 진단받았던 신생아의 3차원 CT 사진. 대동맥 궁(화살표)의 형성 부전이 매우 심하여 거의 끊어질 듯이 보인다. 주 폐동맥(MPA)과 하행 대동맥(DAO) 사이에서 동맥관(*)이 매우 크게 열려 있다.

풍선 확장술

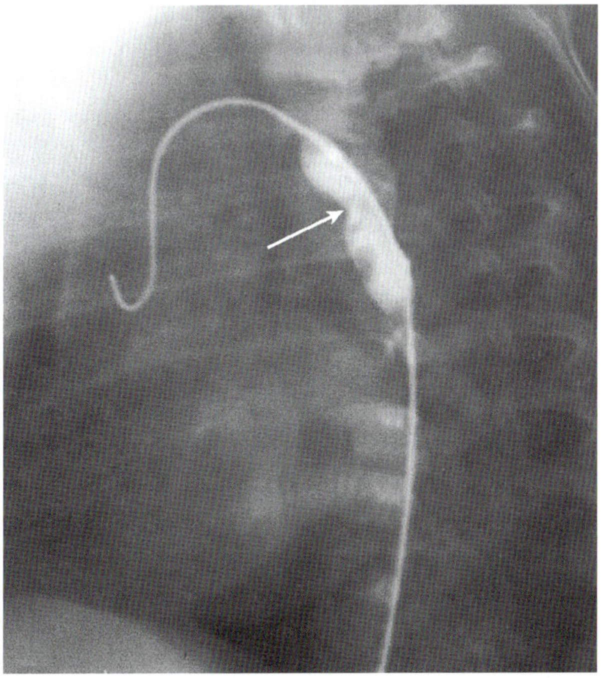

그림 11-5. 좁아진 대동맥 부위에 걸쳐서 위치한 풍선이 높은 압력으로 완전히 펴진 모습.

Stent 삽입술

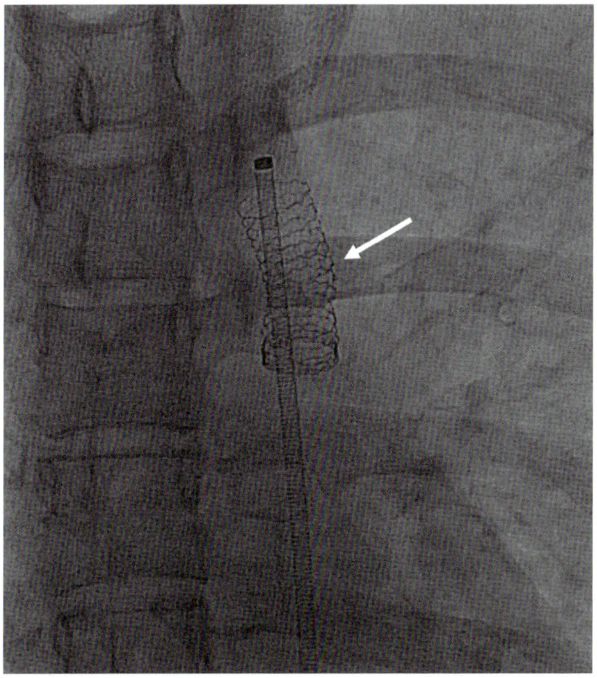

그림 11-6. 고혈압으로 내원한 18세 남자 환자에서 대동맥 축착으로 진단받은 후 시행한 stent 삽입술.

동반 기형이 없는 단순 대동맥 축착(Simple COA)

이엽성 대동맥 판막을 제외한 다른 동반 기형이 없는 단순 대동맥 축착으로써 대동맥 협부는 대개 정상이다.

빈도

선천성 심질환의 6～10%를 차지하고 남아에서 더 많이 발생하며 서양에 비해서 우리나라에서는 비교적 빈도가 낮다.

혈역학적 현상, 증상 및 진찰 소견

- 좌심실이 압력 부하를 받게 되므로 좌심실 벽이 심하게 두터워진다(좌심실 비후). 이러한 압력 부담이 오래 지속되면 좌심실 기능이 떨어지면서 심부전 증세가 나타나기도 한다.
- 어릴 때에는 대부분 증상이 없으며 영 · 유아기가 지난 후에 우연히 발견되는 경우가 많다. 드물게 영 · 유아기에 폐동맥 고혈압, 심부전의 증상이 나타나기도 한다.
- 오래 치료해 주지 않은 경우 하반신으로 가는 혈류가 좋지 않으므로 하체의 발육이 상체에 비해서 떨어진다.
- 하체로 가는 혈류의 감소로 인하여 신장 동맥의 압력이 떨어지므로 renin–angiotensin system의 영향으로 혈압이 높아지며 치료 안한 상태가 오래 지속되면 고혈압으로 인한 합병증이 생긴다.
- 나이가 많아지면 운동 시 호흡 곤란이나 오래 걸으면 다리에 "쥐가 나는 듯한" 통증을 호소하기도 하며, 성인에서 두통 등 고혈압에 의한 증상이 나타난다.
- 대퇴동맥 등 다리에서의 맥박이 약하게 만져지거나 전혀 만져지지 않는다.
- 팔의 혈압이 다리에서보다 높으며 팔의 혈압치가 정상치 보다 높다(고혈압).

자연 경과 및 합병증

나이가 많아지면 거의 모든 환자들에서 상지의 심한 고혈압이 생기며 이로 인한 합병증들(좌심실 기능부전, 고혈압성 뇌증, 뇌출혈, 대동맥 벽의 박리, 대동맥 파열), 심내막염 등의 여러 가지 문제들이 생긴다. 치료하지 않은 환자의 평균 수명은 약 34세이다.

치료 원칙과 방법

나이나 체중과 관계없이 진단 즉시 치료가 필요하다. 치료 방법은 심도자를 이용한 풍선 확장술과 금속 그물망(stent) 삽입의 비수술적 치료 방법과 수술이 있다.

▦ 풍선 확장술

다리의 대퇴동맥을 통해서 풍선 도자를 넣어서 높은 압력으로 풍선을 부풀려서 좁아진 대동맥 병변을 넓혀 준다. 한 번도 수술 한 적이 없는 대동맥 축착(native COA)에 대한 풍선 확장술은 대동맥류(aortic aneurysm) 또는 대동맥 박리(aortic dissection) 및 재협착의 빈도가 높아 풍선 확장술 대신 수술을 추천하는 주장도 많다.
그러나 수술 후 협착이 남아 있거나 또는 시간이 지나면서 재협착이 생긴 경우에는 다시 수술해 주는 것 보다 풍선 확장술이 훨씬 더 좋은 치료방법이다.

▦ 금속 그물망(stent) 삽입

성장이 거의 끝난 환자에서는 최근에는 아예 수술 대신 처음부터 stent를 넣어주는 치료를 해 주는 경향이다.
그러나 최근에는 새로운 다양한 모양의 bare stent들이 개발되어 있어 영유아기에도 시도되고 있으며 성장함에 따라 재확장술을 해 줄 수 있어 성장에 따라 더 확장시킬 수 있다.

▦ 수술

- 대부분의 경우 개심 수술이 아니며 흉곽 왼쪽 늑골 사이를 조금 열고 수술한다.
- 대동맥 절제와 단측 문합술(resection and end-end anastomosis)이 가장 좋은 수술 방법으로써 가장 흔히 시행되는 방법이다. 좁아진 대동맥 부분을 잘라내고 직접 연결해 주는 방법이다.
- 우회로 이식술(bypass graft)은 대동맥의 좁아진 부위가 위의 수술 방법으로 접근이 어려울 때에 인공관을 이용하여 대동맥의 좁아진 부위를 건너뛰는 방식이다. 환자가 자라면서 인공관은 자라지 않는 문제가 있다.

▦ 수술 결과와 수술 후 문제점

- 수술 사망률이 1% 미만이며 수술 후 드물게 재협착이 생긴다.
- 수술 후 생긴 재협착의 치료는 풍선 확장술이 가장 좋은 방법이며 그 결과도 매우 좋아서 대개 수술을 다시 하지 않는다.
- 나이가 많아서 수술 받는 환자들은 대개 수술 전부터 혈압이 높으므로 수술 후 혈압이 정상으로 되는데 오래 걸리거나 또는 성공적인 수술 후에도 혈압이 계속 높아서 혈압 강하제를 복용해야 하는 경우가 많다.
- 어릴 때에 수술해 주면 이러한 고혈압의 문제가 훨씬 적거나 거의 없다.
- 수술 시 하행 대동맥 혈류를 일시적으로 차단하고 수술하므로 그동안 척추의 혈액 공급이 오래 차단되면 드물게 수술 후 하반신 마비가 생길 수 있다.

복잡 대동맥 축착(Complex COA)

좌심실 유출로의 여러 부위에서의 협착, 심실 중격 결손, 양 대혈관 우심실 기시, 대혈관 전위 등의 중요한 다른 심장 기형과 동반되며 신생아, 영 · 유아기에 심한 증상을 나타내는 대동맥 축착으로 많은 경우 대동맥 협부가 작다.

빈도

복잡 대동맥 축착은 (단순 대동맥 축착과 달리) 남녀 비가 거의 비슷하며 서양과 동양에서의 빈도의 차이도 없다.

혈역학적 현상과 증상

- 좌우 단락을 일으키는 기형들이 동반되므로 대동맥으로의 혈류는 감소한 반면 폐혈류량은 심하게 증가하므로 영 · 유아에서 수유 곤란, 호흡 곤란, 발육 부전 등의 심한 심부전 증세와 폐동맥 고혈압이 생긴다.
- 좌심실 유출로의 협착이 있으면 특히 심실 중격 결손을 통한 좌우 단락이 더 많아지며 수술 후에도 계속 좌심실 유출로가 남을 수 있으므로 장기적으로 예후에 매우 중요한 변수가 된다.
- 대동맥 축착이 매우 심하면(대동맥궁 단절과 마찬가지로) 하반신으로 가는 혈류는 폐동맥 → 동맥관 개존 → 하행 대동맥 → 하반신으로 가게 된다. 즉 하체로 가는 혈류는 동맥관을 통해서만 공급되므로 출생 후 동맥관이 점차 막혀감에 따라 하반신으로 가는 혈류량이 급속히 줄어들거나 완전히 없어진다. 따라서 출생 즉시 심한 신부전, 위장관의 허혈증으로 인한 괴사성 소장 결장염(nectotizing enterocolitis, NEC) 등의 합병증이 생겨서 대사성 산증(metabolic acidosis) 무뇨증, 혈변, 패혈증 등의 심한 증상을 나타내며 쇼크 상태에 빠지게 되는 등 위급한 상황이 되며 즉시 치료해 주지 않으면 사망한다. 이러한 혈역학적인 변화나 증상, 합병증은 대동맥궁 단절과 같으나 약간 덜 심하다.

내과적 치료

- 동맥관이 막혀서 하지 맥박이 만져지지 않거나 심한 쇼크 상태에 있을 때에는 Prostaglandin E1을 주사함으로써 동맥관을 다시 열리게 하여 하지와 위 장관, 신장의 혈류공급을 좋게 하며 신부전을 호전시킬 수 있다. Prostaglandin E1의 용량을 조절하는 척도는 **다리의 맥박**이다. 즉 다리의 맥박이 잘 만져지지 않으면 잘 만져질 때까지 용량을 더 올리고 잘 만져지면 용량을 최소 유효 용량까지 줄인다.
- 수술 전에 심부전에 대하여 강심제, 이뇨제 등으로 치료한다.
- 심부전과 이로 인한 폐부종이 심하여 호흡 곤란이 심하면 인공 호흡기로 호흡을 도와준다.
- 인공호흡기 mode를 controlled 환기방법으로, 허용되는 범위 내 이산화탄소 분압을 높이는 치료를 하여(permissible hypercarbia) 호흡성 산증을 유도함으로써 폐혈관저항을 높여 동맥관을 통한 체혈류양을 증가시켜 심부전 치료에 도움을 줄 수 있다.

치료, 수술 시기

- 복잡 대동맥 축착은 대개 좁은 부위가 길고 시술에 따르는 위험이 높으며 또한 동반 기형에 대한 수술이 필요하므로 풍선 확장술은 시행하지 않는다. 그러나 수술 후 생긴 재협착은 풍선 확장술을 한다.
- 동반 기형이 있으며 증상이 심한 대동맥 축착은 다른 장기의 심한 합병증들이 빨리 생기므로 아이의 상태가 악화되기 전에 빨리 수술해 주어야 한다.

수술 방법

1. 심폐기를 이용한 개심수술로써 대동맥 축착과 동반 심기형을 한꺼번에 교정해 주는 방법이 가장 좋다.
2. 동반 기형이 너무 복잡하여 영 · 유아기에 완전 교정수술이 위험할 경우에는 일단 대동맥 축착을 넓혀 주는 수술과 폐동맥 banding을 먼저 해주고 아이가 어느 정도 성장한 다음에 완전 교정수술을 해 준다.
3. 복잡 대동맥 축착의 수술 방법은 단순 축착과 같이 대동맥 절제와 단측 문합술이 가장 좋다. 특히 그림 11-4와 같이 대동맥 협부와 횡 대동맥궁 전체가 모두 작으면 횡 대동맥까지 넓혀 주어야 한다.
4. 신생아나 영 · 유아에서는 대동맥 축착 부위까지 동맥관 조직이 나와 있어서 대동맥을 완전히 둘러싸는 경우가 많으므로 수술 시에 이러한 동맥관 조직을 완전히 제거해 주지 않으면 수술 후 재협착의 원인이 된다.
5. 좌심실 유출로를 둘러싸는 근육들로 인한 좌심실 유출로 협착이 있으면 이러한 근육들을 잘라내 준다.
6. 복잡한 형태의 좌심실 유출로 협착이나, 근육제거술이 용이하지 않는 경우에는 Norwood 형태의 수술을 1차로 시행하고(참고 21장) 후에 심실 중격 결손을 막아주고 도관을 이용한 우심실-폐동맥 연결하는 Rastelli 식 수술(참고 13장)을 시행해 준다.

수술 결과

동반 심기형의 종류에 따라 다르다. 즉 심실 중격 결손만이 동반된 대동맥 축착을 한 번에 완전 교정수술해 주었을 때의 수술 사망률은 5% 미만이다. 그러나 다른 복잡 기형이 동반된 대동맥 축착의 수술 사망률은 약간 높다.

12 CHAPTER

대동맥궁 단절 (Interrupted Aortic Arch, IAA)

정의

대동맥이 대동맥궁을 지나서 하행 대동맥으로 이행하는 부위가 완전히 끊어져 있는 기형이다. DiGeorge 증후군을 위시한 여러 형태의 microdeletion(미세결실) 22q11.2 증후군이 흔히 동반된다(제2장 참조). 모든 형태의 대동맥궁 단절에서 심실 중격 결손이 동반되며 간혹 총동맥간증, 완전 대혈관 전위, 양 대혈관 우심실 기시, 단심실 등의 여러 복잡 심장 기형들이 동반되기도 한다.

빈도

심한 선천성 심기형을 가진 신생아의 1% 미만을 차지하는 드문 질환이다. DiGeorge 증후군(흉선과 부갑상선의 형성 부전과 심장 기형이 동반된 증후군) 환자의 약 1/3 이상에서 대동맥궁 단절이 동반되며 대동맥궁 단절로 사망한 환자의 약 1/2에서 DiGeorge 증후군이 발견되었다고 한다.

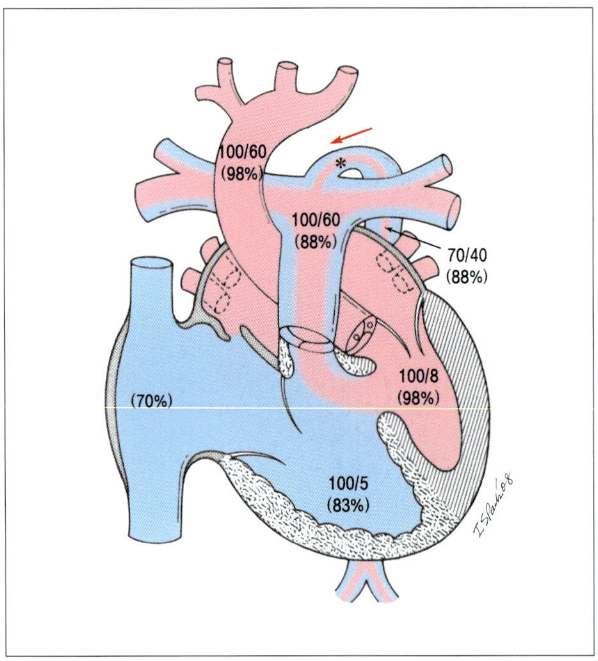

그림 12-1. ① 대동맥 궁에서 머리와 팔로 혈관들이 나간 후에 완전히 끊어진다. ② 심실 중격 결손이 동반된다. ③ 대동맥 판막 아래의 좌심실 유출로 협착이 흔히 동반된다. ④ 팔과 머리 쪽으로는 산소포화도가 높은 동맥혈이 흘러 들어가며 하행 대동맥으로는 동맥관을 통해서 온 정맥혈이 섞이므로 다리에서의 산소포화도가 상지에서 보다 낮다.

대동맥궁 단절의 종류

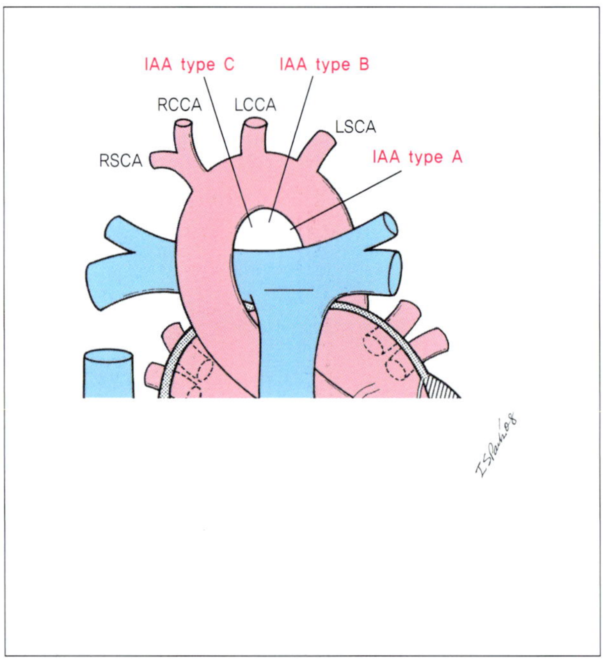

그림 12-2. 대동맥궁이 왼쪽인 경우 단절의 위치에 따른 분류. 미세결실증후군(microdeletion 22q11.2)에서는 type B가 흔하다.

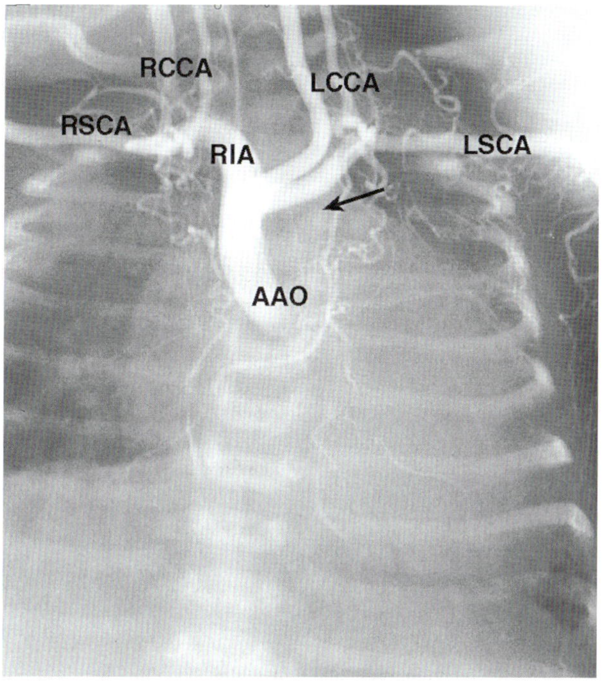

그림 12-3. 왼쪽 요골동맥을 통한 역류성 대동맥 조영술(counter current aortography)의 정면 사진. 대동맥궁에서 세개의 분지(RIA, LCCA, LSCA)가 나와서 상지와 머리쪽으로 나간 후에 끊어진다. 하행대동맥에서는 조영제가 전혀 보이지 않고 대동맥궁과 단절되어 있다. 이 사진은 아주 오래 전 영상으로 지금은 영상기술의 발달로 이런 침습적인 조영술은 필요하지 않고 시행하지 않는다.

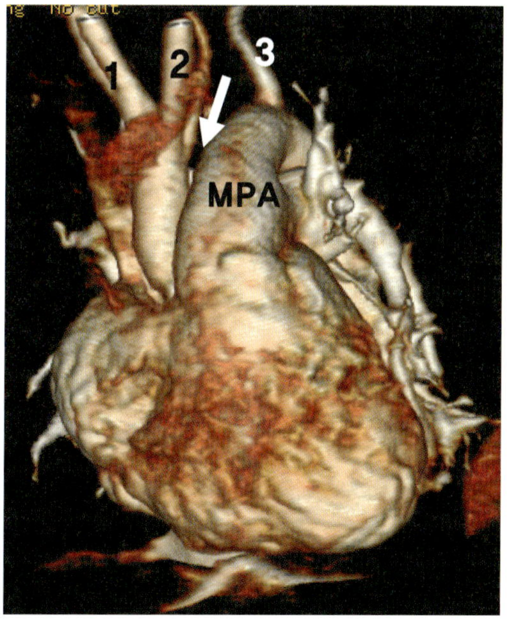

그림 12-4. 상행대동맥이 머리 방향으로 주행하다가 2개의 분지를 낸 후에 끊어져 보인다(대동맥궁 단절(Type B), 화살표). 대동맥궁 단절과 양대혈관 우심실 기시가 동반된 신생아에서의 3D CT 사진. 주폐동맥(MPA)이 커 보이고 상행대동맥은 상대적으로 작아 보인다.

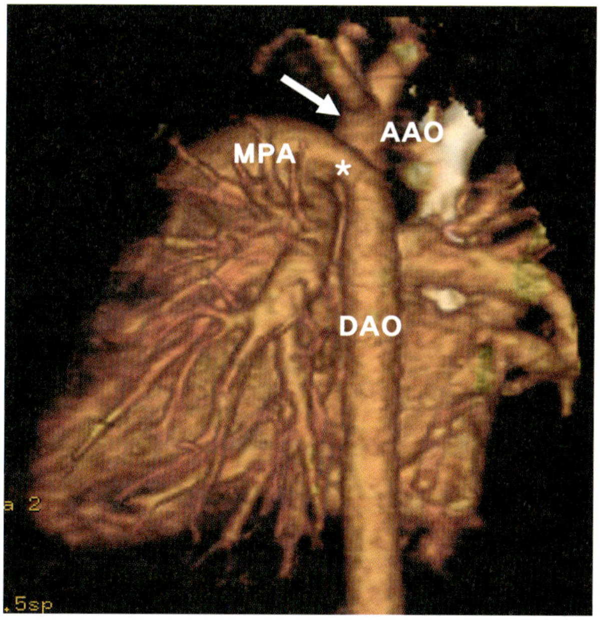

그림 12-5. 대동맥궁 단절을 가진 신생아의 3차원 CT 사진. **뒤에서 본 모습이다.** 상행대동맥(AAO)이 끊어지고 동맥관(PDA)이 하행대동맥(DAO)과 연결되어 혈류를 공급한다.

혈역학적 현상, 증상 및 진찰 소견

- 대동맥궁 단절의 증상과 합병증은 심한 대동맥 축착과 비슷하나 더 심하고 더 어릴 때에 나타나며 출생 즉시 적극적으로 치료해 주지 않으면 급속히 악화하여 대부분 생후 1~2주 이내에 사망한다.
- 심실 중격 결손을 통해서 폐혈류량이 증가하므로 심한 심부전 증세와 폐동맥 고혈압이 있다.
- 좌심실 유출로의 협착이 있으면 심실 중격 결손을 통한 좌우 단락이 더 많아지며 수술 후에도 계속 좌심실 유출로 협착이 남을 수 있으므로 예후를 결정하는 중요한 요인이다.
- (심한 대동맥 축착과 마찬가지로) 하반신으로 가는 혈류는 폐동맥 → 동맥관 개존 → 하행 대동맥 → 하반신으로 가게 된다. 즉 하체로 가는 혈류는 동맥관을 통해서만 유지되므로 출생 직후 동맥관이 막히면 하반신으로 공급되는 혈류량이 급속히 줄어들므로 즉시 저심박출량, 쇼크 상태, 급성 신부전, 대사성 산증, 위장관의 허혈증으로 인한 괴사성 소장 결장염 등의 합병증이 생겨서 사망한다.
- 출생 후 동맥관이 열려 있는 동안에는 증상이 별로 없다가 동맥관이 막히는 생후 1주 이내에 갑자기 아이가 우유를 빨지 않고 보채다가 창백해지면서 축 늘어지거나 호흡 곤란, 무뇨증 등의 증상이 나타난다.
- DiGeorge 증후군이 동반된 경우에는 혈중 칼슘 농도가 낮아서 경련을 할 수도 있다.
- 동맥관이 막히면 다리의 맥박이 만져지지 않는다. 그러나 동맥관이 크게 열려 있으면 다리의 맥박이 정상이다.

내과적 치료

- 출생 직후 동맥관이 막히면서 상태가 악화하므로 출생 즉시 Prostaglandin E_1(PGE_1)을 정맥주사하여 동맥관을 열어준다. Prostaglandin E_1의 용량은 다리의 맥박을 만져가면서 조절한다. 즉 다리 맥박이 잘 만져지지 않으면 잘 만져질 때까지 용량을 더 올리고 잘 만져지면 용량을 최소 유효 용량까지 줄인다.
- 심부전에 대하여 강심제, 이뇨제, 인공 호흡기 등으로 치료한다.
- 인공 호흡기 치료 시에는 산소를 추가로 주지 말아야 하며 또한 CO_2 분압도 약간 높게 유지하여 약간의 호흡기성 산증 상태를 유지해 줌으로써 과도하게 증가된 폐혈류를 다소 줄여주며 동시에 체혈류를 적절히 유지시켜 준다.
- 혈액의 칼슘 농도가 낮으면 칼슘을 공급을 해 주어서 저칼슘으로 인한 경련을 방지한다.

수술 시기

나이나 체중과 상관없이 진단 즉시 수술해 준다. 그러나 아이의 상태가 너무 나쁘면 일단 PGE_1으로 동맥관을 열어주어서 대사성 산증을 교정해 주고 간, 신장 등 여러 장기의 기능이 호전되고 아이의 전신 상태가 안정된 상태에서 개심수술을 해 주는 것이(상태가 나쁜 때에 개심수술을 해 주는 것 보다) 더 안전하다.

수술 방법

- 끊어진 대동맥의 양쪽을 열고 그 끝을 서로 연결시켜 주는 수술(Extended end-to-side anastomosis)이 가장 좋은 방법이다. 절제 시에 동맥관 조직이 대동맥 벽에 남지 않도록 주의해야 한다. 특히 대동맥 협부와 횡 대동맥궁이 작을 경우에는 횡 대동맥까지 길게 열고 넓혀 주어야 한다.
- 심실 중격 결손, 양 대혈관 우심실 기시, 완전 대혈관 전위 등과 같이 양 심실 교정이 가능한 기형이 동반된 경우에는 심폐기를 이용하여 대동맥궁 단절과 동반 기형을 한꺼번에 완전 교정수술 한다.
- 양심실 교정이 가능하더라도 환자의 체중이 작거나 좌심실 유출로 협착이 심하거나 대동맥궁 재건술이 용이하지 않을 때에는 수술에 따른 위험을 줄이기 위해 1차수술로 양측 분지폐동맥 교악술(bilateral pulmonary artery banding)과 PGE_1 정맥 투여하면서 관찰하다가 후에 완전교정술을 시행한다.
- 그러나 양 심실 교정술이 불가능한 심장 기형이 동반된 경우, 즉 모든 종류의 단심실인 경우에는 대동맥궁 단절에 대한 수술과 동시에 폐동맥 banding을 먼저 해주고 나중에 Fontan수술, 또는 그 준비 수술을 해 준다.
- 좌심실 유출로를 둘러싸는 근육들로 인한 좌심실 유출로 협착이 심하면 이러한 근육들을 잘라내 준다.

수술 결과와 수술 후 문제점

- 심실 중격 결손과 동반된 대동맥궁 단절의 완전 교정술의 수술 사망률은 5% 미만이다.
- 양 대혈관 우심실 기시, 대혈관 전위 등의 복잡 기형과 동반된 대동맥궁 단절을 한번에 교정해 주는 수술은 사망률이 다소 높아서 약 10% 정도 또는 이보다 더 높게 보고되고 있다.
- 단심실이 동반된 대동맥궁 단절에서의 대동맥 교정술과 폐동맥 banding 수술 사망률은 5% 미만이다.
- 대동맥 축착과 마찬가지로 대동맥궁 단절도 수술 후 드물게 재협착이 생길 수 있으며 풍선 도자를 이용한 풍선 확장술이 가장 좋은 치료 방법이다.

13
CHAPTER

활로 4징(TOF, 폐동맥 폐쇄가 동반된 경우 포함)
(Tetralogy of Fallot with or without Pulmonary Atresia)

▦ 정의

다음의 네가지 병변이 동반된 선천성 심장병을 말하며 이 중 가장 중요한 병변은 ①과 ②이다.

① **심실 중격 결손**

*활로 4징에서의 심실 중격 결손은 막양부 결손이 가장 흔하며 다음으로 판막하 결손과 근성 결손 등의 여러 종류가 있으며 한 환자에서 드물게는 여러 개의 심실 중격 결손이 있기도 한다.

② **우심실 유출로 협착(폐동맥 협착**, *협착이 심해서 완전히 막힌 경우를 폐동맥 폐쇄라고 부른다)

③ 대동맥이 심실 중격 위로 걸쳐 있다 : **대동맥 기승**

④ **우심실 비대**

- 이 밖에 폐동맥 형성부전과 관상동맥 이상이 5%에서 동반된다. 이 중 폐동맥 크기가 예후에 가장 중요한 요인이다.

▦ 종류

폐동맥의 모양과 크기가 거의 정상인 가장 좋은 형태에서부터 여러 개의 측부동맥(MAPCA, 아래 참조)들이 있으면서 폐동맥은 거의 없는 최악의 형태에 이르기까지 넓은 범위의 스펙트럼이 포함되는 기형들을 말한다. 폐동맥 모양에 따라서 임상 양상, 치료 방법, 예후가 다르므로 병변의 심한 정도에 따라서 다음과 같이 나누어서 생각하는 것이 이해하는 데에 도움이 된다.

Type 1. 폐동맥이 거의 정상 크기인 활로 4징

Type 2. 폐동맥이 작은 활로 4징

Type 3. 폐동맥 판막이 완전히 막혔으나 폐동맥 크기는 비교적 좋으며 동맥관 개존이 동반된 활로 4징
(* 다른 이름 : 심실 중격 결손이 동반되고 폐동맥 크기가 좋은 폐동맥 폐쇄)

Type 4. 폐동맥 판막이 완전히 막혀 있으며(폐동맥 폐쇄) 큰 심실 중격 결손과 여러 개의 측부 동맥들이 동반된 경우. 원래 중심폐동맥(original central PA)이 있으나 크기가 매우 작다.

Type 5. 폐동맥 판막이 완전히 막혀 있으며(폐동맥 폐쇄) 큰 심실 중격 결손과 여러 개의 측부 동맥들이 동반된 경우. 폐동맥이 전혀 없다.
*(*MAPCA : major aorto-pulmonary collateral artery, 측부 동맥)*

▦ 빈도

청색증형 선천성 심장병 중 제일 흔하며 전체 선천성 심장병의 10%를 차지하고 있다. 1세 이상의 청색증형 선천성 심장병의 75% 가량이 활로 4징이다. 폐동맥 폐쇄와 MAPCA가 있는 경우 deletion 22q11.2 증후군이 특히 자주 동반된다(제2장 참조).

활로 4징의 종류

Type 1. 폐동맥 크기가 거의 정상인 활로 4징
(TOF with good size PA's)

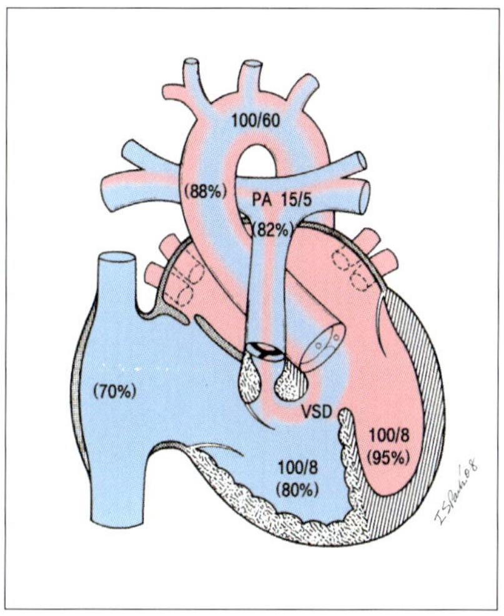

그림 13-1.

Type 2. 폐동맥 크기가 작은 활로 4징
(TOF with small PA's)

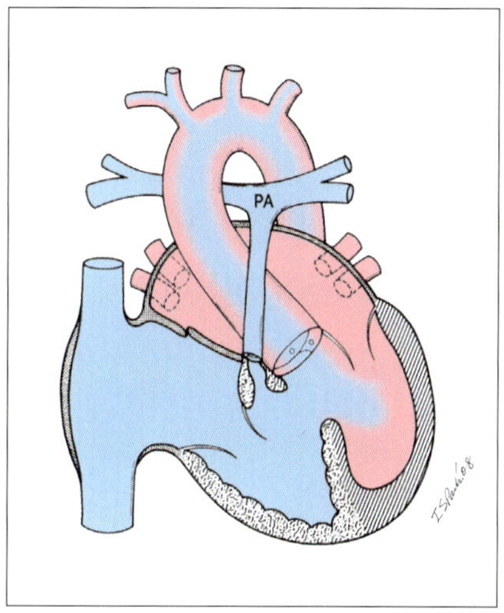

그림 13-2.

Type 3. 폐동맥 폐쇄가 동반된 활로 4징으로 폐동맥 크기는 비교적 좋으며 동맥관 개존이 동반된 경우
(TOF with Pulmonary Atresia with PDA, relatively good size PA's)

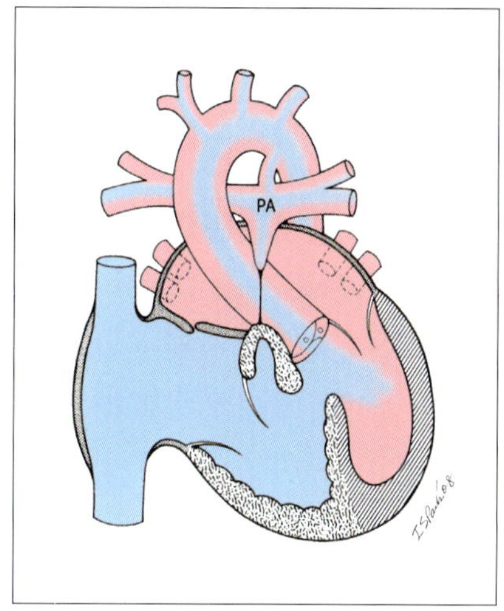

그림 13-3.

Type 4. 폐동맥 폐쇄가 동반된 활로 4징으로 폐동맥이 매우 작으며 여러 개의 측부동맥(*)들이 동반된 경우
(TOF with Pulmonary Atresia with small PA's & MAPCA's)

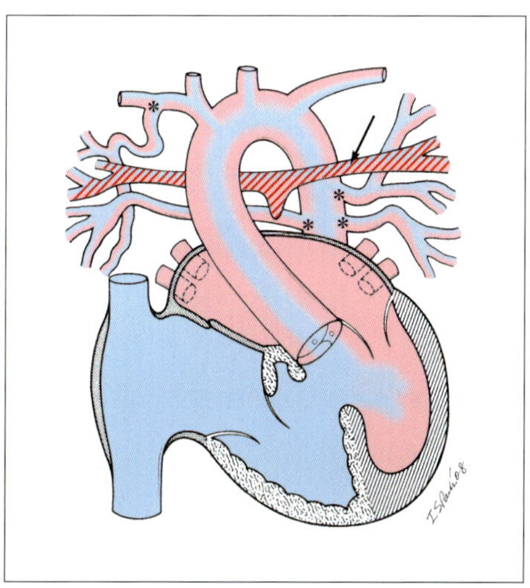

그림 13-4.

Type 5. 폐동맥 폐쇄가 동반된 활로 4징으로 폐동맥이 보이지 않으며 여러 개의 측부동맥(*)들이 동반된 경우
(TOF with Pulmonary Atresia with MAPCA's, no visible PA)

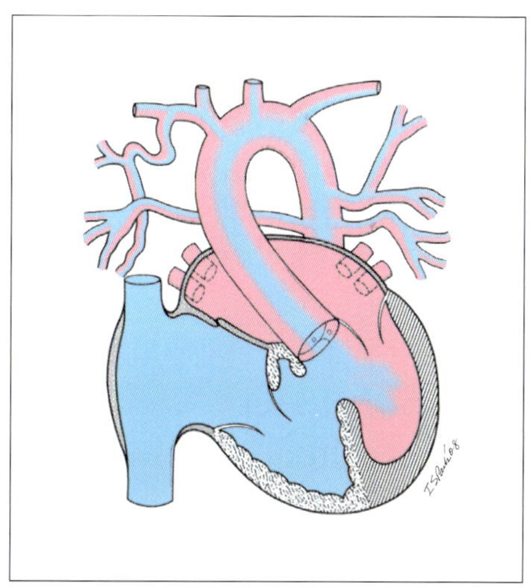

그림 13-5.

Type 1, 2. 활로 4징(TOF with good or small size PA's)

혈역학적 현상

심실 중격 결손이 크고 우심실 유출로 협착이 심하므로 좌, 우심실의 압력이 같으며 좁은 우심실 유출로로 나가지 못한 일부 정맥혈이 심실 중격 결손을 통하여 대동맥으로 들어가므로(우좌 단락) 청색증이 나타난다. 청색증은 우심실 유출로 협착이 심할수록 심하다. 어떤 이유에서든지 갑자기 협착이 심해지면 폐혈류량이 감소하면서 심한 청색증이 생기는 무산소 발작이 일어나게 된다.

증상, 진찰 소견, 무산소 발작

- 우심실 유출로 협착에 의한 심잡음은 출생 시부터 들리나 청색증이 처음 나타나는 시기는 아이마다 다르다. 즉 어떤 아이에서는 출생 후 몇 달 동안은 우심실 유출로 협착이 심하지 않아서 청색증이 거의 없다가(pink TOF) 나이가 많아지면서 활동량이 많아지고 우심실 유출로 협착이 심해지면서 청색증이 점차로 심해진다.
- 심한 운동을 하면 호흡 곤란이 있고 청색증이 심해지며 쪼그리고 앉는 것이 특징이다.
- 무산소 발작은 대개 생후 2~4개월경에 많이 나타나고 주로 아침에 잠에서 깬 후, 우유를 먹을 때, 변을 볼 때 잘 나타난다. 청색증이 심해지면서 깊고 빠른 호흡을 하고 보채다가 지쳐서 잠이 든다. 이러한 무산소 발작이 심하게 오래 지속되면 경련, 저산소성 뇌 손상이 올 수 있으며 치료받지 않으면 사망할 수도 있다.
- 청색증이 심하면 발육이 나쁠 수 있다.
- 폐동맥 협착의 심한 정도와 심잡음의 크기와는 반비례 한다. 즉 활로 4징 환자에서는 심잡음이 크고 길수록 폐동맥 협착이 심하지 않으며 심잡음이 짧으며 약할수록 협착이 심하다. 무산소 발작 도중에는 심잡음이 아예 들리지 않는다.

자연 경과

- 혈류내의 균이 우좌 단락을 통해서 뇌혈류로 들어가서 뇌농양이 발생하기도 한다.
- 수술하지 않으면 40세까지 95%가 사망한다.
- 우심실의 압력 과부하, 만성적인 저산소증, 적혈구 증가로 인하여 심실 근육의 손상, 판막 역류, 이에 따른 심부전, 부정맥, 우좌 단락에 따른 뇌농양 등이 사망 원인이다.

무산소 발작의 치료와 예방

① 아이의 무릎을 굽혀 가슴에 붙이는 자세를 해주고 안정시키며 가능하다면 산소를 공급해 준다.
② Morphine은 안정 효과뿐 아니라 뇌의 호흡중추에 작용하여 과호흡을 막아서 발작을 멈추게 한다.
③ 대사성 산증을 교정해 준다.
④ 말초혈관 수축제를 사용하여 체혈관 저항을 높혀줌으로써 폐혈류량을 증가시킨다.
⑤ 베타수용체 차단제인 propranolol(Inderal)을 정맥주사 또는 경구 투여하여 심박동을 느리게 하고 폐혈류량이 늘어날 수 있도록 한다. 수술 전에 무산소 발작의 예방 목적으로 propranolol을 경구 투여 한다.
⑥ 정맥 주사를 주어서 수분공급을 충분히 해 준다.

도관을 이용한 치료

최근에는 폐동맥이 작아서 한 번에 완전 교정 수술이 불가능한 아이에서 풍선을 이용한 폐동맥 판막 확장술을 해 주기도 한다. 풍선 확장술이 일단 성공하면 우심실 유출로를 통한 혈류량이 증가하게 되므로 양쪽 폐동맥의 균등한 성장을 기대할 수 있으며 산소포화도도 높아지므로 폐동맥이 커질 때까지 좋은 상태로 아이가 성장하게 되므로 한 번의 개심 수술로 완쾌가 가능하게 된다는 장점이 있으나(단순 폐동맥 협착에서의 풍선 확장술과 달리) 기술적으로 어려워 항상 성공하는 것은 아니며 효과와 적응증에 관해서는 현재 논란이 많다.

수술 시기와 수술 방법

- 증상이 있으면 진단 즉시 수술한다.
- 수술 방법을 결정하는데 제일 중요한 요소는 폐동맥 크기이며 폐동맥이 충분히 크면 나이가 3개월이 지난 다음에는 언제라도 한번에 완전 교정수술이 가능하다.
- 최근에는 점차로 더 어린 나이에 완전 교정수술을 해 주는 경향이 있으며 청색증이 있으면 (폐동맥 크기가 좋은 경우) 신생아라도 한 번에 완전 교정수술해 주기도 한다.
- 그러나 신생아시기에 완전교정술을 하면 우심실유출로 협착에 대해 transannular patch 확장술이 흔히 필요하여 장기예후가 좋지 않다. 따라서 일부에서는 여전히 폐동맥 판막륜(pulmonary valve annulus)의 Z score가 −2 보다 작은 경우 일단 체-폐동맥 단락술을 시행하면 폐동맥 판막륜의 성장을 기대할 수 있어 후에 폐동맥 판막륜을 보전할 수 있는 수술이 가능하다.
- 폐동맥의 크기와 모양이 좋지 않은 경우에는 저산소증으로 인한 증상과 합병증을 방지하기 위하여, 또한 작은 폐동맥을 키우기 위하여 단계적 수술(일차 고식수술)을 해 준다.

완전 교정 수술

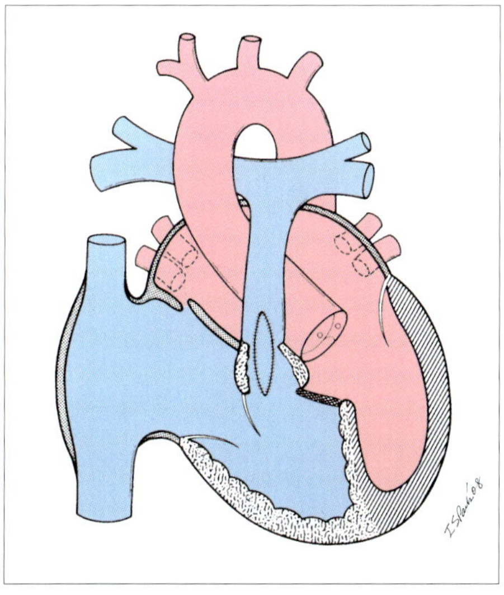

그림 13-6. Type 1. (폐동맥 크기가 좋은) 활로 4징의 완전 교정 수술

① 폐동맥 판막 절개술과 함께
② 우심실 유출로의 비대해진 근육을 잘라준다.
③ 폐동맥 판막륜이 작은 경우에는 우심실 유출로에 특수 헝겊(patch)을 갖다 붙여서 우심실 유출로를 넓혀 준다. 이 patch 가 너무 크면 수술 후 폐동맥 판막 역류가 심하게 생기므로 너무 크지 않도록 주의해야 한다.
④ 다른 patch를 이용하여 심실 중격 결손을 막아 준다. 대개 우심방과 삼첨판을 통해서 막아 주나 간혹 우심실벽 근육을 열고 막아 주기도 한다.

수술 결과와 수술 후 문제점, 후유증

- 동반 기형이 없는 활로 4징 아이가 2세 전에 완전 교정술을 받을 때의 수술 사망률은 2~3% 미만이다.
- 활로 4징의 교정수술은 우심실 유출로를 넓혀주므로 이에 따른 문제가 남을 수 있으며 수술 후 생길 수 있는 후유증들을 열거하면 다음과 같다.

1. **폐동맥 판막 폐쇄 부전(역류) :** 정도에 차이는 있으나 활로 4징 수술 후 대부분의 환자들에서 폐동맥 판막 역류가 있다. 대개는 별 문제나 증상이 없으나 역류가 심하면 증상이 있으며 우심실이 점차 늘어나면서 기능이 나빠지므로 동종이식 판막을 넣어주는 재수술이 필요하다.
2. **우심실 유출로의 잔류 협착 :** 폐동맥 판막 협착이 남아 있으면 풍선으로 확장해 줄 수 있으나 우심실 유출로가 근육으로 인하여 좁은 경우에는 재수술해 주어야 한다.
3. **폐동맥 분지 협착 :** 대개는 우심실 유출로가 늘어나면서 폐동맥 분지의 기시부를 압박하기 때문에 생기므로 풍선 확장술은 대부분 효과가 없으며 금속 그물망(stent) 삽입이 매우 효과적이다. 때로는 재수술하기도 한다.
4. **우심실 유출로 확장 :** 대개 폐동맥 판막 역류와 폐동맥 분지 협착이 같이 있는 경우에 우심실, 특히 유출로 부근이 심하게 늘어난 경우이며 확장이 심하면 재수술해서 늘어난 부분을 줄여주면서 폐동맥 판막을 동종이식 판막으로 갈아준다.
5. **심실 기능 부전 :** 나이가 많을 때까지 수술하지 않은 환자에서는 심실의 압력이나 용적 부담, 저산소증에 의한 심장 근육의 손상 등으로 심실기능이 좋지 않으며 이런 환자들은 수술 후에도 심실의 기능이 정상으로 회복하기 힘들므로 수술 후에 심부전 증상이나 부정맥 등이 있다.
6. **부정맥 :** 위에서와 같은 이유로 수술 후 부정맥이 생기는 경우가 있으며 수술 후 돌연사의 원인이 될 수도 있다. 부정맥은 심실 조기수축, 심실 빈맥이 주로 문제가 되나 간혹 상실성 빈맥도 생긴다.

수술 후 추적 관찰

위와 같은 후유증을 예방하거나 조기에 발견하여 치료해 주기 위하여 정기적인 진료와 검사가 필요하다. 특별한 증상이 없으면 1년에 한 번은 진찰을 받고 1~2년에 한 번씩 초음파 검사와 24시간 심전도 검사(Holter 검사)를 받는 것이 좋다. 수술 후 평가는 표 13-1에 요약되어 있다.

결국 팔로 4징 수술후 장기적인 문제점으로 중요한 것은 폐동맥역류, 잔류 협착에 따른 우심실 확장 및 기능저하가 문제가 된다. 따라서 15세 이후부터는 정기적으로 1~3년에 한번씩 심장 CT 혹은 MRI를 시행하여 우심실 이완기말 용적, 수축기말 용적, 폐동맥판막 역류 비율(regurgitation fraction), 우심실 수축력을 평가하여 폐동맥판막 치환술의 시기를 결정할 수 있다.

수술 후 폐동맥 판막 역류가 심해서 우심실 기능이 떨어지기 전에 폐동맥 판막을 바꾸어주는 치환술을 해주어야 하는데 과거에는 개심수술을 다시 해서 판막을 넣어주었으나 최근에는 비수술적 폐동맥 판막 치환술(Percutaneous transcatheter pulmonary valve replacement, PTPVR)을 시행해주는데 점차 더 좋은 판막이 개발되고 있고 국내 개발 폐동맥 판막이 좋다고 한다.

수술 후 간혹 폐동맥 분지 협착이 남을 수 있는데 대부분 개심 수술 대신 도관을 통해 stent를 넣어 준다(그림 13 3~30-6).

활로 4징 교정 수술 후(비수술적) 폐동맥판막 치환술 (Percutaneous Transcatheter Pulmonary Valve Replacement)

활로 4징 교정수술 후 폐동맥 역류로 인한 심한 우심실 확장 및 심부전 발생을 예방하기 위해 폐동맥판막 치환술이 시행되고 있다. 2018년 개정된 미국심장학회에서 권고하는 폐동맥판막 치환술의 적응증은 아래 표와 같다.

폐동맥 역류	폐동맥판막 치환술 적응 기준	권고 정도
중등도 이상	다른 원인으로 설명되지 않은 호흡곤란, 흉통 내지 / 또는 운동력 저하(exercise intolerance)이 있을 때	Class I
중등도 이상	증상이 없더라도 아래 사항 중 2가지 이상일 때 1) 경도 내지 중등도의 우심실 또는 좌심실 우축기능 저하 2) 우심실 확장 이완기말 우심실 부피 ≥160 mL/m² 수축기말 우심실 부피 ≥80 mL/m² 또는 이완기말 우심실 부피가 이완기말 좌심실 부피의 2배 3) 우심실유출로 협착으로 인해 우심실 수축기압력이 체혈관 압력(혈압)의 2/3이상일 때 4) 운동 능력이 지속적으로 감소할 때	Class Ⅱa

(Circulation 2019 Apr. 2;139(14):e698−e800)

수술적 폐동맥 판막 치환술은 좋은 수술 성적에도 불구하고, 반복적인 수술로 인한 합병증 및 사망률 상승이 불가피한 점이 있어, 경피적 폐동맥 판막 치환술이 2000년 이후 시행되어 왔다.

풍선 확장형(balloon inflatable) 방법으로 삽입되는 Melody® 판막(그림 13−1)은 22 mm 직경이 가장 크기 때문에 크기에 한계가 있어 활로4징 교정 수술 후 기존에 수술적으로 이미 판막이 삽입된 환자들에게만 국한되어 사용되고 있다.

반면에 국내에서 최근 개발, 제조되고 있는 자가확장형(self-inflatable) 판막인 Pulsta® 판막(그림 13-2)은 직경을 크게 만들 수 있어서(현재 직경 32 mm까지 가능) 활로 4징 교정 수술 후 폐동맥 역류가 심한 환자에서 일차 치료로 경피적으로 삽입이 가능하다. 또한 Pulsta® 판막은 Nitinol wire를 직조 형식으로 꼬아서 만든 스텐트 판막이므로 유연성이 우월하여 좁은 부위의 삽입 시에도 적응성이 좋아, 협착이 있는 폐동맥 유출로 질환에서도 stent를 미리 넣은 후 삽입이 가능한 장점이 있다.

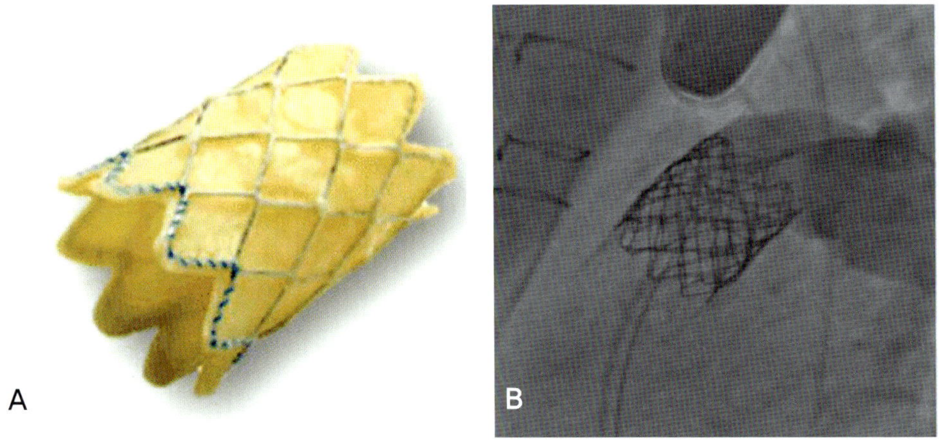

그림 13-1. Melody 판막(A)을 수술로 폐동맥판막 위치에 삽입한 후 흉부 X-선 측면사진(B)

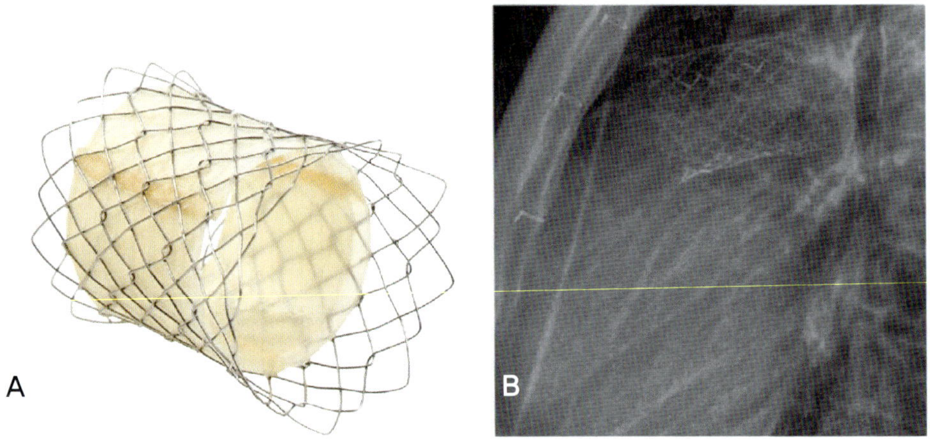

그림 13-2. TOF 수술 후 폐동맥 역류가 심해서 비수술적(경피적으로) Pulsta 판막(A)을 삽입한 후에 찍은 흉부 X선 측면 사진(B)
사진제공 : 서울의대 배은정 교수, Pulsta 판막은 서울의대 소아심장과 김기범 교수가 개발한 순수 국내 개발 판막이다.

활로 4징 수술 후에 남은 폐동맥 분지 협착에 대한 풍선 확장술과 stent 삽입

혈관 확장에 사용되는 stent

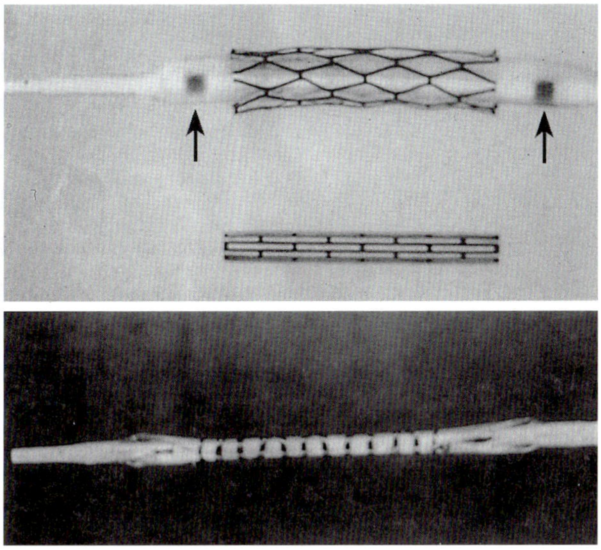

그림 13-3. Stent가 풍선 위에 mount된 모습. Stent의 위치를 알기 쉽도록 풍선에 X-선 투시로 보이는 표시 두 개가 보인다. 위 그림은 풍선이 완전히 부풀려진 모습이며 아래 그림은 풍선이 부풀리기 전에 가장 작은 크기로 접힌 상태에서 풍선 위에 위치한 모습이다.

양쪽 폐동맥에 두 개의 stent를 동시에 넣어주는 시술

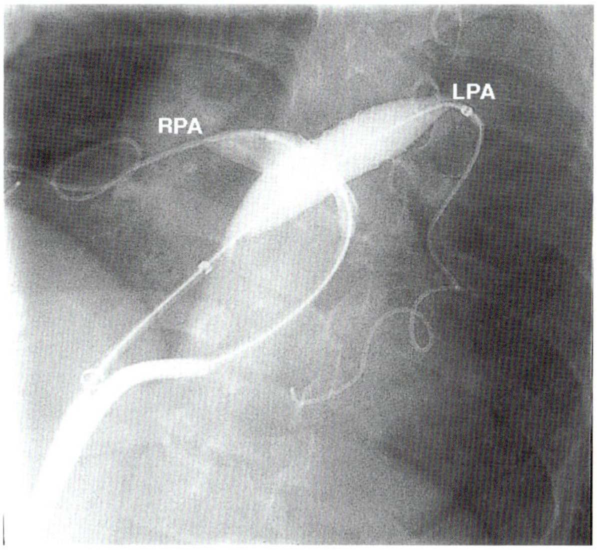

그림 13-4. 양쪽 폐동맥 기시부가 모두 좁은 경우에는 두 개의 stent를 양쪽에 각각 하나씩 넣어준다. 이럴 경우 이 그림에서와 같이 양쪽의 stent를 동시에 부풀려 주어야만 먼저 넣어준 쪽의 stent가 눌리지 않는다.

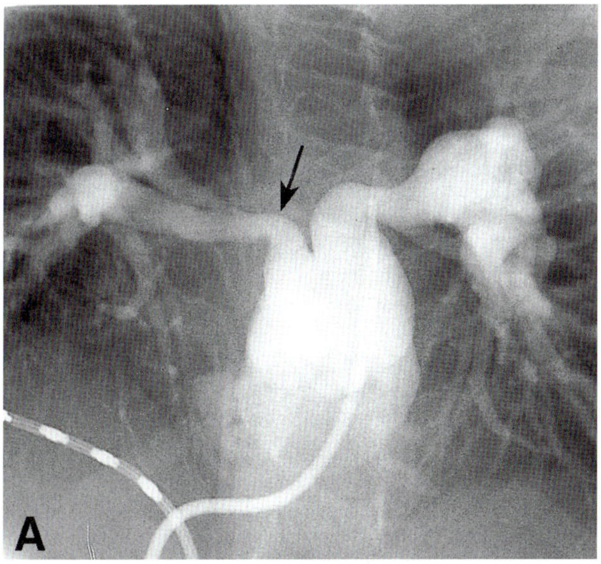

그림 13-5. A. Stent 삽입 전 우심실 유출로 조영술의 정면 사진. 오른쪽 폐동맥 기시부가 심하게 좁다(화살표).

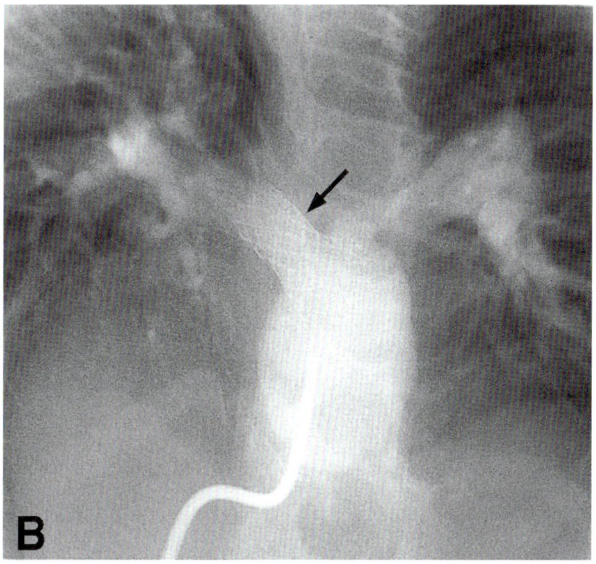

그림 13-5. B. Stent(화살표)를 오른쪽 폐동맥의 기시부에 위치시킨 후 같은 장소에서 같은 각도로 촬영한 우심실 조영술. Stent 위치가 매우 좋으며 오른쪽 폐동맥의 국소협착이 완전히 없어졌다.

표 13-1

활로 4징의 완전 교정 수술 결과의 평가		
평가 방법, 검사	좋은결과	좋지 않은 결과
1. 자각 증상	없다.	피로함, 운동량 감소, 심부전
2. 심잡음	크지 않다.	크게 들린다.
3. 가슴 X-선 사진에서의 심장크기	크지 않다.	크다.
4. 심전도에서의 QRS	좁다 (180 ms 이하).	넓다 (180 ms 이상).
5. Holter 검사에서 부정맥	없다.	있다.
6. 심장 초음파 검사		
① 폐동맥 판막엽	거의 안보이거나 조금만 보인다.	거의 정상으로 보인다.
② 폐동맥 판막 역류	없거나 경하다.	심하다.
④ 삼첨판 역류	없거나 경하다	심하다.
⑤ 삼첨판 역류 혈류 속도	낮다	높다.
⑥ 우심실 크기	정상 또는 약간 크다.	매우 크다.
⑦ 우심실 유출로	별로 늘어나지 않음	심하게 늘어남
⑧ 심실 중격의 위치	우심실 쪽으로 휘거나 중앙에 위치	좌심실 쪽으로 휜다.
7. 운동 부하 검사		
① 운동량	정상	떨어짐
② 부정맥	유발되지 않는다.	유발 된다.
8. 폐관류 scan	양쪽 폐혈류가 같다.	한쪽이 현저하게 떨어져 있다.

수술 결과를 평가하는 데에 참고가 되는 여러 항목들을 가장 좋은 상황과 가장 나쁜 상황의 두 극단적인 예를 들어서 나열한 것이며 실제 상황에서는 대부분 수술 후 환자에서 위에 열거한 여러 항목들이 섞여서 나타난다.

폐동맥이 작은 Type 2, 3 활로 4징에서의 일차(고식) 수술

Modified Blalock–Taussig Shunt 수술

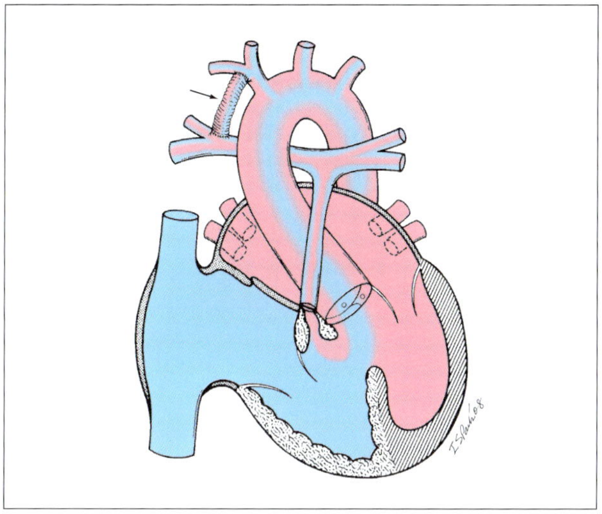

그림 13-6. 작은 폐동맥을 키우기 위하여 인조관(Gore-tex graft, 화살표)이 가장 흔히 사용된다. 한쪽의 쇄골하동맥(RSCA)과 같은 쪽 폐동맥 사이에 연결해 준다. 흔히 사용되는 인조 관의 직경은 3.5, 4, 5, 6 mm가 있다(Group 2, 4에서 해 준다). 개심수술은 아니며 한쪽 옆구리의 늑골 사이를 열고 수술한다.

Central Shunt 수술

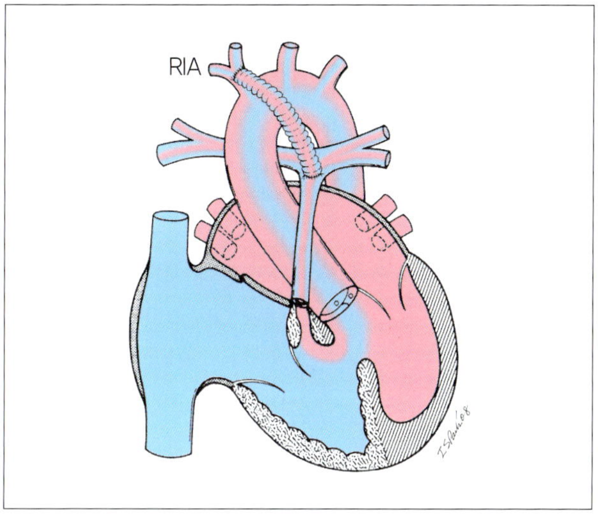

그림 13-7. 3.5, 4, 5 mm 직경의 관을 우측 무명동맥(RIA)이나 상행 대동맥과 주 폐동맥 사이에 연결한다.

우심실-폐동맥 관 삽입(RV-PA graft)

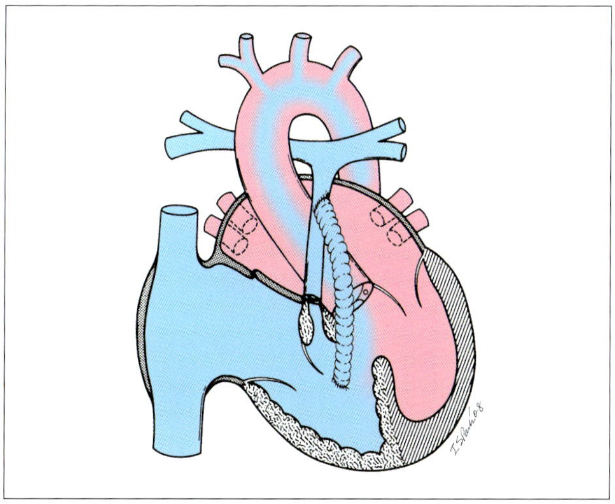

그림 13-8. 우심실과 주 폐동맥 사이에 4~5 mm 이상 직경의 관(Gore-tex graft)을 넣어주어서 폐혈류를 증가시킴과 동시에 양쪽 폐동맥이 커지도록 도와준다. 이때 심실 중격 결손은 그대로 열린 채 남겨 둔다.

포(Patch)를 이용한 우심실 유출로 확장수술

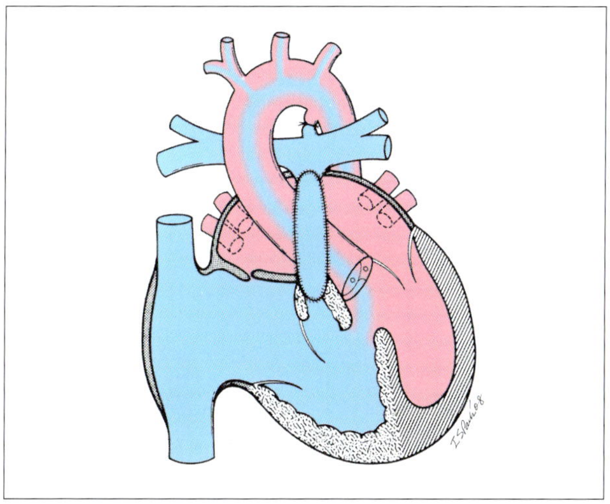

그림 13-9. 폐동맥 크기가 작아서 한번에 완전 교정수술이 불가능할 경우 폐동맥으로 혈류를 많이 가도록 해서 폐동맥들을 키우기 위하여 이러한 고식수술을 해 준다. 심실 중격 결손은 막지 않고 우심실 유출로의 근육을 일부 제거하고 천(patch)을 대어 우심실 유출로를 넓혀주는 수술이다. 양쪽 폐동맥 모두에게 혈류가 증가하므로 폐동맥 전체가 균등하게 커질 수 있다는 장점이 있으나 심폐기를 사용해야 하는 것이 단점이다.

Type 3. 폐동맥 폐쇄가 동반된 활로 4징으로 폐동맥 크기는 비교적 좋으며 동맥관 개존이 동반된 경우(TOF with Pulmonary Atresia with PDA, relatively good size PA's)

** 다른 이름 : 심실 중격 결손이 동반되고 폐동맥 크기가 좋은 폐동맥 폐쇄*

심한 형태의 활로 4징으로 폐동맥 판막이 완전히 막혀 있으므로 동맥관이 폐혈류의 유일한 공급원이다. 대개 폐동맥 크기가 비교적 좋으며 양쪽 폐동맥이 가운데에서 서로 연결되어 있으며 측부동맥은 거의 없다.

Type 3. 활로 4징

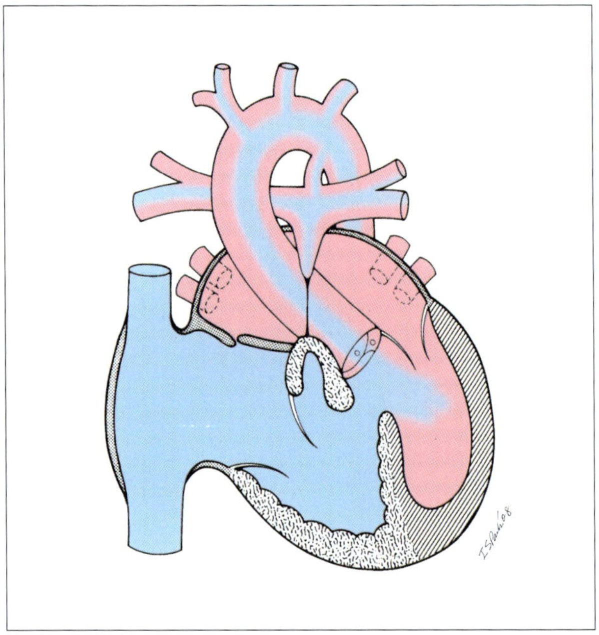

그림 13-10. 폐동맥 판막이 완전히 막혀있다. 폐동맥 혈류의 공급은 전적으로 동맥관에 의존한다. 이런 경우 대개 폐동맥 분지의 크기는 좋으며 다른 측부 동맥들은 없다

Rastelli 수술

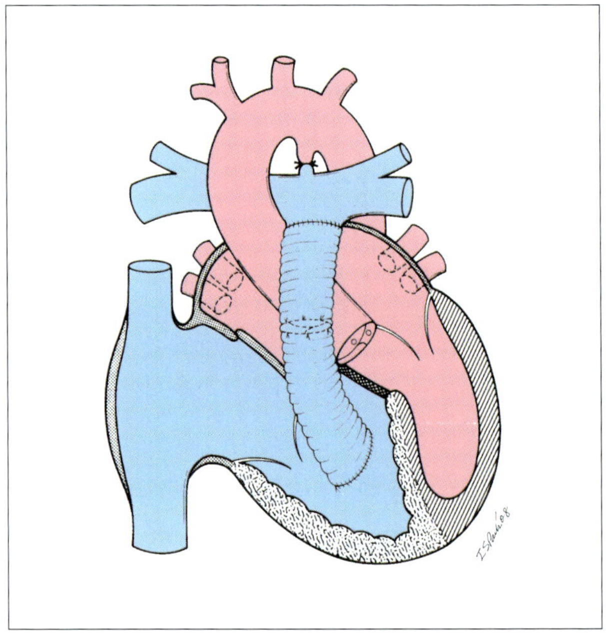

그림 13-11. 폐동맥의 구조는 좋으므로 대개 한번에 완치수술을 한다. 우심실 유출로가 완전히 막혀 있으므로 우심실과 폐동맥 사이에 다른 사람에게서 판막이 있는 채로 떼어 놓은 혈관(동종이식 관, homograft with a valve)을 넣어서 연결하고 심실 중격 결손을 막아 주는 수술을 한다.

혈역학적 현상과 증상

- 폐혈류가 전적으로 동맥관 개존에 의존하므로 출생 후 며칠 내에 동맥관이 닫히면 폐혈류가 없어지므로 청색증이 심해지면서 저산소증으로 사망한다.
- 청색증의 정도는 동맥관 크기에 따라 다르다.
- 판막이 완전히 막힌 경우에는 무산소 발작은 없다.

내과적 치료

출생 직후 동맥관이 막히면서 심한 청색증과 저산소증이 나타나므로 응급 수술 전 까지 Prostaglandin E_1을 정맥 주사하여 동맥관을 열어준다.

그러나 산소포화도를 높에 유지할 목적으로 고농도 prostaglandin E_1을 투여하는 경우 동맥관을 통한 폐혈류량의 증가로 인해 체혈류량이 감소하여 괴사성 장염의 위험이 높아질 수 있어 주의를 요한다.

수술 방법과 문제점

- 폐동맥 크기가 좋으면 한번에 완전 교정수술(우심실과 폐동맥 사이에 판막이 들어 있는 동종 이식 조직을 사용하여 연결을 만들어 주고 심실 중격 결손을 막는 수술 : Rastelli 수술)을 한다.
- 그러나 폐동맥이 충분히 크지 않으면 일차로 단락수술이나 우심실 유출로 교정술과 같은 고식수술을 한 후에 아이가 자라면서 폐동맥이 잘 자라면 언제든지 이차로 완전 교정수술을 해 준다.
- 동종이식 판막(homograft valve)은 아이와 함께 크지 못하므로 성장 후에 더 큰 판막으로 바꾸는 재수술이 필요하다.
- 동종이식 판막이 시간이 지나면서 점차 막히거나 변성되어 판막 역류가 생길 수 있으며 심하면 재수술한다.
- 동종이식 판막은 최근 보급에 어려움이 있어 이종이식판막(heterograft valve) 사용이 더 증가한다.
- Rastelli 수술 시 우심실-폐동맥 사이에 넣어주는 관 안에 판막이 붙어있는 소의 경정맥(Bovine valved jugular vein, Contegra® valve)을 쓰기도 한다.
- 영, 유아기에는 판막이 없는 인조혈관(Gore-Tex® vascular graft)을 이용하여 수술해 주고 성장 후에 판막이 있는 도관으로 바꾸어준다.
- 플라스틱 형 기계판막(mechanical valve)은 항 응고제 투여가 필요하며 판막 주위로 이상조직(pannus)이 생기면 재수술이 필요하므로 잘 사용하지 않는다.
- 특히 후에 Melody valve®를 이용한 경피적 판막 치환술(percutanenous transcatheter pulmonary valve replacement, PTPVR)이 가능하도록 조직판막(tissue valve)을 선호한다.

Type 4, 5. 동맥 폐쇄가 동반된 활로 4징으로 폐동맥이 매우 작거나 보이지 않으며 여러 개의 측부동맥들이 동반된 경우

Type 4. 폐동맥 폐쇄가 동반된 활로 4징으로 폐동맥이 매우 작으며 여러 개의 측부동맥들이 동반된 경우
(TOF with Pulmonary Atresia with small PA's & MAPCA's)

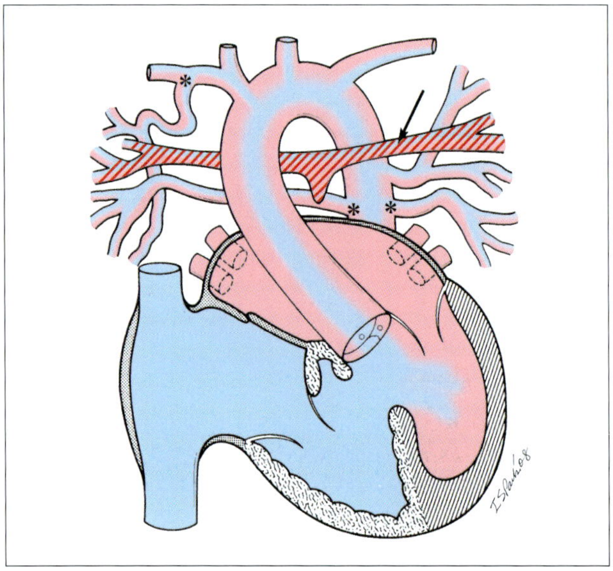

그림 13-12. 우심실 유출로가 완전히 막혀 있으며 주 폐동맥도 형성되어 있지 않다. 원래의 폐동맥(true PA, 빗금친 부분, 화살표)은 매우 작거나 전혀 없으며 여러 개의 측부 동맥(*)이 대동맥에서 나와서 폐로 혈류를 보낸다. 별표는 대동맥이나 대동맥 분지에서 시작하는 측부동맥들의 기시부분을 가리킨다.

Type 5. 폐동맥 폐쇄가 동반된 활로 4징으로 폐동맥이 보이지 않으며 여러 개의 측부동맥들이 동반된 경우
(TOF with Pulmonary Atresia with MAPCA's, no visible PA)

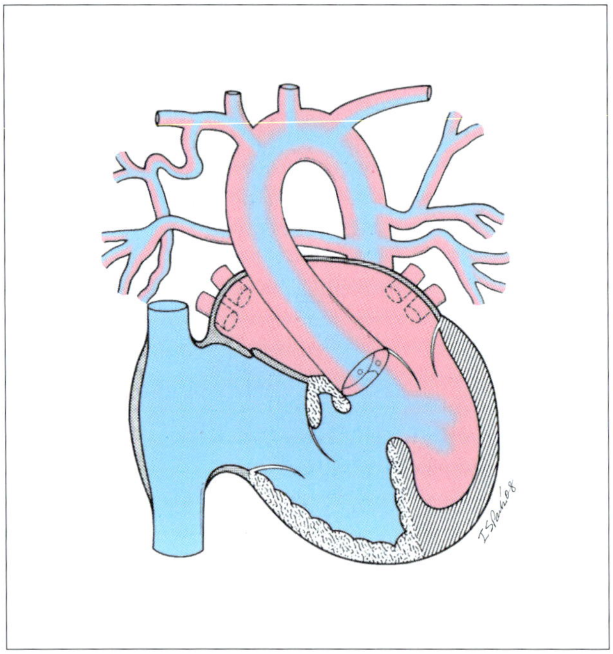

그림 13-13. 위 Type 4와 같으나 폐동맥이 전혀 보이지 않은 경우

일차(고식) 수술
Unifocalization with or without Shunt

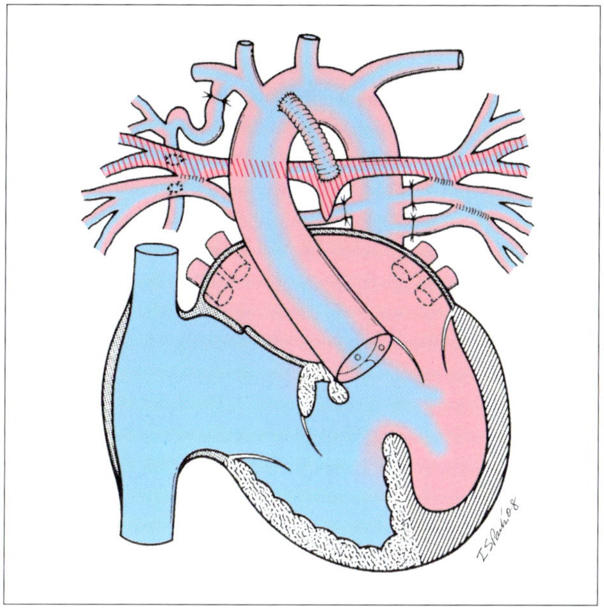

그림 13-14. 측부 동맥들이 여러 개이며 주행이 복잡하면 먼저 단계적으로 정리하여 합해서 원래의 폐동맥에 연결하여 폐동맥이 충분한 크기로 자라도록 해 주는 수술(unifocalization)을 먼저 한다. 필요시 shunt 수술을 같이 해 준다.

완전 교정 수술
Rastelli Operation with or after unifocalization

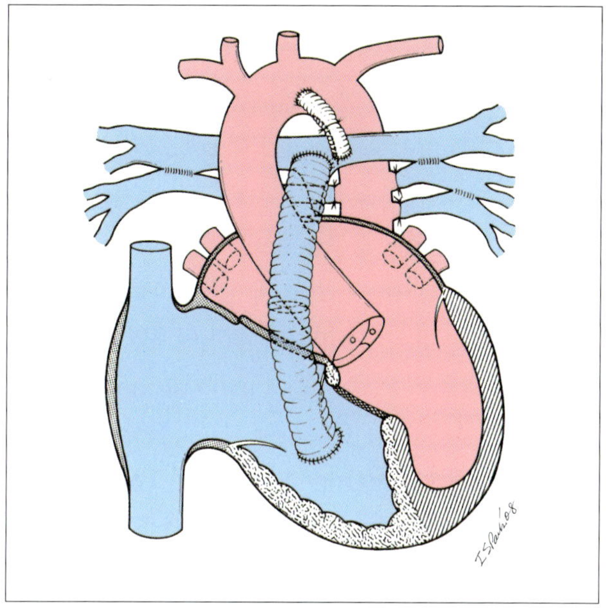

그림 13-15. 측부동맥들을 정리하여 원래의 폐동맥이 충분한 크기로 자란 다음에는 우심실과 폐동맥을 연결하고 심실 중격 결손을 막아 주는 Rastelli 수술을 한다. 측부동맥들이 크면 한번에 unifocalization 수술과 Rastelli 수술을 같이 해 준다.

혈역학적 현상, 증상 및 자연 경과

- 폐 혈류량에 따라서 임상 양상이나 진찰소견이 다양하다. 즉 신생아나 영 · 유아에서 때로 측부동맥들이 너무 커서 폐혈류량이 너무 많이 증가하면 청색증이 없고 오히려 심부전 증상이 나타나기도 한다. 그러나 이런 아이도 대개 나이가 많아지면 청색증이 나타난다. 그러나 측부동맥들이 많지 않고 크기도 작아서 폐혈류량이 적으면 청색증이 심하다.
- 판막이 완전히 폐쇄되었으므로 무산소 발작은 없다.
- 치료하지 않으면 시간이 경과함에 따라 측부동맥들에 다음과 같은 변화가 일어나므로 점차 청색증이 심해진다. 즉

① 측부동맥들이 갈라지는 분지점들이 좁아지면서 폐혈류량이 더욱 감소하므로 청색증이 더 심해진다. 또는
② 측부동맥들이 계속 크게 열려 있으면 이를 통해서 말초 폐동맥들도 높은 대동맥 압력의 직접적인 영향을 받게 되므로 폐 안의 작은 혈관들이 막히므로 청색증이 심하게 된다(Eisenmenger reaction).

고식 수술

이 수술의 목적은 결국 원래의 중심 폐동맥(original central PA)을 키우는 것이다. 따라서 중심 폐동맥을 찾고 측부 동맥의 수와 중심 폐동맥과의 연결여부를 확인하는 것이 중요하다. 따라서 출생 직후 심장 CT를 시행하여 중심 폐동맥 크기, 측부 동맥의 수와 대동맥에서의 기시 부위를 확인하는 것이 우선이다.

증상이 심하지 않으면 생후 1개월이 지나 심혈관조영술을 통해서 각 측부 동맥과 중심 폐동맥의 연결 여부 그리고 측부 동맥이 각 폐 분절을 공급하는 양상을 확인한 후에 이를 바탕으로 고식수술을 계획한다.

1. **Unifocalization with Shunt Operation** : 원래의 폐동맥이나 측부동맥들의 크기가 충분치 않으면 우선 단계적으로 측부동맥들을 한 군데로 모아서(unifocalization) 폐동맥을 만들거나 원래 폐동맥에 연결해주고 필요하면 여기에다 shunt 수술을 해서 폐동맥을 키운 후에 완전 교정수술을 한다.
2. **Unifocalization과 우심실 유출로 교정수술을 같이 해 주는 수술(심실 중격 결손은 열린 채로 남기고)** : 주 폐동맥이 어느 정도 있으면 측부동맥들을 모아서 폐동맥을 만들어 주고 여기에 우심실 유출로를 열어서 주 폐동맥과 우심실을 연결시켜준다. 폐동맥 전체로 가는 혈류량을 증가시켜서 양쪽 폐동맥의 균등한 성장을 기대할 수 있다.
3. Unifocalization이 용이하지 않고 원래의 중심 폐동맥 발육도 나쁘면 central shunt(Mee® shunt)를 시행하여 중심 폐동맥을 키운 후 나중에 unifocalizationb을 시행한다.

완전 교정수술(One-Stage or Two-Stage Total Correction : Unifocalization and Rastelli Operation using a Homograft Valve)

- 고식 수술 후에 폐동맥이 커지고 모양이 좋으면 언제든지 Rastelli 수술을 한다.
- 큰 측부동맥들이 여러 개 있는 경우에는 처음부터 이들을 한 곳으로 모아서 (원래의 폐동맥이 있으면 여기에 연결시켜 준다) 새로 만들어진 폐동맥과 우심실을 연결하고 심실 중격 결손을 막아 주는 수술, 즉 한 번에 완전 교정수술을 하므로 수술 방법이 어렵기는 하나 한 번에 완전 교정 수술을 해 준다는 장점이 있다.

도관을 이용한 치료

- 측부동맥들이 많았던 환자에서 일단 완전 교정수술을 한 후에 폐동맥들의 협착이 있으면 이에 대하여 풍선 확장술이나 금속 stent 삽입을 해 준다.
- 수술 후에 불필요한 측부동맥들이 여럿 있는 환자는 수술 후 심부전, 호흡기 문제 등이 생겨서 회복이 어렵고 합병증이 생길 수 있으므로 이를 사전에 예방하기 위하여 가능하면 수술 전에 또는 수술 후 coil을 넣어서 막아 주기도 한다.

수술 후 경과, 후유증

1. 인공관이나 동종이식 판막을 이용하였으므로 성장 후에 더 큰 판막으로 바꾸는 재수술이 필요하다.
2. 인공판막의 폐쇄부전이나 협착이 진행하는지, 우심실 기능은 정상인지에 관한 관찰이 필요하다.
3. 활로 4징과 마찬가지로 수술 후 부정맥이 생기는 경우가 있고 이로 인하여 아주 드물게 돌연사가 일어나기도 한다.
4. 인공적인 방법으로 우심실과 폐동맥을 연결하였으므로 활로 4징보다 더 많은 문제들이 있을 수 있으므로 수술 후 정기적인 점검이 필요하다.

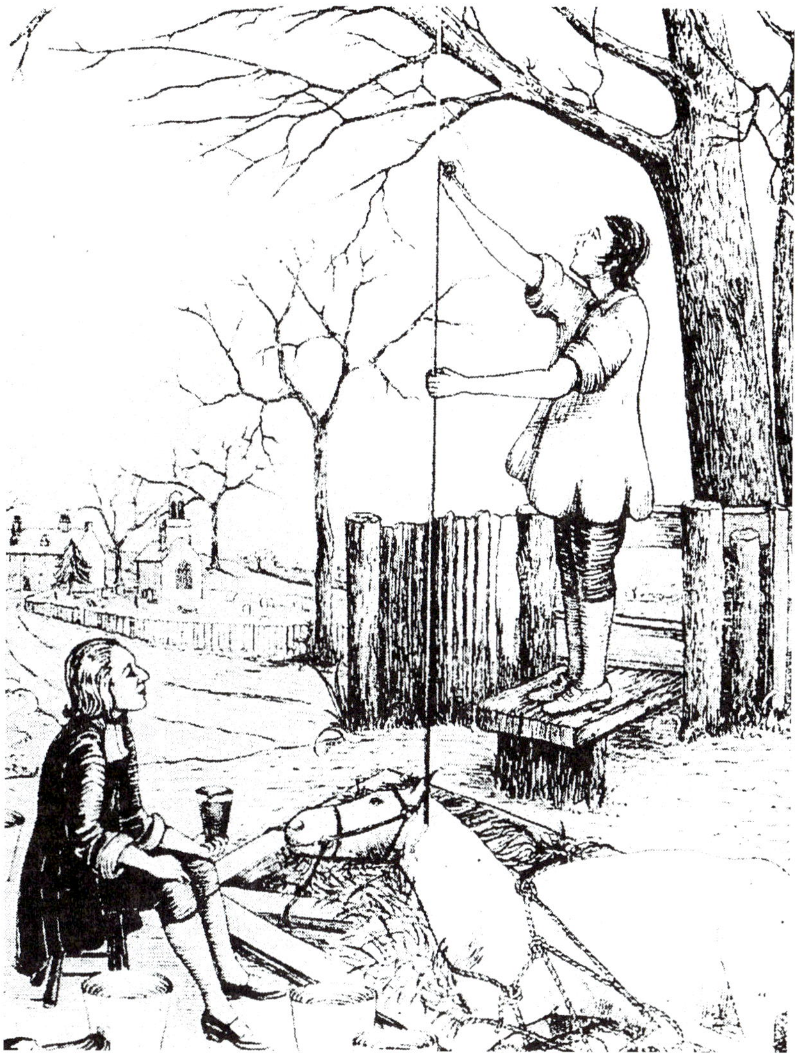

첫 번째 생물에서 시행된 심도자 검사 그림

1711년에 말의 경정맥과 경동맥을 통해서 동 파이프를 심실에 넣고 압력을 재는 실험이 시행되었다. 동 파이프는 물로 채워진 유리관과 연결되어서 압력을 측정하였으며 유리 파이프의 물이 심실 압력에 의해서 180 cm 이상 높이까지 상승하였다고 기록되어 있다.

from Mueller RL, Sanborn TA. The history of interventional cardiology: Cardiac catheterization, angioplasty, and related interventions. Am Heart J. 1995;129:146-167.

14
CHAPTER

삼첨판 폐쇄 (Tricuspid Atresia)

정의

우심방에서 우심실로 연결하는 판막(삼첨판)이 완전히 막혀있는 기형으로 양 심방사이에 심방 중격 결손과 양 심실 사이에 심실 중격 결손이 있어야만 생존이 가능하다. 우심실 크기가 작다(우심실 형성 부전). 일종의 좌심실형 단심실이다.

종류

양 대혈관이 각각 어느 심실에서 나오는가에 따라서 크게 두 가지로 나누며,(type I, II) 폐동맥 협착 또는 폐쇄의 유무에 따라서 다시 소분류(A, B, C)를 한다.

Type I A. 대혈관 연결이 정상이며 폐동맥 폐쇄가 동반된 삼첨판 폐쇄
Type I B. 대혈관 연결이 정상이며 폐동맥 협착이 동반된 삼첨판 폐쇄 (가장 흔하다)
Type I C. 대혈관 연결이 정상이며 폐동맥 협착이 없는 삼첨판 폐쇄
Type II A. 대혈관 전위가 있으며 폐동맥 폐쇄가 동반된 삼첨판 폐쇄 (가장 드물다)
Type II B. 대혈관 전위가 있으며 폐동맥 협착이 동반된 삼첨판 폐쇄
Type II C. 대혈관 전위가 있으며 폐동맥 협착이 없는 삼첨판 폐쇄 (두 번째로 흔하다)

대혈관이 정상이며 폐동맥 폐쇄가 동반된 삼첨판 폐쇄(Type I A)
Tricuspid Atresia with Normal Great Arteries & Pulmonary Atresia

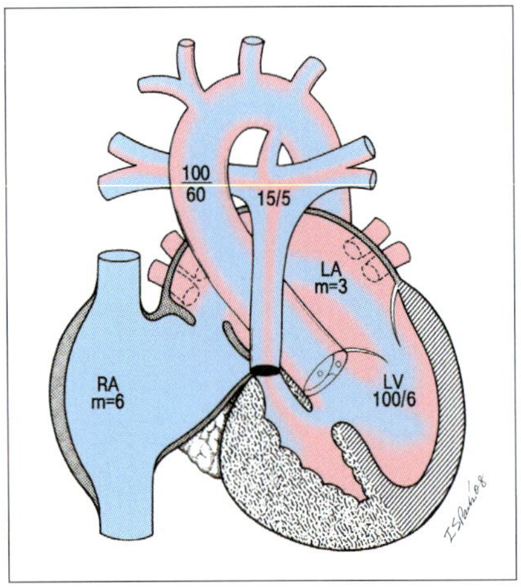

그림 14-1. 폐동맥 판막이 완전히 막혀있으므로 폐 혈류는 동맥관 개존을 통해서만 공급된다.

대혈관이 정상이며 폐동맥 협착이 동반된 삼첨판 폐쇄(Type I B)
Tricuspid Atresia with Normal Great Arteries & PS

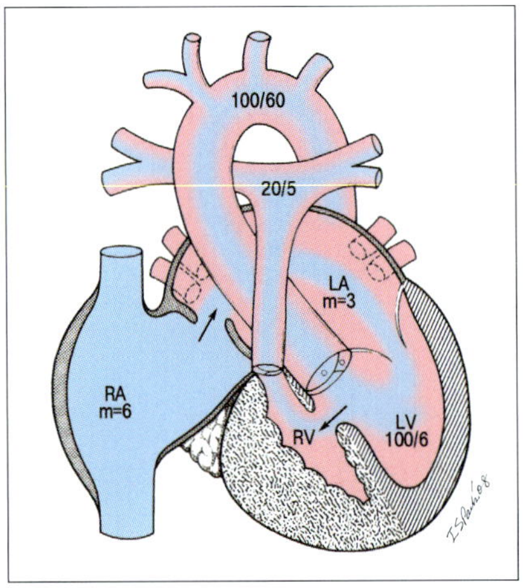

그림 14-2. 삼첨판이 막혀 있으므로 우심방으로 들어온 정맥피는 → 심방 중격 결손 → 좌심방 → 좌심실로 나간 후 일부는 대동맥으로 나가고 일부는 심실 중격 결손을 지나 → 우심실 → 폐동맥으로 나간다. 우심실(RV)은 작으며 좌심실(LV)은 정상보다 크다. 폐동맥은 대부분 작다.

대혈관 전위가 동 반된 삼첨판 폐쇄(Type II C)
Tricuspid Atresia with TGA

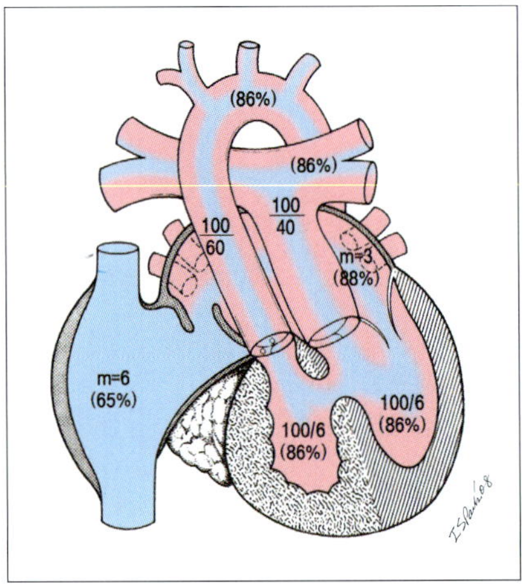

그림 14-3. 대동맥이 우심실에서 나오고 폐동맥이 좌심실에서 나온다(즉 대혈관 전위). 대개 폐동맥 협착이 없으며 폐동맥 고혈압이 있다.

삼첨판 폐쇄의 수술

일차 수술

Blalock–Taussig Shunt

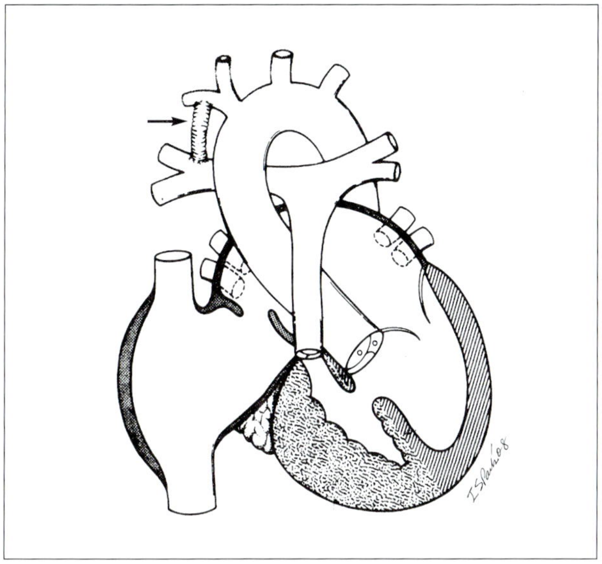

그림 14–4. 폐동맥 협착이 심하거나 폐쇄가 있는 삼첨판 폐쇄(type IA, IB, IIA, IIB)에서 폐혈류를 증가시켜 주기 위하여 쇄골하 동맥과 같은 쪽의 폐동맥 사이에 직경 3.5~5 mm의 인공 관(Gore–tex graft, 화살표)을 넣어서 연결시켜 준다.

폐동맥 banding

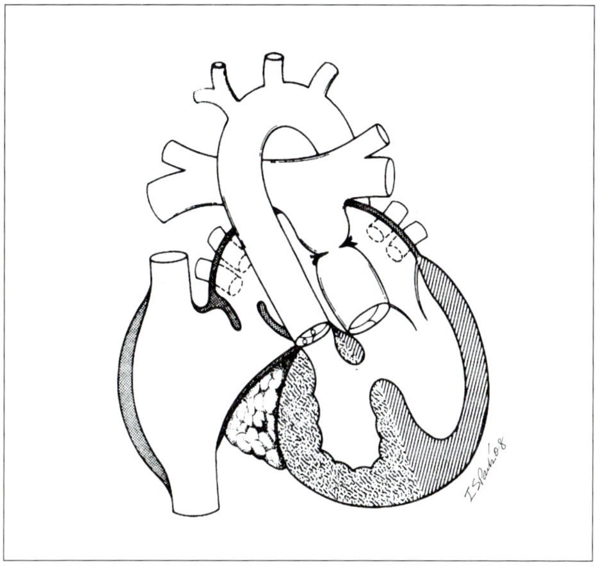

그림 14–5. 폐동맥 고혈압이 심한 type IC, IIC에서 심부전 증세를 완화시켜 주며 동시에 작은 폐혈관들의 손상을 방지하기 위하여 일차로 폐동맥을 조여주는 수술을 해 준다.

양 방향성 상대정맥–폐동맥 연결 (BCS, 2차수술)

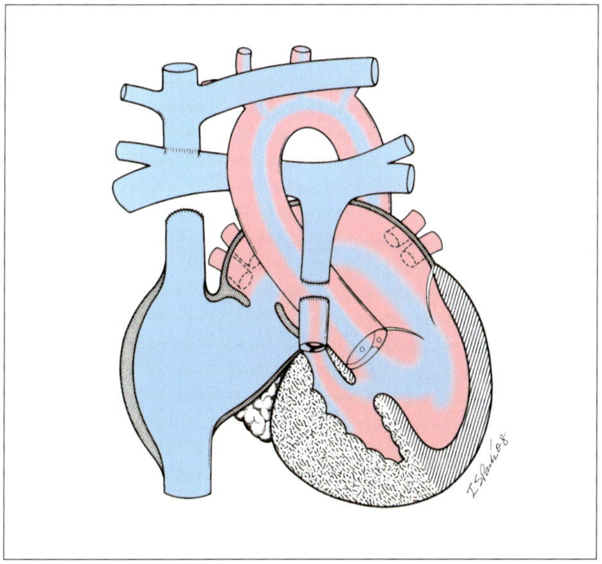

그림 14–6. 삼첨판 폐쇄를 포함한 모든 형태의 단심실 환자에서 나이가 6개월 후(요즈음은 필요하면 더 어릴 때에 해 주기도 한다)에 시행하는 두 번째 단계 수술로써 상대정맥을 같은 쪽 폐동맥에 연결해 주는 수술이다. 이 수술이 성공하려면 폐동맥 크기가 좋아야 하며 또한 폐동맥 압력과 폐혈관 저항이 낮아야 한다.

Fontan 수술(3차 수술)

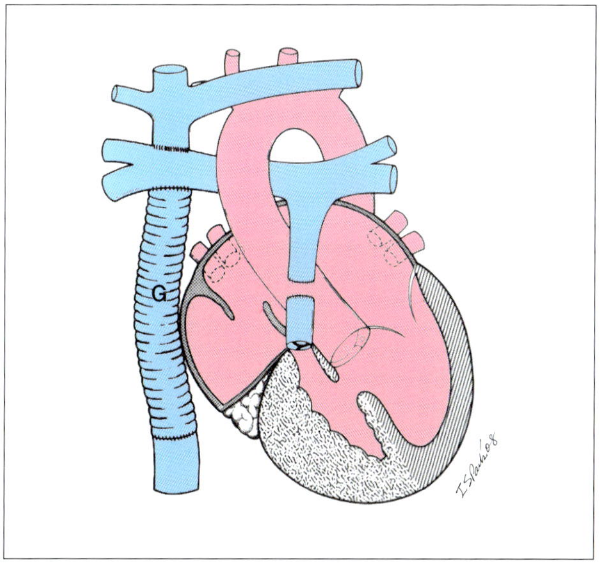

그림 14–7. BCS 수술이 먼저 되어 있던 환자에서는 하대정맥만을 폐동맥에 연결시켜 주면 된다. 연결하는 방법에는 여러 가지가 있으나 최근에는 심방 밖에서 인공 관(주로 Gore–tex grath G)을 이용하여 연결해 주는 이 방법이 가장 많이 이용된다.

폐동맥 협착이 동반된 삼첨판 폐쇄(Type 1B)

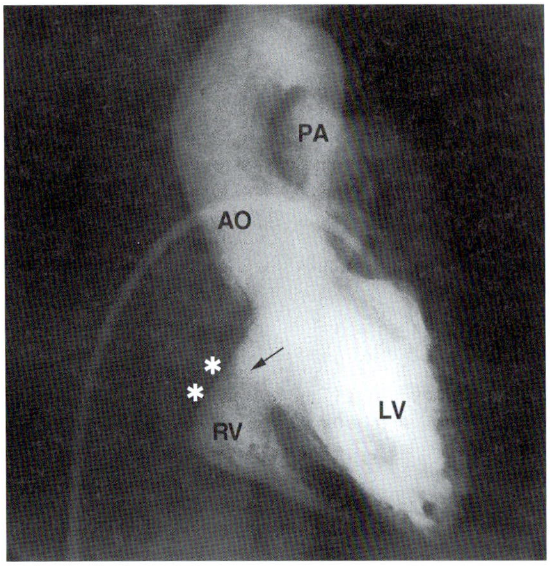

그림 14-8. 좌심실 조영술의 정면 사진. 좌심실(LV)에서 대동맥(AO)이 나오고 심실 중격 결손(화살표)을 통해서 매우 작은 우심실(RV)에 조영제가 차있다. 즉 양 대혈관의 위치와 상호 관계는 정상이다. 우심실을 통해서 폐동맥(PA)에서도 조영제가 보인다. 별표는 원래 삼첨판이 있어야할 위치에서 삼첨판이 보이지 않고 막혀있음을 가리킨다.

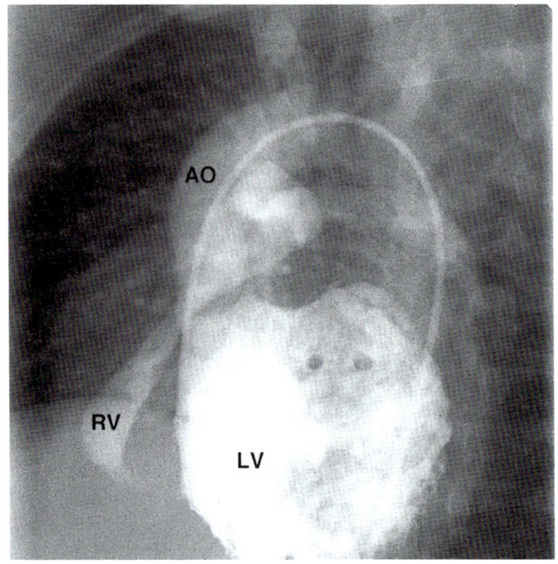

그림 14-9. 좌심실 조영술을 왼쪽 앞에서 비스듬한 각도로 본 영상(LAO view). 옆 사진과 마찬가지로 양 대혈관의 위치는 정상이다.

빈도

전체 선천성 심장병의 1~3%를 차지한다.

혈역학적 현상과 증상

- 삼첨판이 완전히 막혀 있으므로 체순환을 끝내고 돌아온 정맥혈은 우심방 → 심방 중격 결손 → 좌심방 → 좌심실로 들어가며 여기에서 폐순환을 끝낸 동맥혈과 섞인 후에 대동맥과 폐동맥으로 들어간다. 따라서 대동맥과 폐동맥의 산소포화도가 같다.
- 폐동맥 협착이 동반된 경우(대개 대혈관 연결이 정상)에는 폐혈류가 감소하므로 청색증, 무산소 발작 등이 나타난다.
- 폐동맥 협착이 없는 경우(대개 대혈관 전위가 동반됨)에는 폐혈류가 증가하므로 심부전과 폐동맥 고혈압에 의한 증상들(수유 곤란, 발육 부전, 빠른 호흡 등)이 나타나며 청색증은 별로 없다.
- (대혈관의 위치와 무관하게) 모든 종류의 삼첨판 폐쇄에서는 큰 심방 중격 결손이 생존에 필수적이다. 따라서 삼첨판 폐쇄를 가진 신생아에서 심방 중격 결손이 작으며 풍선을 이용한 심방 중격 절개술을 해 준다. 신생아기 이후에는 수술로 넓혀준다.
- 대혈관 전위가 동반된 삼첨판 폐쇄, 즉 type IIA, IIB, IIC에서는 (심방 중격 결손이 커야 함은 물론) 심실 중격 결손도 커야만 생존이 가능하다. 따라서 이런 경우에는 수술로 심실 중격 결손을 크게 만들어 주어야 한다.

▦ 자연 경과

수술을 하지 않으면 돌을 지나서까지 살기 힘들다. 그러나 드물게 심방 중격 결손과 심실 중격 결손이 크고 폐동맥 협착이 적당히 있는 경우에는(type IB) 10대 이후까지도 생존이 가능하다. 이런 경우에도 좌심실의 용적 과부하와 만성 저산소증으로 인하여 심실 기능이 나쁘므로 심부전, 부정맥이 나타난다.

▦ 치료

- 신생아에 폐동맥 폐쇄가 동반되어서 청색증이 심하면 Prostaglandin E_1을 정맥 주사하여 동맥관을 계속 열려 있는 상태로 유지시켜 주면서 체폐 단락수술을 해 준다.
- 심방 중격 결손이 작을 때에는 즉시 풍선을 이용한 심방 중격 절개술을 해 준다.
- 폐동맥 협착이 없어서 폐동맥 고혈압과 심부전증이 있으면 이에 대한 약물치료를 한다.

▦ 수술

1. 일차 수술

- 폐동맥 협착(type IB, IIB)이나 폐쇄(type IA, IIA)가 있어서 폐혈류가 감소하여 청색증이 심한 경우 나이가 4~6개월 미만에는 대동맥과 폐동맥 사이에 관을 연결시켜 주는 체폐 단락수술(Blalock–Taussig shunt 또는 central shunt)을 해주어서 일단 폐혈류를 증가시켜 주며 폐동맥을 키운다. 나이가 6개월이 넘었더라도 폐동맥이 너무 작거나 모양이 좋지 않으면 이러한 shunt 수술을 먼저 해 주어서 폐동맥을 키운다.
- 폐동맥 협착이 없이 폐혈류가 지나치게 많은 경우(type IC, IIC)에는 폐동맥을 졸라매어 폐혈류를 감소시켜 주는 수술을 먼저 해 준다(폐동맥 banding).
- 폐동맥 협착이 적당해서 증상이 없는 경우에는 1차수술을 생략하고 2차수술로 진행할 수 있다.

2. 이차 수술(양 방향성 상대정맥–폐동맥 연결, bidirectional cavopulmonary shunt)

나이가 4~6개월 이후에 청색증이 심해지면 상대정맥을 폐동맥에 연결해 주는 양 방향성 상대정맥–폐동맥 연결 수술을 해준다. 영 · 유아기에 폐혈류가 적당하게 유지되어 산소포화도가 좋은 아이는 일차 수술을 거치지 않고 직접 이차수술을 해 준다. 이 수술이 성공하려면 폐동맥의 크기와 모양이 좋고 폐동맥 압력이 낮아야 한다.

3. 삼차 수술(Fontan 수술)

- 폐동맥이 충분히 자라고 폐동맥 압력이 정상인 경우 2~3세 경에 하대정맥을 폐동맥에 연결해 준다. 즉 이 수술 후에는 체순환을 끝내고 상대정맥과 하대정맥으로 돌아온 모든 정맥혈이 우심방, 우심실을 거치지 않고 폐동맥으로 직접 들어가게 된다.
- Fontan 수술이 좋은 결과를 보이려면 여러 조건이 맞아야 하지만 이중 가장 중요한 조건은 ① 폐혈관 저항이 정상이어야 하며 ② 양쪽 폐동맥의 크기와 모양이 좋아야 하며 ③ 좌심실 기능이 좋아야 한다.
- Fontan 수술은 삼첨판 폐쇄뿐 아니라 모든 종류의 기능성 단심실(functional single ventricle, FSV)에서 공통적으로 해 주는 수술이므로 제25장에서 수술 방법, 합병증, 결과 등을 자세히 다루기로 한다.

15 CHAPTER

완전 대혈관 전위 (Complete Transposition of the Great Arteries, D-TGA, Complete TGA)

정의

심방과 심실의 연결은 정상이나 심실과 대혈관의 연결이 잘못되어 있다. 즉, 우심방 → 우심실 → 대동맥이 나오고, 좌심방 → 좌심실 → 폐동맥이 나온다.

종류

1. (동반 기형이 없는) 단순 대혈관 전위
2. 심실 중격 결손이 동반된 대혈관 전위
3. 심실 중격 결손과 폐동맥 협착이 동반된 대혈관 전위

※ 임상 양상, 치료, 예후 등이 위의 세 종류에서 현저하게 다르므로 이 세 종류의 완전 대혈관 전위를 각각 따로 생각해 보기로 한다.

빈도

출생아 10,000명당 약 2~4명에서 보이며 전체 선천성 심장 기형의 5%를 차지한다. 여아에서 보다 남아에서 약 3배 정도 더 자주 발생한다.

1. (심방 중격 결손과 동맥관 개존을 제외한) 다른 동반기형이 없는 완전 대혈관 전위 TGA with Intact Ventricular Septum

응급처치 전

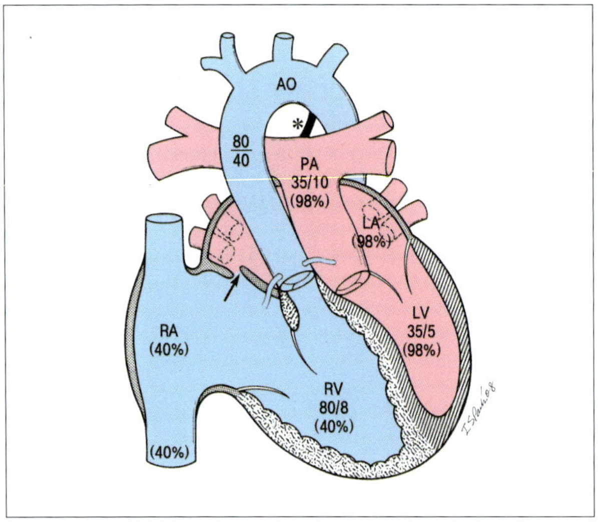

그림 15-1. 출생 직후에 심방 중격 결손(화살표)과 동맥관(*)이 저절로 막히면 정맥혈과 동맥혈이 섞이지 못해서 몸으로 가는 혈류는 산소량이 매우 적은 정맥혈뿐이다. 따라서 응급처치를 해 주지 않으면 아기는 산소부족으로 심한 청색증을 나타내며 저산소증과 대사성 산증으로 출생 직후 며칠 내에 사망하게 된다.

응급처치 후

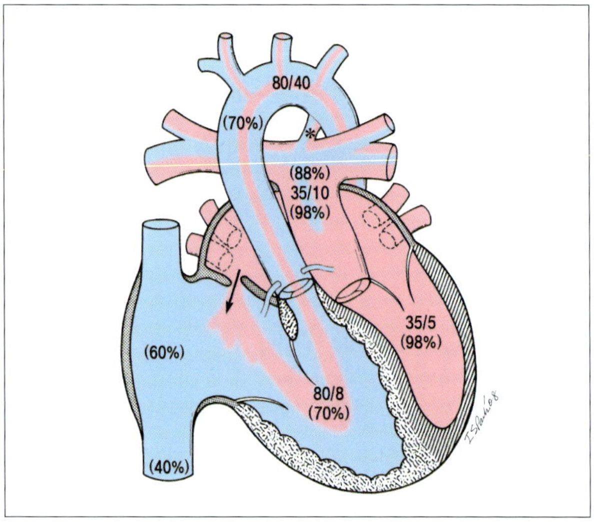

그림 15-2. 이러한 기형을 가진 신생아에서는 정맥혈과 동맥혈이 섞이는 것이 아기의 생존에 필수적이어서 출생 즉시 심방 중격 결손(빨간색 화살표)과 동맥관(*)을 크게 해 주기 위한 응급처치를 해 주어야 한다. 즉 심방 중격 결손을 크게 해주기 위해서는 풍선 심방 중격 절개술을 해 주며 동맥관(*)을 크게 열리게 하기 위하여 Prostaglandin E_1을 정맥주사 한다.

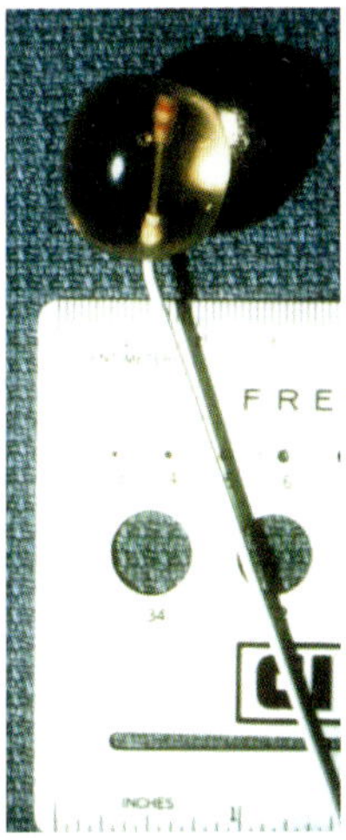

그림 15-3. 풍선을 이용한 심방 중격 절개술에 사용되는 심도자 풍선이 부풀려진 상태이다.

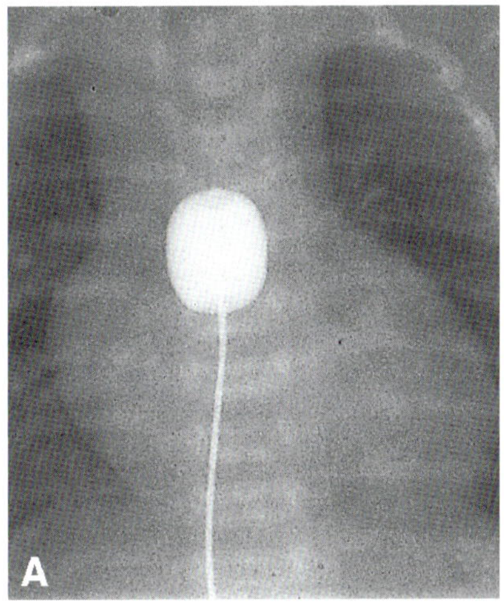

그림 15-4. A. 희석된 조영제를 3~4cc 넣어서 부풀린 풍선이 좌심방 안에 있다.

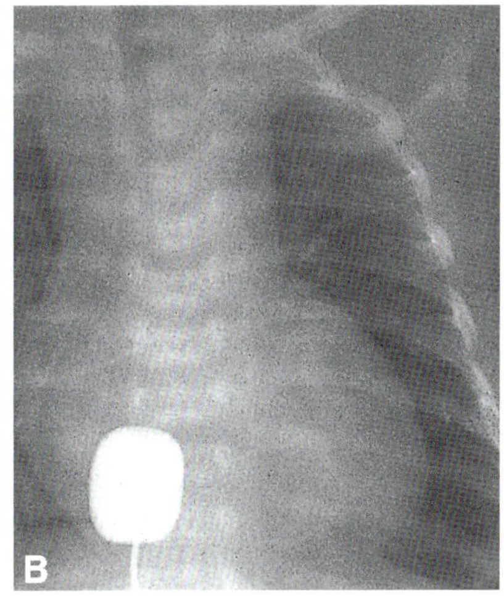

그림 15-4. B. 부풀려진 풍선이 우심방 안으로 잡아당겨진 상태에서 아직 풍선내의 조영제를 뽑아 버리기 전의 모습.

대동맥 치환술 (Arterial Switch, Jatene Operation)

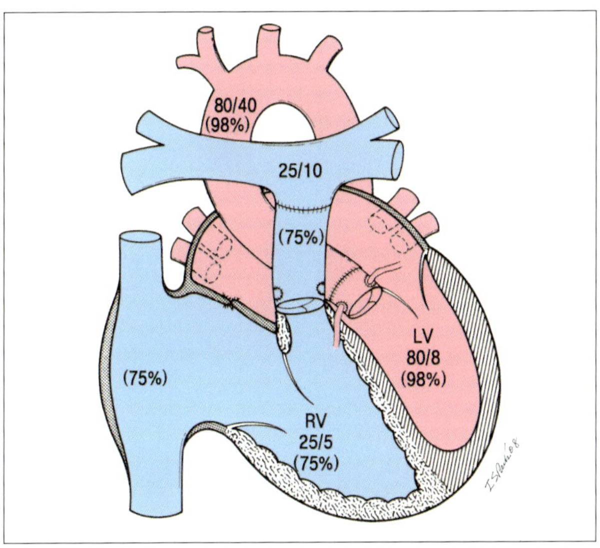

그림 15-5.

① 대동맥과 폐동맥을 잘라서 서로의 위치를 바꾸어 준다.

② 관상동맥(대부분 2개, 가끔 1개)을 단추모양으로 떼어내서 새로운 대동맥의 양 옆에 붙여준다.

③ 심방 중격 결손을 막아준다.

이러한 수술을 해 주면 정맥혈과 동맥혈이 섞이지 않게 되며 또한 우심실이 폐동맥으로 혈류를 보내는 역할을 하게되고 좌심실은 대동맥으로 혈류를 보내게 된다. 관상동맥을 떼어내서 새로운 대동맥 벽에 붙여 줄 때에 관상동맥이 너무 당겨지거나 눌리거나 또는 꺾이지 않도록 주의하여야 한다.

심방 치환술(Atrial Switch, Senning Operation, Mustard Operation)

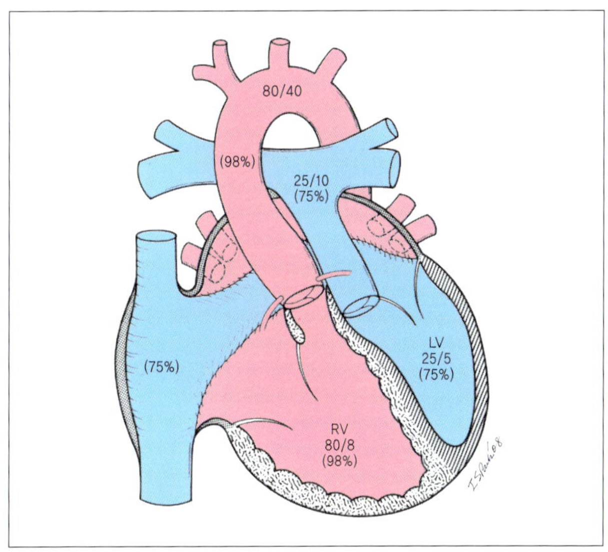

그림 15-6. 심방에서의 동맥혈과 정맥혈의 경로를 바꾸어 주는 수술. 과거에는 자주 시행되었으나 아래와 같은 후유증이 생기므로 최근에는 이 수술은 거의 하지 않는다. 그러나 대동맥 치환술을 하지 못할 경우(관상동맥의 이상이 심해서 옮겨주기 어려운 경우)에는 이 수술을 해 준다.

① 심방에 많은 조작을 하며 통합 부위가 많으므로 오랜 시간이 경과하면 동결절 기능이상, 동성 서맥과 심방 부정맥이 자주 생긴다.

② 수술 후 평생 우심실이 혈관 저항이 높은 대동맥을 향해서 혈류를 보내는 역할을 해야 하므로 우심실 기능이 점차 나빠지고 삼첨판 역류가 생긴다.

③ 대정맥, 폐정맥 협착의 위험이 있다.

1. (심방 중격 결손과 동맥관 개존을 제외한) 다른 동반기형이 없는 완전 대혈관 전위 (TGA with IVS)

혈역학적 현상

완전 대혈관 전위의 혈역학적 현상을 요약하면 다음과 같다.

- 정맥혈 : 우심방 → 우심실 → 대동맥 → 체혈류
- 동맥혈 : 좌심방 → 좌심실 → 폐동맥 → 폐혈류

즉 이미 체순환을 끝내고 산소를 소모한 "정맥혈"이 다시 체순환으로 들어가며(우좌 단락), 이미 폐혈류를 끝내고 산소포화도가 높은 "동맥혈"이 다시 폐로 들어간다(좌우 단락). 즉, 체혈류와 폐혈류가 정상에서처럼 연달아 지속적으로 흐르지 않고 각각 같은 방향으로 맴돌듯이 돌게 되므로 어떤 형태로든지 정맥혈과 동맥혈이 섞이지 않으면 심한 산소부족으로 인하여 대사성 산증이 생기며 출생 후 1주일 이내에 사망한다.

증상, 자연 경과

호흡 곤란, 빈호흡, 수유 곤란등의 심부전 증상과 심한 청색증이 나타난다. 신생아기에 즉시 수술해 주지 않으면 대부분 출생 후 며칠 내에 사망한다.

치료

1. 풍선을 이용한 심방 중격 절개술(Balloon Atrial Septostomy)

심방 중격 결손이 없거나 작으면 진단 즉시 응급으로 풍선 도자를 이용한 경피적 심방 중격 절개술을 해 주어서 산소량이 높은 좌심방 혈액이 우심방으로 흘러 들어오도록 하여 동맥혈의 산소량을 높여준다.

2. Prostaglandin E1(E–Glandin®)

동맥관을 열어줌으로써 동맥혈과 정맥혈과의 혼합을 증가시켜주어서 동맥혈의 산소량을 높여준다.
풍선을 이용한 심방 중격 절개술 후에 주는 것이 안전하다.
그러나 최근에는 심방 중격 절개술 후 PGE_1 투여에 대해서는 논쟁이 있다. 즉 동맥관을 통한 mixing을 보조해 주는 효과 보다 폐혈관저항을 떨어뜨려 대동맥에서 폐동맥으로의 혈류량이 증가하여 호흡곤란 등 심부전이 악화될 가능성이 많고, 폐동맥 크기 증가로 인하여 수술 위험이 오히려 증가될 수 있기 때문에 심방 중격을 통한 mixing이 충분하면 PGE_1을 끊는 것이 더 좋다.

3. 수술 (대동맥 치환술 : Arterial Switch Operation, Jatene Operation)

위와 같은 응급 치료를 해 주면 일단 심한 저산소증이 없어지며 전신상태가 호전되므로 안정된 상태에서 생후 1~2주 이내에 완전 교정수술을 해 준다. 최근에는 거의 대부분 대동맥 치환술을 해 주며 수술 시기는 생후 1~2주 이내가 가장 좋은 시기이나 생후 2개월까지는 일차 준비수술 없이 한 번에 완전 교정수술이 가능하다.

▦ 수술 방법

① 대동맥과 폐동맥을 중간에서 자르고 서로 위치를 바꾸어 주면서 뒤에 있던 폐동맥을 앞으로 옮긴다.

② 그 다음 양쪽 두 개(약 15%의 환자에서는 한 개)의 관상동맥을 단추모양으로 떼어내서 "새로운 대동맥"의 양옆에 붙여 준다.

③ 심방 중격 결손과 동맥관을 막는다. 결과적으로

정맥혈 → 우심방 → 우심실 → 폐동맥 → 폐혈류로 들어가며

동맥혈 → 좌심방 → 좌심실 → 대동맥 → 체혈류로 들어가므로 혈류의 흐름이 정상과 같아진다. 또한

우심실은 낮은 압력의 폐동맥을 향해서 펌프 역할을 하게 되며

좌심실은 높은 압력의 대동맥을 향해서 펌프 역할을 하게 되므로 결과적으로 심실의 기능도 정상과 같게 된다.

따라서 이 수술이 완전 대혈관 전위의 수술 방법 중에서 가장 바람직한 수술방법이다.

- 대동맥 치환술의 장점
  ① 심실의 역할이 정상 심장에서와 같아지고 장기 관찰 시에도 심실 기능이 정상으로 유지된다.
  ② 부정맥의 후유증도 없다.
- 대동맥 치환술의 문제점

이 수술을 해 주는 신생아들의 체중은 대략 2.5~4 kg 정도이며 나이도 1~4주 정도의 어린 아기들로서 대동맥 직경은 대략 5~7 mm, 관상 동맥 직경은 1~2 mm 정도로 아주 작으므로 수술 시 작은 대혈관 두 개와 더욱 작은 관상동맥 두 개를 옮겨서 다시 새 혈관에 붙여 주는 것이 기술적으로 쉽지 않으므로 다음과 같은 문제가 있을 수 있다.

① 이 수술 결과에 영향을 주는 가장 중요한 요인은 관상동맥의 선천성 이상으로써 완전 대혈관 전위 환자의 약 25~30%에서 관상 동맥 이상이 있다. 즉 관상동맥이 한 개뿐이며 그 경로가 옮기기 매우 어렵거나 또는 관상동맥이 대동맥 벽을 따라 주행하는 경우(intramural course) 수술의 난이도와 위험도가 높아진다. 그러므로 이러한 이상 경로를 취하는 관상동맥이 있으면 대동맥 치환술을 하지 않고 심방 치환술을 해 주기도 한다.

② 아주 미세한 크기의 혈관에 대한 수술이므로 이 수술의 결과는 소아심장 외과의사의 경험이 수술 결과를 결정하는 중요한 요인이다.

③ 드물게는 수술 후에 옮겨준 관상동맥의 협착이 생기고 심하면 완전히 막혀서 심근경색증이 생길 수 있으나 실제로 이런 합병증은 매우 드물다.

④ 원래 대동맥 뒤에 위치하였던 폐동맥을 수술 시 앞으로 옮겨주어 우심실과 연결해주어야 하므로 우심실 유출로 협착, 특히 양쪽 폐동맥 분지 협착이 생길 수 있으며 드물게는 재수술이 필요하기도 하다.

▦ 수술 생존율과 장기간 관찰 시의 문제점

- 수술 생존율과 장기 관찰 시의 생존율은 모두 90~95% 이상이다.
- 관상동맥 협착(수술 생존 환자의 1% 미만에서)이 드물게 생길 수 있다.
- 부정맥은 거의 생기지 않는다.
- 대동맥 근(aortic root) 확장, 대동맥판막 역류, 폐동맥 분지협착의 가능성이 있어 지속적인 관찰이 필요하다.

산전 진단

대혈관 전위 중에서도 특히 심실 중격 결손의 없는 경우는 산전 진단이 매우 중요하다. 이러한 신생아는 출생 직후 응급처치를 해주지 않으면 즉시 사망한다. 그러므로 이러한 태아가 산전 진단을 받지 못하고 출생하여 출생 직후에도 제대로 진단을 받지 못하면 병명도 모른 채 사망하거나 아기의 상태가 악화된 후에야 발견되어서 치료시기를 놓친다. 또한 출생 후 상태가 나쁜 신생아를 다른 병원으로 옮기는 것 자체도 아기에게 위험할 수 있으므로 산전 진단이 확인되면 신생아에 대한 응급처치와 수술이 가능한 병원에서 산모가 출산하는 것이 안전하다.

2. 심실 중격 결손이 동반된 완전 대혈관 전위(TGA with VSD)

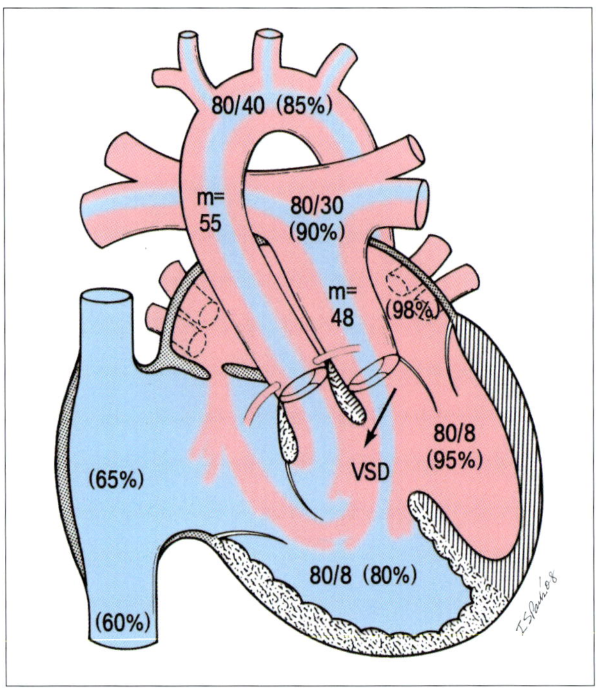

그림 15-7. 큰 심실 중격 결손(VSD)이 동반되면 우심실 압력이 좌심실과 똑같이 높아져서 혈압과 같아진다. VSD가 없는 대혈관 전위와 달리 VSD를 통해서 정맥피와 동맥피가 섞이게 되므로 청색증은 아주 심하지 않다. 그러나 그 대신 심부전이 심하며 폐동맥 압력이 높으므로(폐동맥 고혈압) Eisenmenger reaction이 빨리 생기므로 생후 3개월 이내에 조기수술을 해 주는 것이 매우 중요하다. 혈류가 섞이나 그래도 혈류의 방향 때문에 폐동맥의 산소포화도가 대동맥의 산소포화도보다 더 높다.

대동맥 치환술과 심실 중격 결손 봉합술

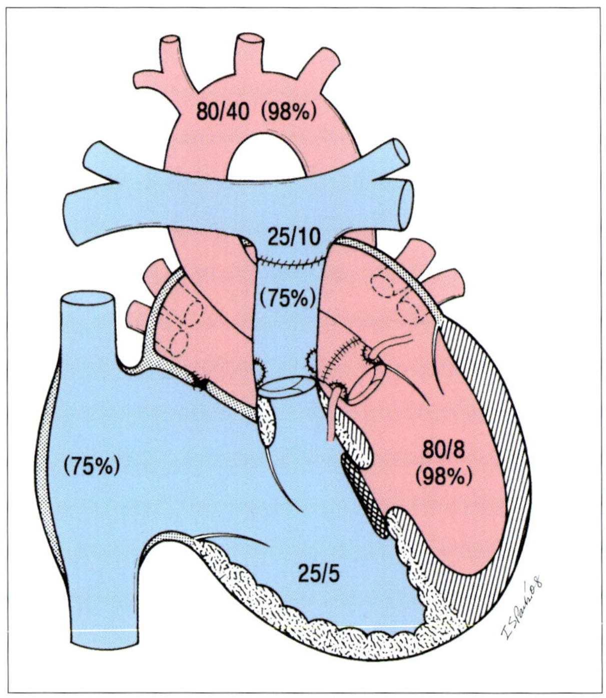

그림 15-8. 심실 중격 결손이 동반된(완전) 대혈관 전위에서 가장 바람직한 수술방법으로써 대동맥 치환술과 동시에 심실 중격 결손을 포로 막아 준다.

혈역학적 현상과 증상

- 심실 중격 결손(VSD)을 통해서 정맥혈과 동맥혈이 어느 정도 섞이므로 VSD가 없는 대혈관 전위에 비해서 청색증과 저산소증이 그다지 심하지 않다. 따라서 VSD가 없는 대혈관 전위에서와 달리 심방 중격 결손이 없어도 출생 직후의 생존에는 문제가 없다.
- 그러나 VSD를 통해서 과다한 혈류가 폐동맥으로 들어가므로 폐혈류량은 VSD가 없는 대혈관 전위에서보다 훨씬 더 많이 증가하므로 심부전과 폐동맥 고혈압, Eisenmenger reaction도 훨씬 더 심하고 빨리 생긴다.
- 폐혈류 증가로 인하여 호흡 곤란, 빈 호흡, 수유 곤란, 발육 부전 등의 심부전 증상이 있다. 이러한 증상은 단순한 큰 VSD와 비슷하나 청색증이 약간 있는 점이 진단에 중요한 단서가 된다. 그러나 청색증이 매우 경미하므로 증상과 진찰소견만으로는 대혈관 전위의 진단을 놓치는 경우가 종종 있다.

자연 경과

- 수술하지 않으면 심부전이 심해져서 1~2세 전에 사망하나 사망시기는 VSD가 없는 단순 대혈관 전위에서 보다 훨씬 늦다.
- 청색증이 심하지 않으므로 간혹 진단을 놓치고 영 · 유아기 이후에까지 생존하는 경우가 있으나 이런 경우라도 심한 폐동맥 고혈압과 이로 인한 Eisenmenger reaction(말초 폐동맥 혈관의 폐쇄가 동반된 심한 폐동맥 고혈압)이 빨리 진행하여 사망하거나 일찍부터 수술이 불가능한 상태로 된다. 이러한 Eisenmenger reaction은 VSD가 없는 대혈관 전위나 단순 VSD에 비해서 훨씬 더 어린 나이에 일찍 생기며 더 빨리 진행한다.

치료

1. 풍선을 이용한 심방 중격 절개술

심방 중격 결손이 없고 큰 VSD만 동반된 대혈관 전위를 가진 아이에서는 폐혈류량이 너무 많으므로 좌심방 압력이 높고 호흡 곤란과 심부전이 심할 수 있다. 이러한 경우 수술 전에 좌심방 압력을 낮추어 주고 정맥혈과 동맥혈이 더 많이 섞이게 해 주어서 수술 전 환자 상태를 좋게 해 주기 위해서 풍선을 이용한 심방 중격 절개술을 해 주기도 하나 응급으로 해 줄 필요는 없다.

2. 수술

- **수술 시기 : 생후 1~2개월 이내에 수술해 주어야 하며 늦어도 3개월 이전에는 수술해 주어야 한다.**

VSD가 없는 대혈관 전위에서와 달리 VSD가 있는 경우에는 좌심실 압력이 높으므로 좌심실 벽은 충분히 두터워져 있으므로 신생아 시기에 빨리 수술해 줄 필요는 없다. 그러나 폐동맥 고혈압으로 인한 Eisenmenger reaction이 빨리 진행하므로 완치수술을 3개월 이내에, 늦어도 생후 6개월 이내에는 반드시 해 주어야 하며 이 나이 이후에는 말초 폐동맥들의 폐쇄성 병변이 진행하여 수술이 불가능해지거나 수술 위험도가 매우 높아진다.

- **수술 방법 : 대동맥 치환술(arterial switch operation)과 심실 중격 봉합술 가장 바람직한 수술 방법이다.**

3. 심실 중격 결손과 폐동맥 협착이 동반된 완전 대혈관 전위(TGA with VSD & PS)

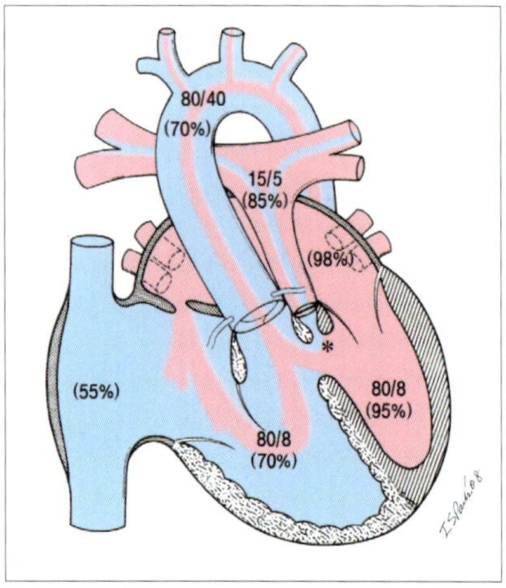

그림 15-9. 대혈관 전위에서 큰 VSD와 폐동맥 협착이 동반되면 심부전증이나 폐동맥 고혈압은 없으나 그 대신 청색증이 심하다. 우심실과 좌심실의 압력은 같다. 폐동맥 협착으로 폐 혈류가 감소하므로 어릴 때에 심한 청색증이 나타난다. 심방 중격 결손이 없으면 심방에서의 정맥혈과 동맥혈의 mixing이 없어서 청색증이 더 심하므로 진단 즉시 풍선 심방 중격 절개술을 하는 것이 좋다.

Blalock–Taussig Shunt

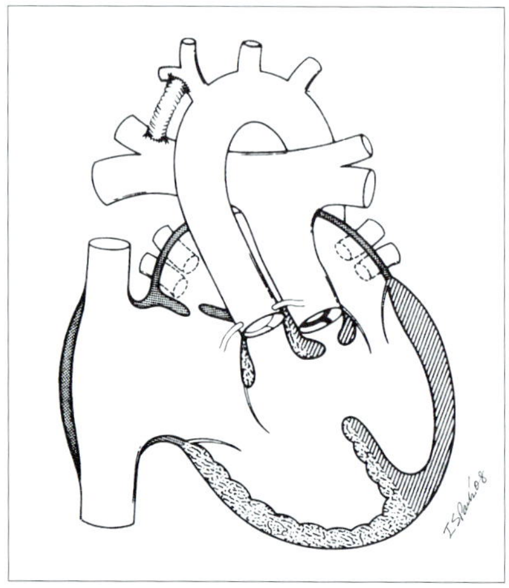

그림 15-10. 아기가 너무 작고 어리면 Rastelli 수술이 바람직하지 않으므로 일단 shunt 수술을 해 주고 아기를 키운 다음에 완전 교정술을 해 준다. 오른쪽 또는 왼쪽에서 쇄골하 동맥과 폐동맥을 3.5, 4 또는 5 mm 직경의 Gore-tex튜브로 연결해 주어 폐로 가는 혈류량을 증가시켜 준다.

Rastelli 수술

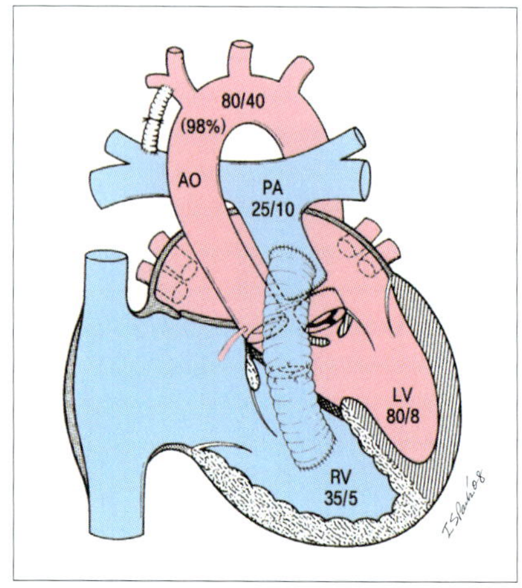

그림 15-11. 심실 중격 결손을 patch로 막고 우심실과 폐동맥 사이에 플라스틱 판막이 들어 있는 인공 튜브 또는 동종 이식 판막(aortic or pulmonary homograft)을 넣어준다.

혈역학적 현상과 증상

대혈관 전위로 인하여 체혈류와 폐혈류로 들어가는 혈액의 산소포화도가 정상과는 반대이며 VSD를 통해서 정맥혈과 동맥혈이 일부 섞이고 폐동맥 협착으로 인하여 폐혈류의 절대량이 감소하므로 청색증이 있다. 폐동맥 협착이 심할수록, 그리고 심방 중격 결손이 작거나 없으면 청색증이 더 심하다. 심부전은 없다.

심도자 검사와 풍선을 이용한 심방 중격 절개술

폐동맥 협착이 동반된 대혈관 전위는 수술 전에 심도자 검사와 심혈관 조영술을 시행한다. 동시에 심방 중격 결손이 없으면 청색증이 더 심하므로 풍선을 이용한 심방 중격 절개술을 해 준다.

▦ 수술 시기

폐동맥 협착이 적당히 있으면 약간의 청색증만 보일뿐 증상이 전혀 없이 발육이나 건강상태가 매우 좋으므로 즉시 수술하지 않고 관찰해 보다가 청색증이 심해지면 그때 수술해 준다. 이에 반해서 폐동맥 협착이 심해서 청색증과 저산소증이 심하면 즉시 수술한다. 그러나 수술 방법은 나이에 따라 다르다.

▦ 수술 방법

폐동맥 협착이 동반된 대혈관 전위에서는 동맥 치환술은 불가능하며 다음과 같은 수술을 해 준다.

1. **Blalock–Taussig Shunt 수술 :** 쇄골 하 동맥과 폐동맥사이에 3.5, 4, 5 mm 직경의 Gore–tex 튜브를 넣어 주는 수술이며 청색증이 심하지만 나이가 너무 어리거나 폐동맥이 너무 작으면 Rastelli 수술보다는 shunt 수술을 해준다.
2. **Rastelli 수술 :** Shunt 수술 후에 청색증이 다시 심해지고 나이가 2~3세가 넘었고 폐동맥이 정상 크기로 자랐으면 이 수술을 해 준다. 폐동맥의 모양과 크기가 좋으면 처음부터 Rastelli 수술을 해 준다. 수술 방법은 ① VSD를 막을 때에 좌심실 혈류가 대동맥쪽으로 가도록 patch를 비스듬히 대고 꼬매주며 ② 주 폐동맥을 완전히 잘라서 막고 ③ 동종이식 판막(homograft)이나 인공판막이 포함된 관(tube)을 환자의 우심실과 폐동맥 사이에 넣어준다.
3. **Truncal switch 혹은 Half–turned operation (Nikaidoh operation) :** Rastelli 수술 시 사용되는 도관의 문제점을 해결하기 위해 시행할 수 있는 수술로 환자의 원래 주 폐동맥을 이용할 수 있다는 장점이 있으나 수술이 복잡하고 수술시간이 길어서 단점도 많다.

▦ Rastelli 수술 결과, 후유증, 문제점

① 수술 직후의 생존율과 장기간에 걸친 관찰시의 생존율은 모두 90% 이상이다.

② 동종이식 판막이나 인공 판막은 아이가 성장하면서 같이 자라지 못하므로 아이가 성장한 후에 더 큰 판막으로 바꾸어 준다.

③ 동종이식 판막은 환자 자신의 판막과 달리 시간이 경과하면서 점차 두터워지거나 칼슘이 침착하거나 변성되어서 협착이나 폐쇄 부전(역류)이 생기기도 하며 이런 문제들이 심하면 다시 새 판막으로 바꾸어 준다.

④ 인공 플라스틱 판막인 경우에는 혈전이 판막 주위에 생겨서 판막을 막거나 기능을 방해하는 위험한 합병증을 예방하기 위해서 항응고제(Warfarin)를 평생 복용해야 한다(제35장 참조).

⑤ 인공 플라스틱 판막인 경우에는 심내막염의 위험도가 매우 높다.

⑥ 심실을 절개하고 인공관을 꼬매주므로 수술 부위 주위에 상처조직이 생기면서 수술 후 시간이 오래 경과하면서 심실 빈맥 등의 부정맥이 드물게 생길 수 있으며 심하면 항 부정맥약을 복용하기도 한다.

⑦ 드물게 수술 후 오랜 기간이 경과한 후에 우심실의 기능부전과 삼첨판 폐쇄 부전 등의 후유증이 나타나기도 하나 최근 심장수술의 발달로 이러한 합병증이나 부정맥의 빈도가 점차 감소하고 있다.

16 CHAPTER

심실 중격 결손을 동반하지 않은 폐동맥 폐쇄 (Pulmonary Atresia with Intact Ventricular Septum)

정의

폐동맥 판막이 완전히 막혀 있고 심실 중격 결손은 없다. 폐혈류는 동맥관을 통해서만 공급받는다. 대부분 우심실과 삼첨판이 작으며 삼첨판의 모양도 항상 비정상이다. 즉 이 기형은 단순히 폐동맥 판막 만이 막힌 기형이 아니라 우심실 형성 부전과 삼첨판 기형이 모든 환자에서 동반되며 이러한 요인들이 치료 방법과 예후, 후유증을 결정하는 중요한 요인이다.

종류

기형의 심한 정도가 매우 다양하며 그 심한 정도에 따라서 치료 방침이 다르므로 편의상 다음과 같이 나누어서 생각한다.

Ⅰ. 우심실과 삼첨판 크기가 거의 정상인 경우
Ⅱ. 우심실과 삼첨판이 매우 작은 경우
Ⅲ. 우심실과 삼첨판이 매우 작으면서 우심실이 관상동맥 혈류를 공급하는 경우
(RV-dependent coronary circulation, 그림 16-4).
Ⅳ. 삼첨판의 Ebstein 기형이 동반된 경우

빈도

전체 선천성 심장병의 1~3%

I. 우심실과 삼첨판이 거의 정상인 폐동맥 폐쇄
(Pulmonary Atresia with IVS with “good size” RV)

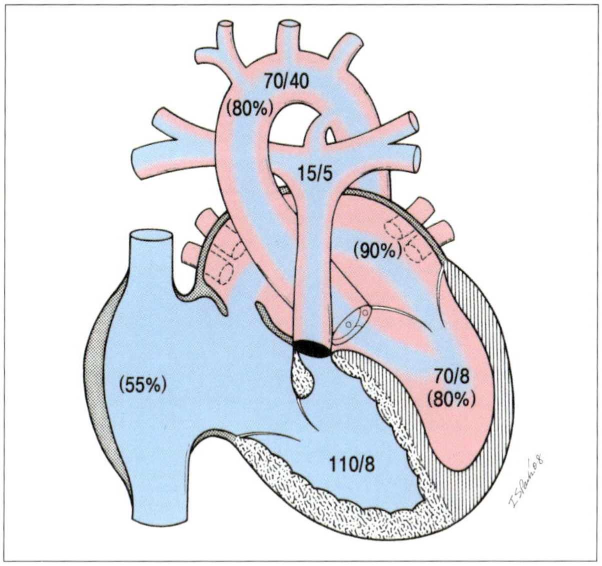

그림 16-1. 심방 중격 결손을 통해서 우심방의 정맥혈이 좌심방으로 흘러 들어가며 폐혈류는 동맥관을 통해서만 공급된다. 우심실은 세 부분이 전부 형성되어 있다(tripartite). 우심실 압력이 좌심실보다 더 높다.

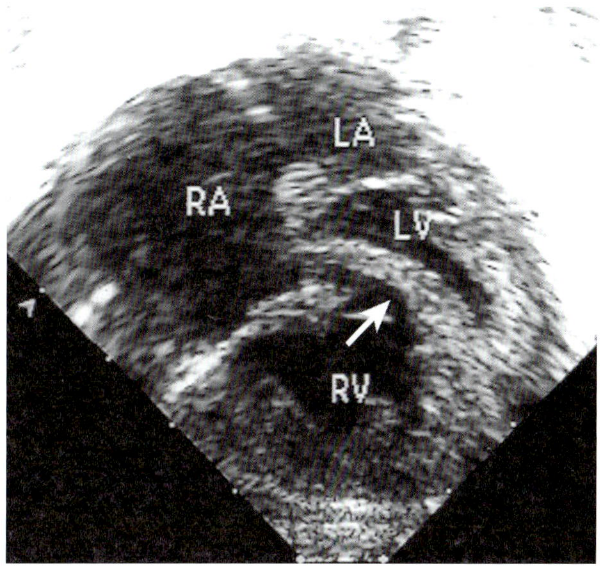

그림 16-2. 초음파 사진. Apical 4-chamber view에서 본 우심실이 정상보다 더 커보이며 우심실 벽도 좌심실 보다 더 두텁다. 우심실 압력이 좌심실 압력보다 더 높으므로 심실 중격이 좌심실을 향해서 휘어 있다(화살표).

풍선을 이용한 폐동맥 판막 확장술(Balloon Dilatation of an Atretic Pulmonary Valve)

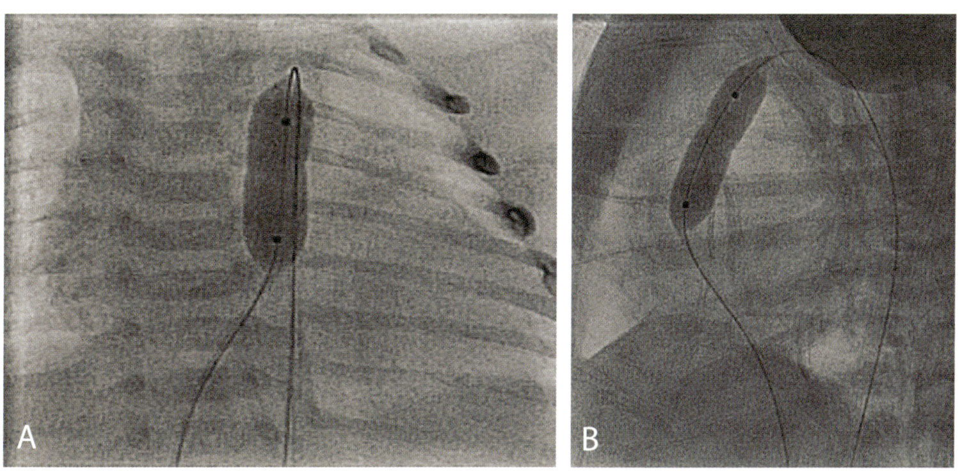

그림 16-3. 신생아에서 우심실 유출로가 어느 정도 있으면 일단 풍선을 이용하여 폐동맥 폐동맥 판막을 열어주는 판막 성형술을 시도해보며 대부분 시술이 가능하다. 직경이 8 mm인 풍선이 폐동맥 판막에 걸쳐서 확장된 모습. 정면사진(A)과 측면사진(B).

II. 우심실과 삼첨판이 매우 작은 폐동맥 폐쇄 (Pulmonary Atresia with IVS with very small RV)

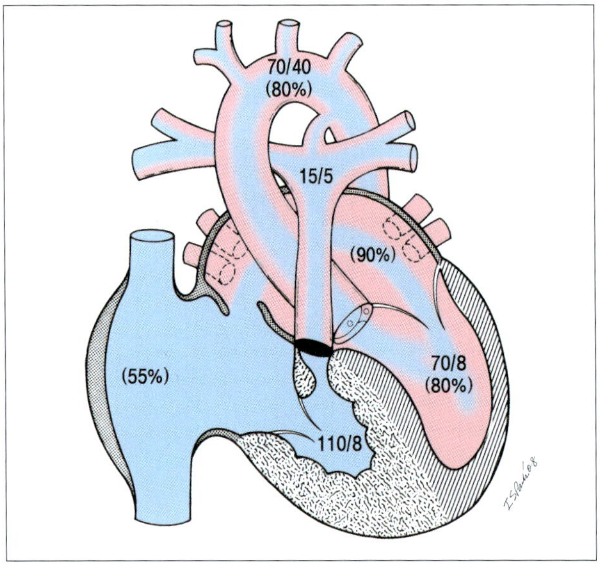

그림 16-4. 우심실이 유입부와 유출부의 두 부분만 형성되어 있으며(bipartite RV) 우심첨은 근육으로 꽉 차 있어서 내부 공간이 없다.

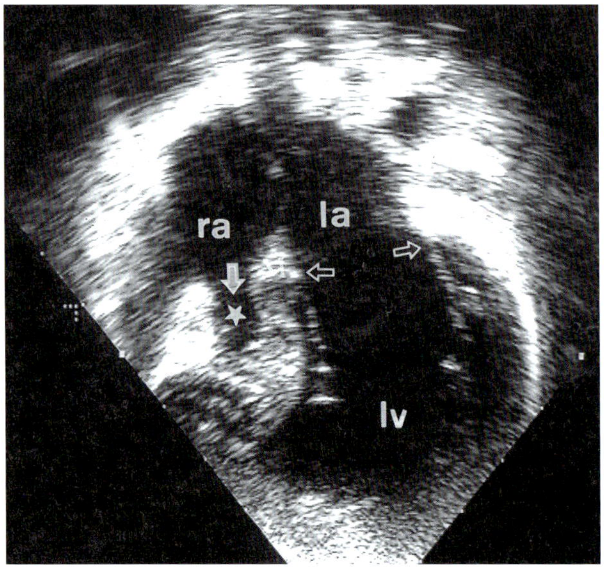

그림 16-5. 삼첨판륜(닫힌 화살표)의 직경이 약 5 mm로 매우 작다. 우심실은 내용 용적(★)이 거의 없이 전부 근육으로 채워져 있다(very severe hypoplasis, unpartite RV). 열린 화살표는 큰 승모판륜을 가리킨다.

III. 우심실 의존형 관상동맥 혈류가 동반된 폐동맥 폐쇄 Pulmonary Atresia with IVS with very small RV & RV dependent Coronary Circulation

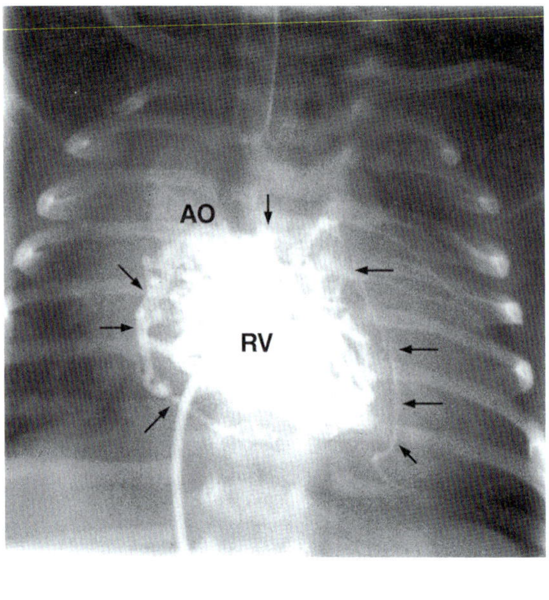

그림 16-6. 정면 사진. 우심실에 주사된 조영제가 우심실 근육 속으로 나 있는 수 많은 sinusoid들을 지나서 양쪽 관상동맥(화살표)을 채우고 있는 것이 보인다. 상행 대동맥(AO)에서도 조영제가 보인다.

수 술

Blalock–Taussig Shunt

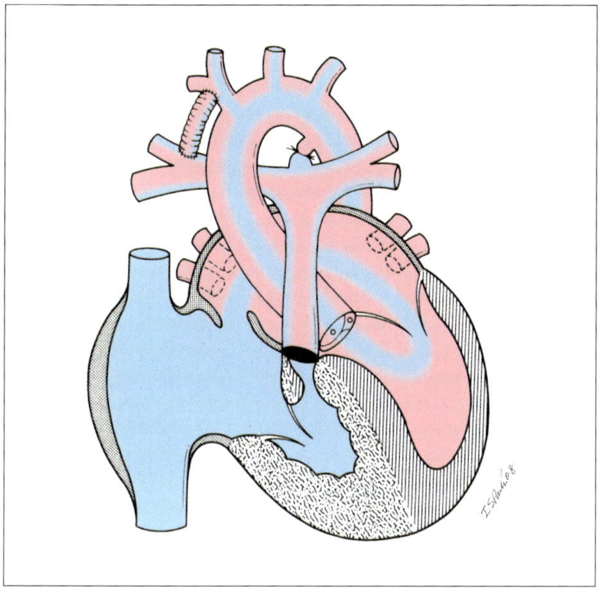

그림 16–7. 가장 일반적인 체동맥–폐동맥 단락수술 방법으로써 쇄골 하 동맥과 같은 쪽의 폐동맥을 연결한다. 신생아에서는 대개 3.5~4 mm 직경의 Gore–tex graft를 사용한다. 다음과 같은 경우, 신생아, 영 · 유아에서 시행해 주는 첫 번째 수술이다.

① 풍선 확장술이 성공했더라도 우심실이 너무 작거나 우심실의 확장 기능이 좋지 않아서 폐혈류가 충분하지 않은 경우
② 풍선 확장술이 실패한 경우 우심실 유출로를 열어 주는 수술과 함께 해 준다.
③ 양 심실 교정수술이 불가능한 경우, 일차 수술로 해 준다.

양 방향성 상대정맥–폐정맥 연결(BCS)

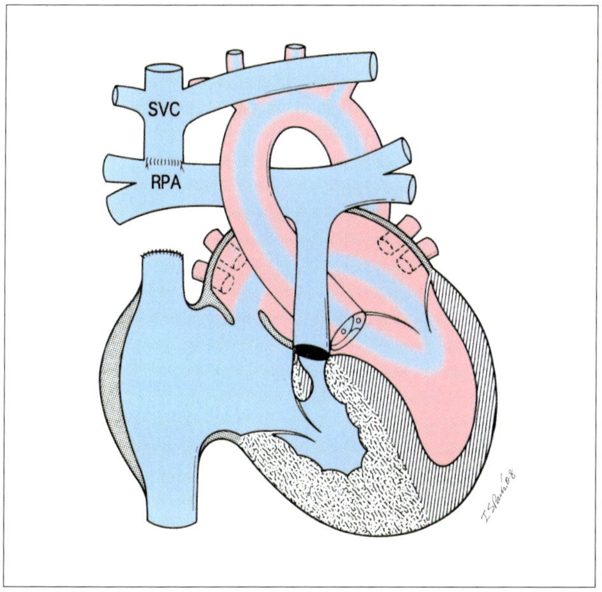

그림 16–8. 양 심실 교정이 불가능하여 궁극적으로 단심실 교정(Fontan 수술)을 할 예정인 환자에서 훗날의 성공적인 Fontan 수술을 위한 예비수술이다. 정맥혈의 일부가 폐 혈류로 직접 들어가게 함으로써 BT shunt에 따른 좌우 단락으로 인한 좌심실의 부담을 줄이면서 동시에 산소 포화도를 높여 줄 수 있는 수술이며 후에 Fontan 수술의 위험도를 낮출 수 있다. 그러나 생후 6개월 미만의 아이에서는 폐혈관이 아직 작고 폐혈관 저항이 아직 높기 때문에 이 수술은 6개월 이후의 아이에서만 시행해 주고 이보다 어린 아이에서 청색증이 심하면 BT shunt를 해 준다.

Fontan 수술

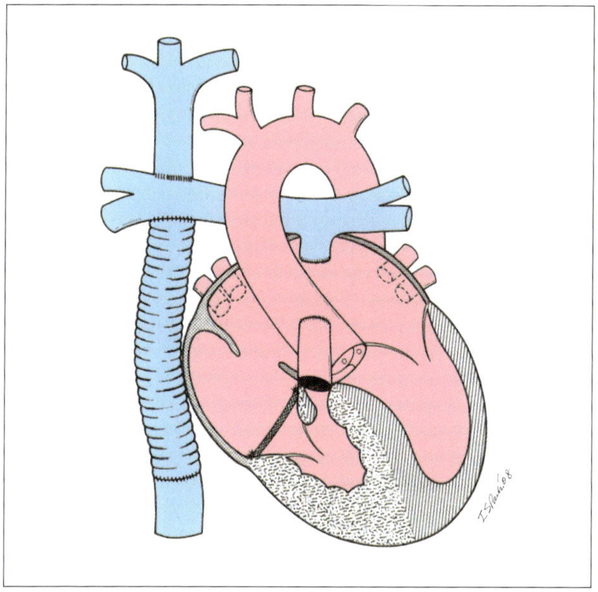

그림 16–9. 인공 관(graft)을 이용하여 하대정맥과 폐동맥을 연결시킨다. 수술 방법이 비교적 간단하고 우심방 조직이 높은 압력에 노출되지 않는다는 장점이 있으나 graft가 환자와 같이 성장하지 못하므로 대개 나이가 3세 이후에 시행한다.

삼첨판의 형태

삼첨판륜의 크기는 우심실 크기와 비례하므로 삼첨판륜의 직경을 측정하여 우심실 형성부전의 척도로 사용한다. 판막 엽도 정상인 경우는 거의 없이 대부분 판막끈이 짧고 판막엽의 가장자리가 두터워져 있으며 끝이 말려 올라간 듯이 보인다. 약 10% 정도의 환자에서는 삼첨판의 Ebstein 기형이 동반된다.

관상동맥

약 32~45%의 환자에서 어느 정도의 우심실과 심근, 심근과 관상동맥 사이에 연결이 있으며 연결이 작은 경우에는 관상동맥의 협착이 없으며 풍선 확장술이나 수술로 우심실 압력을 낮추어 주어도 괜찮다. 그러나 연결이 크거나 관상동맥의 협착이 있으면 관상동맥 혈류가 전적으로 우심실에 의존한다(RV-dependent coronary circulation)(그림 16-4). 따라서 이런 환자에서 폐동맥 판막을 열어 주어서 우심실 압력을 낮추면 관상동맥 혈류가 감소하여 심근 허혈이 발생하여 사망하므로 우심실 압력을 낮추어주지 말아야 한다. 이러한 우심실 의존형 관상동맥 혈류는 대부분 우심실과 삼첨판이 매우 작은 환자에서 보인다.

혈역학적 현상과 증상

- 폐동맥 판막이 완전히 막혀 있으므로 폐혈류는 동맥관을 통해서만 공급받는다.
- 우심방 혈류의 일부는 삼첨판을 통해 우심실로 들어갔다가 다시 역류하여 우심방으로 나온다(삼첨판 역류).
- 삼첨판 역류로 인하여 우심방이 커진다.
- 대부분 생후 수 일 내에 동맥관이 막히면서 폐혈류가 줄어들므로 심한 청색증과 대사성 산증이 나타난다.
- 심방 중격 결손이 작으면 우심방 혈류가 좌심방으로 들어가지 못하므로 심박출량이 줄어들며 대사성 산증, 간이 커지고 부종, 복수 등 우심부전증의 증상들이 나타난다.

심도자 검사와 심혈관 조영술, 자연 경과

- 양 심실 교정이 불가능하다고 판단되는 환자에서는 심방중격결손이 작은 경우 풍선도자를 이용한 심방 중격 절개술을 시행하고 체 폐단락술을 해준다.
- 양 심실 교정이 가능한 것으로 생각되어 풍선으로 폐동맥 판막을 열어 주려고 할 때에도 일단 우심실 조영술을 하여 우심실 의존형 관상동맥 혈류가 없는 것을 확인 한 후에 폐동맥 판막 확장술을 해 주어야 한다.
- 출생 직후 치료하지 않으면 동맥관이 작아지면서 저산소증과 청색증이 심해져서, 혹은 난원공이 작아지면서 우심방 혈류가 좌심방으로 가지 못하면서 심박출량이 감소하여 사망한다.
- 아주 드문 경우이나 동맥관과 난원공이 그대로 크게 열린 상태로 유지되어 치료 없이도 어느 기간 동안 생존할 수도 있다. 그러나 이런 경우라도 우심실이 점차 두터워지면서 우심실 용적이 더욱 줄어들므로 치료 시기가 늦어질수록 양 심실 교정의 가능성이 낮아진다.

치료 원칙

- 이 기형은 모든 환자에서의 치료 방침이 획일적이 아니고 매우 다양한 기형이다. 따라서 각 환자의 기형의 특성

에 맞도록 어릴 때에 치료 방침을 정해서 올바른 수술이나 시술을 해 주는 것이 예후에 가장 중요한 요인이다.

- 폐동맥 판막을 열어 주어서 우심실 압력을 낮추어 주는 시술은 어릴 때에 해 줄수록 우심실이 커질 가능성이 높다. 반대로 나이가 든 다음에는 우심실 압력을 낮추어 주어도 우심실이 정상으로 클 가능성이 매우 희박하다.
- 신생아에서 이 기형이 진단되면 동맥관을 열린 상태로 유지하기 위하여 즉시 Prostaglandin E_1 주사를 시작하여 아이의 상태를 안정시킨 후에 궁극적인 치료 방침을 결정한다. 즉
- 두 개의 심실을 모두 사용하는 양 심실 교정수술이 가능한지 또는 단심실 교정수술만이 가능한지를 구별하여야 하며 이러한 결정은 출생 후 일찍 내릴수록 좋다.
- 치료 원칙을 결정하는 가장 중요한 기준은 우심실 크기인데 이는 삼첨판륜(tricuspid valve annulus)의 크기와 비례한다. 따라서 삼첨판륜이 아주 작으면 단심실 수술(Fonta 수술), 적당하면 양 심실 수술(biventricular repair), 그 중간이면 one-half-ventricle repair 한다.

표 16-1. 다음과 같은 조건들이 전부 충족되어야만 궁극적으로 양 심실 교정수술이 가능하다.

① 우심실과 삼첨판의 모양과 크기가 좋아야 한다. 즉 우심실과 삼첨판 륜이 체정맥의 100%를 받아 들일 수 있을 정도로 커야한다.
② 관상동맥 혈류가 우심실에 의존하지 않아야 한다.
③ 삼첨판의 Ebstein기형이 없어야 한다.

- 양 심실 교정이 가능한 것으로 판단되는 신생아는 상태가 안정되는 대로 즉시 폐동맥 판막에 대한 풍선 확장술 또는 수술로 판막을 열어 준다.
- 양심실 교정 수술이 불가능하다고 판단되는 신생아에서 심방 중격 결손이 크게 있어서 우심방 혈류가 좌심방으로 흘러가는데 문제가 없으면 그대로 수술(체폐 단락수술)을 해 준다. 그러나 심방 중격 결손이 작으면 심박출량이 줄어들어서 아이의 상태가 악화되므로 즉시 풍선을 이용한 심방 중격 절개술을 시행해 주어야 한다.

풍선도자를 이용한 폐동맥 판막 확장술

- 신생아에서 양 심실 교정수술이 가능할 것으로 판단되면 진단 즉시 풍선을 이용한 판막 절개술을 시행한다.
- 폐동맥 판막이 기능적으로 완전히 막혀 있어 혈류가 통과하지 못하더라도 신생아 시기에는 대부분 가느다란 유도관(guide wire)은 판막을 통과할 수 있다. 따라서 이 유도관을 따라서 풍선도자를 폐동맥 판막을 지나가게 한 다음 부풀려서 판막을 열어 준다.
- 단계적으로 작은 풍선도자에서 시작하여 점차 큰 크기의 풍선도자로 시행한다.
- 간혹 유도 wire가 판막을 통과하지 못하는 경우에는 고주파 에너지(Radiofrequency energy)를 내는 특수 wire로 판막을 뚫고 풍선 확장술을 한다.
- 풍선 확장술이 성공하였더라도 우심실이 즉시 늘어나는 것은 아니므로 폐혈류가 즉시 충분히 증가하지 않으므로 시술 도중에는 물론이고 시술 후 어느 정도의 기간 동안(약 1주일 전후) PGE_1 정맥 주사를 계속한다.
- 풍선 확장술이 성공하였더라도 동맥관이 막히면 저산소증이 다시 심해지는 경우, 즉 PGE_1 주사를 중지하지 못하는 경우에는 체폐 단락수술을 해 준다.

수술

1. 폐동맥 판막 절개수술(Blalock-Hanlon 수술)

풍선 확장술이 성공하지 못한 경우에는 수술로 폐동맥 판막을 열어 주면서 동시에 우심실 유출로의 비대해진 근육들을 잘라내는 수술을 한다. 이때 필요하면 체폐 단락 수술을 같이 해 주기도 한다.

2. Blalock-Taussig shunt 또는 Central shunt 수술

풍선 확장술이나 수술로 폐동맥 판막을 열어 주어도 우심실이 작아서 우심실을 통한 폐혈류량이 아직 불충분해서 청색증이 심한 아이에서는 3.5~4 mm 직경의 Gore-tex tube를 이용한 작은 체폐 단락수술을 해 준다. 양 심실 교정수술이 불가능하다고 판단되는 신생아에서는 풍선 확장술을 하지 않고 처음부터 shunt 수술만을 해준다.

3. 우심실 근육 제거 수술(RV overhaul)

양 심실 교정이 가능하다고 판단되는 환자들은 풍선 확장술 후 2~3개월 이내에 다시 초음파 검사를 하여 우심실 압력을 간접적으로 측정하며 우심실과 삼첨판의 성장 정도를 평가해야 한다. 이때에 우심실 유출로의 협착이 심하게 남아서 우심실 압력이 높거나 또는 우심실과 삼첨판의 성장이 좋지 못하면 폐동맥 판막에 대한 풍선 확장술을 다시 시도한다. 그러나 우심실 근육이 너무 두터워서 우심실 유출로가 여전히 좁다면 풍선 확장술을 다시 하는 것은 효과가 없으며 이런 경우에는 우심실의 비대해진 근육들을 잘라내고 폐동맥 판막과 삼첨판의 성형수술을 해서 우심실을 크게 만들어 주는 수술(RV overhaul)을 시행한다.

4. 궁극적으로 해 주는 양 심실 교정수술

위의 여러 치료과정을 거쳐서 환자가 2~3세가 넘었고 우심실과 삼첨판의 성장이 충분하고 유출로가 좋으면 양 심실 교정수술을 해 준다. 우심실 유출로를 열어주며 심방 중격 결손은 막아주며 수술 또는 coil을 이용하여 이전에 해준 체동맥-폐동맥간의 단락을 막아주어서 정맥혈과 동맥혈이 전혀 섞이지 않도록 해주면 양 심실 교정이 완성된 셈이다. 폐동맥 폐쇄 환자의 약 1/3에서만이 궁극적으로 이와 같은 양 심실 교정수술이 가능하다.

5. 1½ 심실 교정수술(1½ ventricle repair) (제31장 참조)

간혹 처음에는 양 심실 교정이 가능하다고 판단되었으나 그후 우심실과 삼첨판이 자라지 않고 계속 작으면 우심실 유출로의 교정수술과 동시에 상대정맥을 오른쪽 폐동맥에 연결시켜 주며(양방향성 상대정맥-폐동맥 단락수술) 심방 중격 결손을 막아 주어서 체 정맥의 약 33~40%가 폐혈류로 직접 들어가도록 해 준다. 즉 우심실이 작으므로 이에 대한 혈류의 부담을 33~40% 줄여 주게 된다. 이 수술은 우심실과 삼첨판의 크기가 중간 정도로 작아서 양 심실 교정수술은 불가능 하나 Fontan 수술을 할 정도로 우심실이 작지는 않은 경우, 즉 체정맥 혈류 전체의 약 60~67% 정도는 받아들일 수 있다고 생각되는 경우에 해 준다.

6. Fontan 수술 (제25장 참조)

표 16-1에 해당되지 않는 환자는 궁극적으로 양심실 교정술이 불가능하며 단심실 교정 수술(Fontan 수술)만이 가능하며 다음과 같은 치료 과정을 거친다.

1) 체동맥-폐동맥 단락수술을 시행한다.
2) 심방 중격 결손이 작으면 체폐 단락 수술 전에 풍선을 이용한 심방 중격 절개술을 먼저 해 주거나 또는 단락수술과 동시에 수술로 심방 중격을 제거해 준다.
3) 이 후 청색증이 점차 심해지면 생후 6~12개월에 양 방향성 상대정맥-폐동맥 단락술(BCS)을 시행한다.
4) 2~3세 경에 Fontan 수술을 해 준다.

장기 관찰 시 후유증

우심실과 삼첨판이 비교적 잘 자라서 우심실 유출로의 협착을 완전히 없애주면서 양 심실 교정술을 해준 거의 모든 환자들에서 다음과 같은 문제들이 남게 된다.

- 우심실 기능, 특히 이완기 기능 이상이 대부분 계속 있다.
- 삼첨판의 형태가 근본적으로 이상이 있으므로 결코 완전히 정상적인 판막의 기능을 수행하지 못하기 때문에 어느 정도의 삼첨판 역류는 평생 지속적으로 남는다.
- 원래 매우 두터운 폐동맥 판막을 열어 준 것이므로 어느 정도의 판막 역류는 거의 모든 환자에서 보인다.
- 우심실 기능 이상과 삼첨판 역류로 인해서 우심방 압력이 높으므로 난원공이 있으면 우심방에서 좌심방으로의 우좌 단락이 어느 정도 있으므로 약간의 청색증은 있을 수 있다.
- 심방 중격 결손이나 난원공을 완전히 막아 주면 청색증은 완전히 없어지나 그 대신 우심방이 커진다. 우심방이 심하게 늘어나며 압력이 높아지면 단백 소실 위장증(protein losing enteropathy), 심방 빈맥과 같은 후유증들이 생길 수 있다.

17
CHAPTER

양 대혈관 우심실 기시 (Double Outlet Right Ventricle, DORV)

▦ 정의

대동맥과 폐동맥 모두 각각 50% 이상 우심실에서 기시하는 심장기형으로써 두 개의 대혈관 중에서 대개 한 개는 100%, 다른 한 개는 50%이상(즉 대혈관의 150% 이상)이 우심실에서 나온다.
양측 대혈관(bilateral conus) 조직을 가지고 있어 대혈관의 위치관계가 다양하다.

▦ 종류

심실 중격 결손(VSD)의 위치와 폐동맥 협착이 동반되는지에 따라서 편의상 다음과 같이 네가지 형태로 나누어서 생각한다.

Type 1. ("단순 심실 중격 결손과 비슷한") 양 대혈관 우심실 기시

심실 중격 결손이 대동맥 판막 아래, 또는 대동맥과 폐동맥 판막 모두의 아래에 위치하는 경우
DORV with subaortic VSD, or Doubly committed subarterial VSD
⇒ 단순 심실 중격 결손과 비슷하나 대동맥이 우심실에서 더 많이 나오면(50% 이상 overriding) 양 대혈관 우심실 기시라고 부른다.

Type 2. ("완전 대혈관 전위와 비슷한") 양 대혈관 우심실 기시

심실 중격 결손이 폐동맥 판막 아래에 위치하는 경우
DORV with subpulmonic VSD (Taussig-Bing 기형)
⇒ 완전 대혈관 전위와 비슷하나 폐동맥이 우심실에서 더 많이 나오면(50%이상 overriding) 양 대혈관 우심실 기시라고 부른다. 대동맥 판막 하 협착, 대동맥 축착이 잘 동반된다.

Type 3. ("활로 4징과 비슷한") 양 대혈관 우심실 기시

심실 중격 결손이 대동맥 판막 아래에 위치하며 폐동맥 협착이 동반된 경우
DORV with subaortic VSD & pulmonary stenosis
⇒ 활로 4징과 비슷하나 대동맥이 우심실에서 더 많이 나오면(50% 이상) 양 대혈관 우심실 기시라고 부른다.

Type 4. (심실 중격 결손이 여러 개, 또는 양 대혈관과 멀리 떨어져 위치하거나, 또는 방실 중격 결손이 동반된) 양 대혈관 우심실 기시

DORV with remote VSD or multiple VSD or atrioventricular septal defect
수술 방법이 다른 형태의 DORV와 다르다.

▦ 빈도

전체 선천성 심 질환의 1% 미만 혹은 전체 생존 출생아 10,000명 당 약 0.5~1명의 빈도를 보인다.

Type 1. ("단순 심실 중격 결손과 비슷한") 양 대혈관 우심실 기시(DORV with VSD physiology)

심실 중격 결손이 대동맥 판막 아래, 또는 대동맥과 폐동맥 판막 모두의 아래에 위치하는 경우

DORV with Subaortic VSD or Doubly committed Subarterial VSD

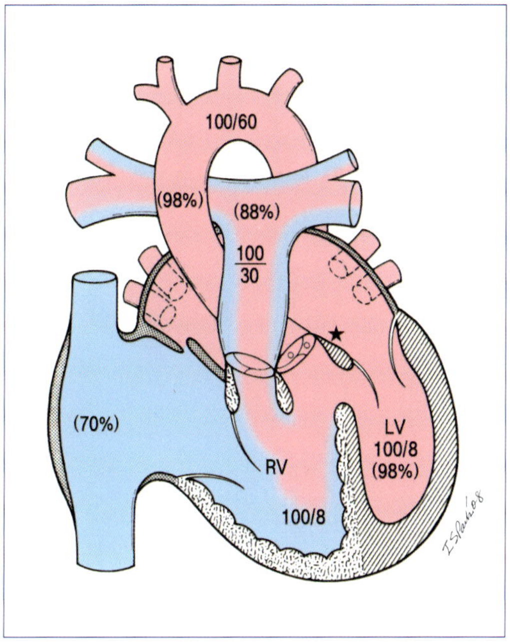

그림 17-1

혈역학적 현상, 증상, 자연 경과

- 단순 심실 중격 결손과 비슷하나 대동맥이 반 이상 우심실과 연결된다. 양 대혈관이 우심실에서 나오며 심실 중격 결손이 대동맥 판막 아래에 위치하므로 좌심실 혈류가 선택적으로 대동맥으로 흘러 들어가므로 혈역학적 현상과 임상 증상은 큰 심실 중격과 비슷하다. 폐 혈류가 증가하므로 심부전과 폐동맥 고혈압 증세가 나타난다. 폐동맥 협착은 없으므로, 우심실, 좌심실, 대동맥, 폐동맥의 수축기 압력은 전부 같다.
- 대동맥의 산소 포화도는 정상이다.
- 조기수술 해 주지 않으면 심부전으로 인한 합병증으로 사망하거나 또는 나이가 많아지면서 폐동맥 고혈압으로 인하여 말초 폐혈관들이 막히는 병변(Eisenmenger reaction)이 생기면 수술의 위험이 높아지거나 불가능하게 된다. 이러한 합병증은 단순 심실 중격 결손에서보다 더 일찍 생기므로 조기 수술이 더 중요하다.

수술

- 심실 중격 결손을 막는 포를 심실 안에서 구부려 줌으로써 좌심실의 혈류가 포 위를 지나서 대동맥으로 흘러들어가게 된다.
- 간혹 심실중격결손이 작은 경우 좌심실에서 나오는 혈류를 대동맥으로 막힘없이 보내기 위하여 심실 중격 결손을 넓혀줄 필요가 있으며 이럴 경우 특히 심방과 심실 사이의 전도를 담당하는 특수 전도 조직의 손상이 없도록 주의해야 한다.

수술 결과 및 후유증

- 수술 사망률은 단순 심실 중격 결손에 비해 약간 높다(2~3% 미만).
- 수술 후 장기 관찰 시의 합병증도 별로 없다. 부정맥이 단순 심실 중격 결손에서보다 약간 더 많이 생길 수 있다고 하나 매우 드물다.

Type 2. ("완전 대혈관 전위와 비슷한") 양 대혈관 우심실 기시 (DORV with complete TGA physiology)

심실 중격 결손이 폐동맥 판막 아래에 위치하는 경우 DORV with Subpulmonic VSD(Taussig–Bing 기형)

혈역학적 현상, 증상 및 자연 경과

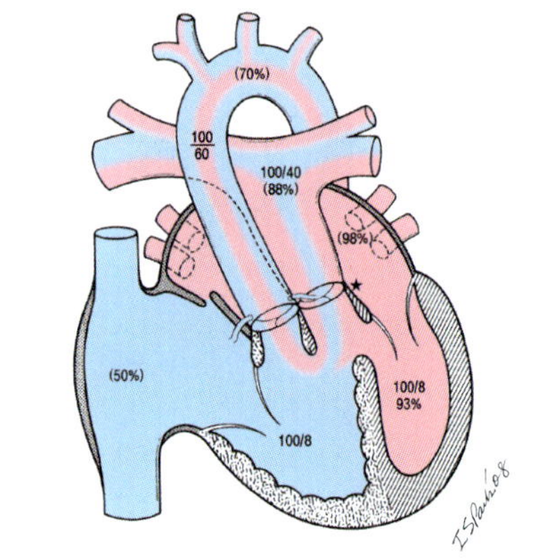

그림 17–2

- 대동맥과 폐동맥이 모두 우심실에서 나오며 심실 중격 결손이 폐동맥 판막 아래에 위치하므로 우심실의 정맥혈이 대부분 대동맥으로 흘러가며 좌심실의 동맥혈은 심실 중격 결손을 통해서 폐동맥으로 흘러들어 간다. 즉 혈류의 흐름은 심실 중격 결손이 동반된 완전 대혈관 전위와 비슷하다. 따라서 동맥 혈의 산소 포화도가 낮으며 청색증이 심하다.
- 폐혈류가 증가하여 심부전과 폐동맥 고혈압이 있으므로 호흡곤란이 있으며 수유가 힘들고 발육이 나쁘다.
- 심실 중격 결손이 동반된 대혈관 전위에서와 마찬가지로 출생후 2~3개월 이내에 조기 수술 해 주지 않으면 심한 심부전과 호흡곤란으로 인한 합병증으로 조기 사망하거나 또는 폐동맥 고혈압으로 인하여 Eisenmenger reaction이 일찍 생겨서 수술 시기를 놓치게 된다. 이러한 Eisenmenger reaction은 단순 심실 중격 결손이나 앞의 type 1 양 대혈관 우심실 기시에서 보다 훨씬 일찍 나타나서(대개 6개월 이전) 일찍 수술이 불가능하게 된다.
- 이러한 형태의 기형에서는 특히 동맥궁 단절이나 대동맥 축착이 잘 동반되며 이럴 경우 환자의 상태는 매우 불량하여 적절한 응급 처치를 해 주지 않으면 즉시 사망한다.

풍선을 이용한 심방 중격 절개술(Balloon atrial septostomy)

심실 중격 결손이 동반된 완전 대혈관 전위에서와 마찬가지로 심방 중격 결손이 작으면 청색증과 심부전이 더 심하므로 진단 즉시 풍선을 이용한 심방 중격 절개술을 해 준다. 그러나 응급으로 시행할 필요는 없다.

수술

심실 중격 결손이 동반된 완전 대혈관 전위에서와 같이 대동맥 치환술을 한다(제15장 참조). 좌심실 혈류를 폐동맥으로 흘러들어 가도록 심실 내에서 포를 꿰매주며 동시에 대동맥과 폐동맥의 위치를 바꾸어서 우심실의 정맥혈이 새로 만들어진 폐동맥으로, 좌심실의 동맥혈은 새로 만들어진 대동맥으로 흘러들어 가도록 해 준다.

치료 결과 및 후유증

수술 사망률, 수술 결과, 수술 후 장기 관찰 시의 합병증은 심실 중격 결손이 동반된 완전 대혈관 전위와 비슷하다. 그러나 대동맥 치환술과 함께 동반 기형, 특히 대동맥궁 협착에 대한 완전 교정수술을 한꺼번에 해 주는 경우에는 수술 위험도와 수술 사망률, 재수술의 가능성이 높아진다.

대동맥판막하부 협착이 있었던 경우 수술시 확실히 넓혀주지 않으면 재협착이 진행해서 재수술의 빈도가 높다.

Type 3. ("활로 4징과 비슷한") 양 대혈관 우심실 기시(DORV with TOF physiology)

심실 중격 결손이 대동맥 판막 아래에 위치하며 폐동맥 협착이 동반된 경우
DORV with Subaortic VSD & Pulmonary Stenosis

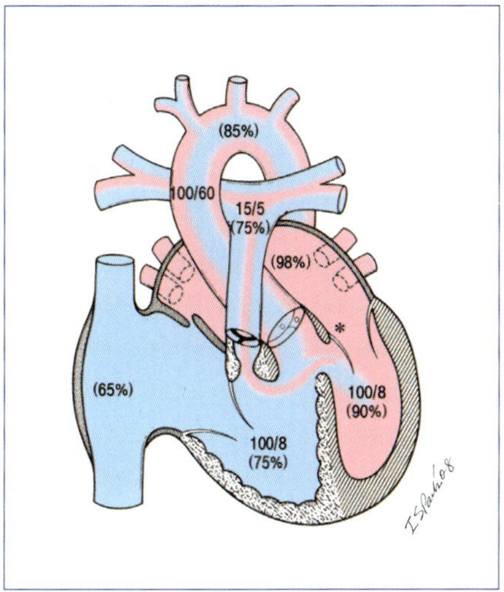

그림 17-3

▦ 혈역학적 현상, 증상 및 자연 경과

대동맥과 폐동맥이 모두 우심실에서 나오나 심실 중격 결손이 대동맥 판막 아래에 위치하기 때문에 우심실의 정맥혈은 대부분 폐동맥으로 흘러가며 좌심실의 동맥혈은 심실 중격 결손을 통해서 대동맥으로 흘러들어간다. 폐동맥 협착이 동반되어 있으므로 우심실 정맥혈의 일부가 대동맥으로 흘러 들어가므로(우좌 단락) 폐혈류량이 감소하여 동맥혈의 산소포화도가 떨어지므로 청색증이 나타난다. 즉 활로 4징과 비슷한 혈역학적 현상이 나타나서 저산소증에 따르는 합병증과 무산소 발작의 위험은 있으나 심부전이나 폐동맥 고혈압, Eisenmenger reaction의 위험은 없다.

▦ 내과적 치료

무산소 발작이 있으면 수술 전에 임시적으로 Propranolol을 주면서 수술 계획을 세운다. 무산소 발작의 치료는 활로 4징에서와 같다. 강심제나 이뇨제 등은 사용하지 말아야 한다.

▦ 수술, 치료 결과 및 후유증

활로 4징과 같다. 폐동맥 크기나 모양이 좋으면 한번에 완전 교정수술을 해 준다. 그러나 폐동맥이 너무 작으면 처음에는 대동맥-폐동맥 단락 수술, 또는 우심실 유출로 교정수술을 먼저 하고 후에 폐동맥이 잘 자랐을 때 완전 교정수술을 해 준다. 수술 사망률이나 수술 후 장기 관찰 시의 합병증도 활로 4징과 비슷하다.

Type 4. (심실 중격 결손이 여러 개, 또는 양 대혈관과 멀리 떨어져 위치하거나, 또는 방실 중격 결손이 동반된) 양 대혈관 우심실 기시

DORV with remote VSD or multiple VSD or atrioventricular septal defect

- 수술 방법이 다른 DORV와 다르다. 즉 심실 중격 결손이 양 대혈관으로부터 멀리 떨어져 있는 경우, 특히 영·유아에서는 한번에 완전 교정수술이 어려우므로 일단 폐동맥을 묶어주는 수술(폐동맥 banding)을 해 주고 후에 아이가 큰 다음에 개심수술로 완전 교정수술을 해 주는 것이 안전하다.
- 교정 수술 시에 심실 중격 결손을 막으면서 좌심실 혈류가 막힘없이 대동맥으로 가고 우심실 혈류가 폐동맥으로 가도록 해줄 수 있다면 양 심실 교정수술을 해 준다. 그러나 심실 중격 결손을 막기 어렵거나 위험하면 단심실 수술(Fontan)을 해주며 이런 경우에는 예후나 후유증도 Fontan 수술과 마찬가지이다.

18 CHAPTER

수정 대혈관 전위 (Congenitally Corrected Transposition of the Great Arteries)

정의

- 우심방 → (형태학적으로) 좌심실과 연결 → 폐동맥이 나오며
- 좌심방 → (형태학적으로) 우심실과 연결 → 대동맥이 나온다. 즉
- 심방과 심실의 연결이 바뀌었으며
- 심실과 대동맥의 연결이 바뀌었다.

즉 심장 내의 연결이 두 번 바뀌었다(double discordance).

빈도

비교적 드문 질환으로 선천성 심기형의 0.5~1.4% 정도를 차지한다.

종류

수정 대혈관 전위의 약 95% 이상에서 동반 기형이 있으며 동반기형의 종류에 따라서 혈역학적 현상과 임상 양상이 다르므로 편의상 다음과 같이 나누어서 생각한다.

Type 1. 동반 기형이 없는 수정 대혈관 전위
Type 2. 삼첨판 이상과 역류가 동반된 수정 대혈관 전위
Type 3. 심실 중격 결손이 동반된 수정 대혈관 전위
Type 4. 심실 중격 결손과 폐동맥 협착(또는 폐쇄)이 동반된 수정 대혈관 전위
Type 5. 기타 심장 기형이나 부정맥이 동반된 경우

** 아래 그림들은 "대혈관 전위"의 개념을 설명하기 위한 모식도이다.*

정상 심장

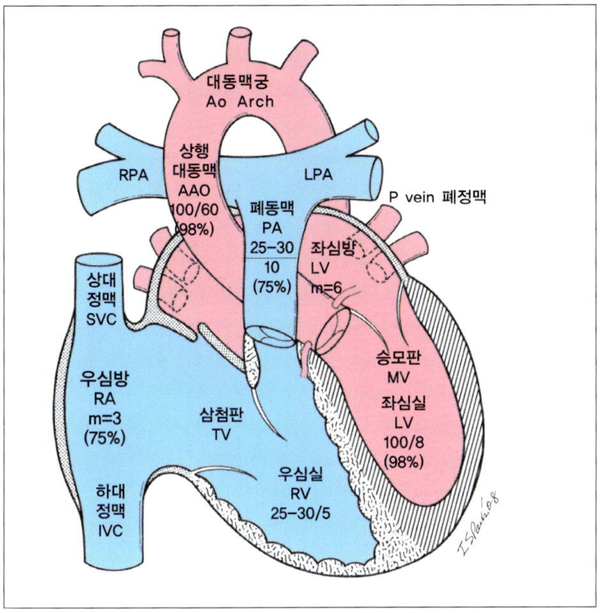

그림 18-1. 정상 심장 :
우심실에서 폐동맥이 나와서 산소포화도가 낮은 정맥혈이 폐로 들어가며,
좌심실에서 대동맥이 나와서 산소포화도가 높은 동맥혈이 체혈류로 들어간다.

(동반 기형이 없는) 완전 대혈관 전위
(Complete TGA with IVS)

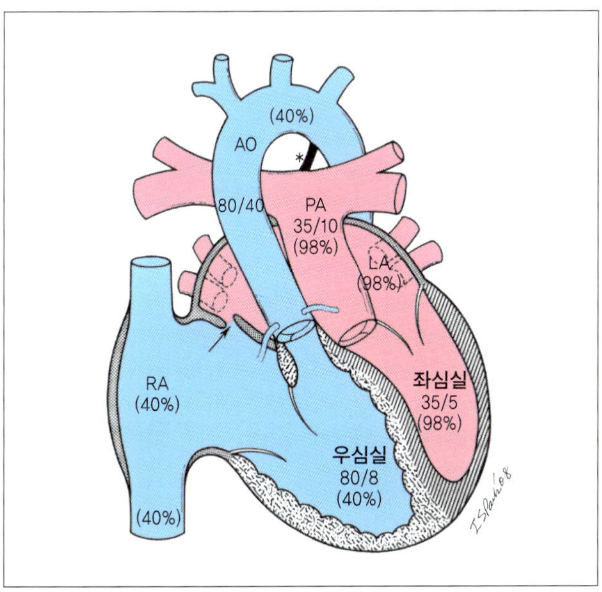

그림 18-2. 우심실에서 대동맥이 나오므로 산소포화도가 낮은 정맥혈이 체혈류로 들어간다. 좌심실에서 폐동맥이 나오므로 산소포화도가 높은 동맥혈이 다시 폐로 들어간다(제15장 참조).

(동반 기형이 없는) 수정 대혈관 전위
(CC-TGA with no Associated Anomaly)

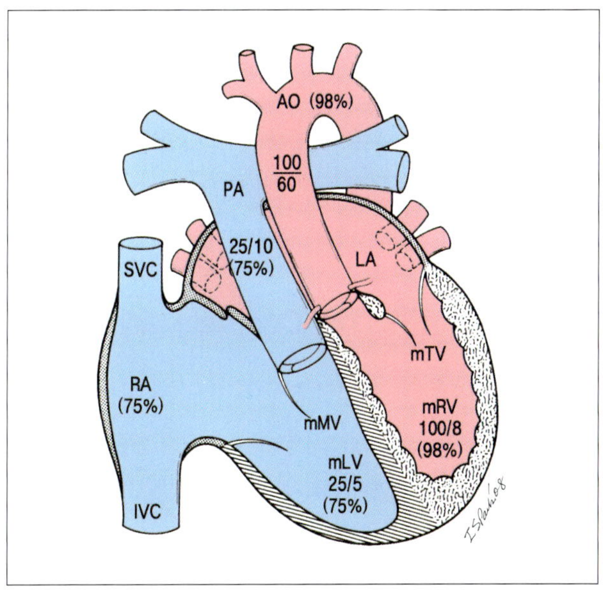

그림 18-3. 상대정맥(SVC) & 하대정맥(IVC) → 우심방(RA) → "형태학적으로"좌심실(mLV) → 폐동맥(PA)으로 연결되므로 산소포화도가 낮은 정맥혈이 폐혈류로 들어간다. 반면에
폐정맥 → 좌심방(LA) →"형태학적으로"우심실(mRV) → 상행대동맥(AO)으로 연결되므로 산소포화도가 높은 동맥혈이 체혈류로 들어간다.

수정 대혈관 전위에서의 심장 위치의 이상

수정 대혈관 전위에서는 심첨이 가운데를 향하는 경우(mesocardia)가 가장 많으며 이 밖에 복부 장기는 정상 위치에 있으나 심장만이 오른쪽을 향하든지(isolated dextrocardia), 또는 복부 장기는 좌우가 바뀌었는데 심장만은 왼쪽을 향하는 경우(isolated levocardia)가 많다.

*어휘 사용에 관한 사항

이하 설명에서의 심혈관 구조들의 명칭은 형태학적인 특성에 따른 명칭이며 몸 안에서의 위치와는 전혀 무관하다. 즉 좌심실이 항상 환자의 왼쪽에 위치하는 것은 아니며 오른쪽이나 아래쪽에 위치할 수도 있으며 우심방도 환자의 왼쪽에 위치할 수 있다. 그러므로 통상 정상이나 단순 선천성 심장병에서의 명칭과 구별하기 위하여 수정 대혈관 전위에서는 몸 안에서의 위치와 상관없이 어디에 위치하건 구조의 형태학적인 이름대로 부른다. 또한 방실 판막은 심실의 형태와 일치한다. 즉 위치와 무관하게 우심실과 연결된 방실 판막은 삼첨판이라고 부르며 좌심실과 연결된 방실 판막은 승모판이라고 부른다.

수정 대혈관 전위에서 동반되는 부정맥

1. Wolff–Parkinson–White 증후군 (WPW 증후군, 조기 흥분 증후군, pre–excitation syndrome) 및 상실성 빈맥(SVT)

삼첨판륜을 지나는 부전도로(accessory pathway 또는 bypass tract)가 있어서 이런 부전도로를 이용하는 회귀성 상실성 빈맥(atrio–ventricular reentrant tachycardia)이 생길 수 있다. 간혹 WPW 증후군만 있고 빈맥은 생기지 않는 경우도 있다. 부정맥이 심하면 항부정맥 약을 복용하여야 한다. 고주파 에너지를 이용하여 부전도로를 잘라주는 시술이 성공하였다는 보고도 있으나 정상 심장에 비해서 위험이 높다.

2. 완전 방실 전도 차단(Complete atrio–ventricular conduction block)

심방의 전기활동이 심실로 전달되지 않는 현상으로 수정 대혈관 전위에서 잘 생긴다. 방실 전도조직이 혈역학적인 스트레스나 심도자 또는 수술로 인하여 쉽게 손상을 받아서 방실 전도가 차단되기 때문이다. 방실 전도 장애가 나타나는 시기는 다양하여 태아에서 이미 발견되는 경우도 있고 출생 시, 또는 심도자 검사나 수술 후에 처음 나타나기도 한다. 방실 전도장애로 인한 서맥으로 증상이 있으면 인공 심장 박동기를 넣어 주어야 한다.

Type 1. 동반 기형이 없거나 부정맥 만 동반된 수정 대혈관 전위 CC–TGA with no Associated Anomaly (except arrhythmia)

혈역학적 현상, 자연 경과

- 우심실에서 대동맥이 나오고 좌심실에서 폐동맥이 나오는 것이 대혈관 전위의 정의이므로 수정 대혈관 전위에서도 심실과 대동맥의 연결만 보아서는 대혈관 전위라고 부를 수 있으나 심방과 심실의 연결도 바뀌었으므로 정맥혈과 동맥혈의 흐름은 정상이므로 "선천적으로 수정된" 대혈관 전위, 짧게 수정 대혈관 전위라고 부른다.
- 체혈류를 끝낸 정맥혈은 → 상대정맥(SVC)과 하대정맥(IVC)으로 모여서 우심방(RA) → 형태학적 승모판(mMV)을 통해서 → 형태학적 좌심실(mLV) → 폐동맥(PA) → 폐순환을 거쳐서 → 동맥혈이 되어 → 폐정맥 → 좌심방(LA) → 형태학적 삼첨판(mTV)을 통해서 → 형태학적 우심실(mRV) → 대동맥(AO) → 체순환을 시작한다. 그러므로 동반 기형이 없는 경우에서는 좌우 단락이나 우좌 단락이 없으며 혈류의 경로 자체는 정상이므로 동맥혈의 산소량은 정상이며 청색증도 없으며 폐혈류량이나 폐동맥 압력도 정상이다. 치료나 수술은 물론 필요 없다.

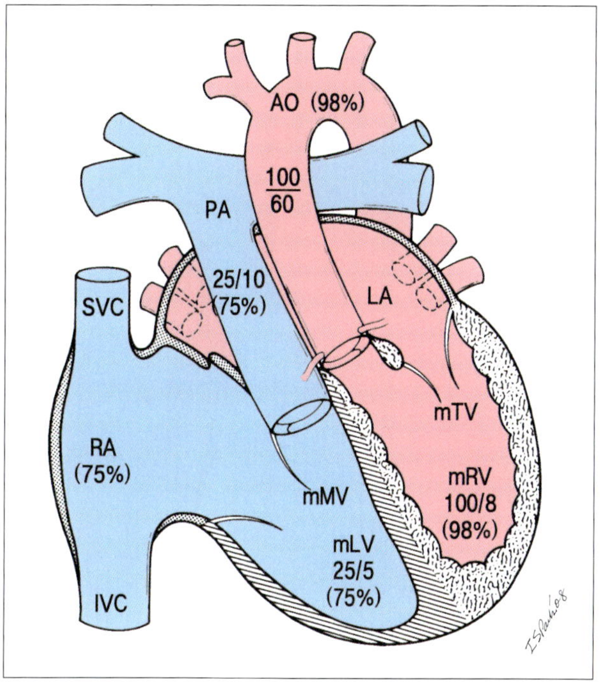

그림 18–4. 모식도

- 수정 대혈관 전위의 5% 미만에서 아무런 동반 기형이 없으며 이런 경우에는 혈역학적 이상이 없으므로 심잡음도 없고 부정맥이 없는 한 증상이 없으므로 대부분 우연히 발견된다. 우연히 찍은 가슴 X–선 사진에서 심장의 윤곽이 이상하게 보여서 발견되는 경우가 많으며 간혹 평생 모르고 살다가 노년이 되어서 처음 발견되는 경우도 종종 있다.
- 증상이 없는 경우 수술이 필요한 지에 관해서는 논란이 있다.
- 우심실이 체순환을 담당하므로 평생 지속으로 체순환의 압력(systemic pressure)에 노출되므로 우심실의 remodeling이 일어나서 결국 우심실 기능이 떨어질 수 있으므로 수술이 필요하다는 주장도 있다.
- 수술을 한다면 이중 치환술(double switch) 수술을 한다. 이럴 때는 좌심실을 전신순환(체순환)에 사용할 수 있도록 미리 훈련과정(training)이 필요하다.
- 이 수술을 할 수 있는 한계 나이도 명확하지 않으나 대개 12세 전에는 수술 여부를 결정하는 것이 좋다.

Type 2. 삼첨판 이상이 동반된 수정 대혈관 전위의 수술
CC–TGA with Tricuspid Valve Anomaly

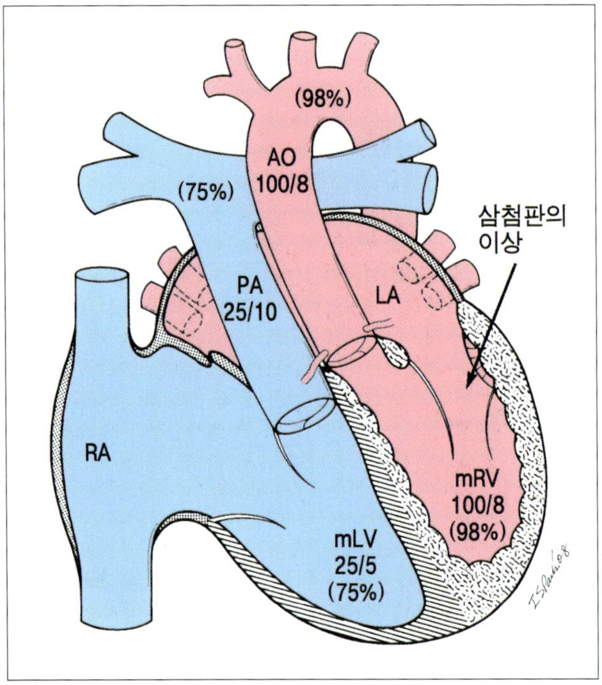

그림 18–5.

혈역학적 현상과 증상, 자연 경과

- 수정 대혈관 전위 환자의 90% 이상에서 Ebstein 기형을 위시한 삼첨판의 기형이 있으며 이로 인하여 삼첨판 역류가 생긴다. 체혈류를 담당하는 심실의 방실 판막 역류이므로 정상 심장에서의 승모판 역류에 해당한다. 따라서 역류가 심하면 심부전이 생기며 정상 심장에서의 승모판 역류보다 증상이 더 심하다. 삼첨판 역류가 심하면 형태학적 우심실의 기능이 나빠지며 심부전 증상이 빨리 악화되므로 치료해 주어야 한다. 그러나 삼첨판 역류가 심하지 않으면 자각증상이 없으며 치료도 필요하지 않다.
- 삼첨판 역류는 시간이 경과함에 따라 점차 심해지는 경향이 있다.
- 형태학적으로 원래 높은 혈관 저항을 받기에는 부적절하게 생긴 우심실(mRV)이 수정 대혈관 전위에서는 높은 혈관 저항과 높은 압력의 체혈류를 평생 담당하게 되므로 이론적으로는 오랜 시일이 지나면 우심실 기능이 점차 나빠질 가능성이 있다. 그러나 실제로 다른 기형이나 부정맥이 없고 수술을 받지 않은 환자에서 우심실 기능부전만이 단독으로 발생하여 문제를 일으키는 경우는 거의 없다. 이에 반해서 좋지 않은 방법으로 수술을 받거나 부정맥, 기타 심장 기형이 동반된 경우에는 우심실 기능이 빨리, 심하게 나빠지면서 심한 심부전 증세를 나타낸다.

Type 2. 삼첨판 이상이 동반된 수정 대혈관 전위의 수술

이중 치환술 : 대동맥 치환술과 심방 치환술
Double Switch (Arterial Switch & Atrial Switch)

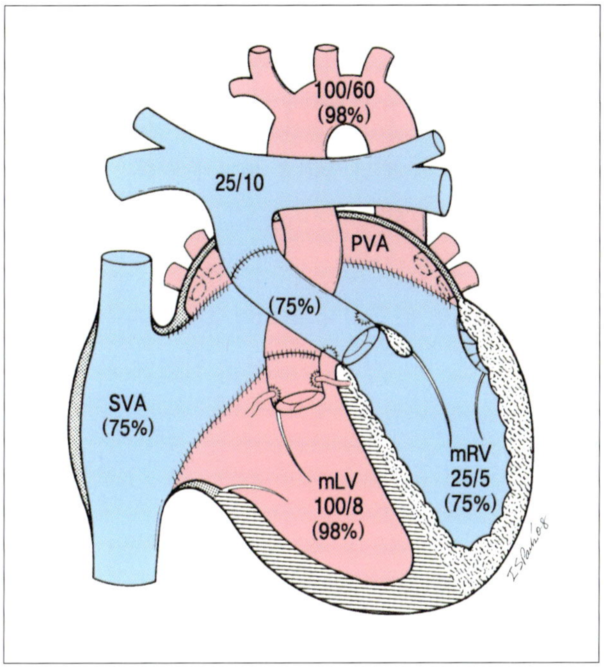

그림 18-6. 심방 치환술이란 심방 중격 조직을 떼어낸 후에 양 심방 안에서 자가 심낭 조직을 이용하여 터널같은 통로를 완전히 새로 만들어주는 수술로써 이 수술 후에는 상대정맥과 하대정맥을 통해 들어 온 정맥혈이 형태학적 우심실로 연결되며, 폐정맥들을 통해 들어 온 동맥혈은 형태학적 좌심실로 들어오게 된다.

이러한 심방 치환술과 동시에 대동맥 치환술을 시행해 주면 결국 정맥혈은 폐로 들어가고 동맥혈은 대동맥으로 들어가게 된다.

SVA: systemic venous atrium(체혈류를 끝낸 정맥혈이 들어오는 심방, 즉 새 우심방=new right atrium), PVA: pulmonary venous atrium(폐혈류를 끝낸 동맥혈이 들어오는 심방, 즉 새 좌심방=new left atrium)

삼첨판 역류가 심한 수정 대혈관 전위에서 폐동맥 banding 수술

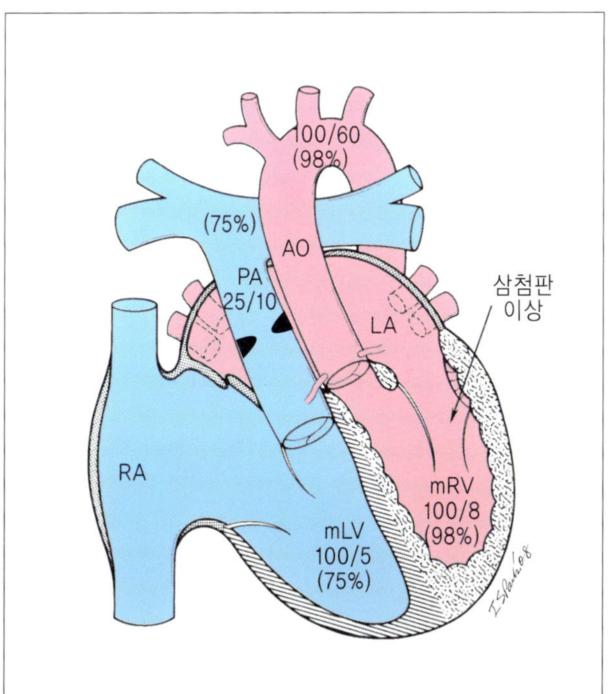

그림 18-7. 삼첨판 역류가 심하여 심부전이 심하면 수술을 해 준다. 그러나 신생아 시기 이후에는 좌심실 압력이 낮아서 한 번에 이중 치환술을 해줄 수 없다. 이런 경우 먼저 폐동맥 banding을 해 주어서 좌심실 압력을 높게 만들면(우심실과 심실 중격의 모양을 변형시킴으로써) 삼첨판 역류 자체도 감소하여 증상이 좋아질 뿐만 아니라 좌심실 압력을 높게 유지하게 되어 banding해 준 후 몇 주 내지 몇 개월 후에 이중 치환술을 안전하게 시행할 수 있게 된다.

이중 치환술(심방 치환술과 대동맥 치환술을 동시에 해 주는 수술 : Double Switch)

- 증상이 없더라도 삼첨판 폐쇄부전으로 인하여 우심실이 크고 기능이 나쁘면 심실 근육에 비가역적인 손상이 오기 전에 교정 수술을 해야 한다. 수술 방법으로는 이중 치환술을 점차로 많이 해 주는 경향이다.
- 심방 치환술을 해주어서 양 심방에서의 정맥혈과 동맥혈의 흐름을 바꾸어 주면서 동시에 대동맥 치환술을 해서 대동맥과 폐동맥의 위치도 맞바꾸어 준다. 결과적으로
- 체혈류를 끝낸 정맥혈은 상대정맥과 하대정맥으로 모여서 → 새 우심방(SVA) → 형태학적 우심실(mRV) → 폐동맥으로 들어가게 되므로 우심실은 낮은 압력을 유지하게 되며 정맥혈은 폐로 흘러 들어가게 된다.
- 폐혈류를 끝낸 동맥혈은 폐정맥으로 모여서 → 새 좌심방(PVA) → 형태학적 좌심실(mLV) → 대동맥으로 연결되므로 좌심실이 높은 압력을 유지하게 되며 동맥혈은 체혈류로 들어가게 되므로
- 각각의 심실이 본연의 임무를 수행하게 됨과 동시에 동맥혈과 정맥혈이 완전히 분리되어서 섞이지 않게 되므로 수술 후에는 산소포화도도 정상이며 심실의 용적 부담이 없어진다. 따라서 "생리적으로 완전한 교정"을 이루게 된다.
- 우심실 기능이 좋지 않은 경우 One-and-half-ventricle repair (이중 치환술 + [상대정맥-폐동맥 단락수술]) 해주는 것이 좋다(제25장 참조).

- **이중 치환술의 문제점 :**

① 장기 관찰 시에 심방 치환술의 후유증인 서맥과 심방 조동 등의 부정맥이 생길 수 있다.

② 나이가 약 6개월 이후의 환자에서는 형태학적인 좌심실이 이미 오랫동안 낮은 압력을 유지하였으므로 이중 치환술을 한번에 시행할 수 없으며 일차로 준비 수술(폐동맥 banding)을 먼저 한 후 몇 개월이 지난 후 좌심실벽이 충분히 두꺼워진 후에 이중 치환술을 한다.

Type 3. 심실 중격 결손이 동반된 수정 대혈관 전위(CC–TGA with VSD)

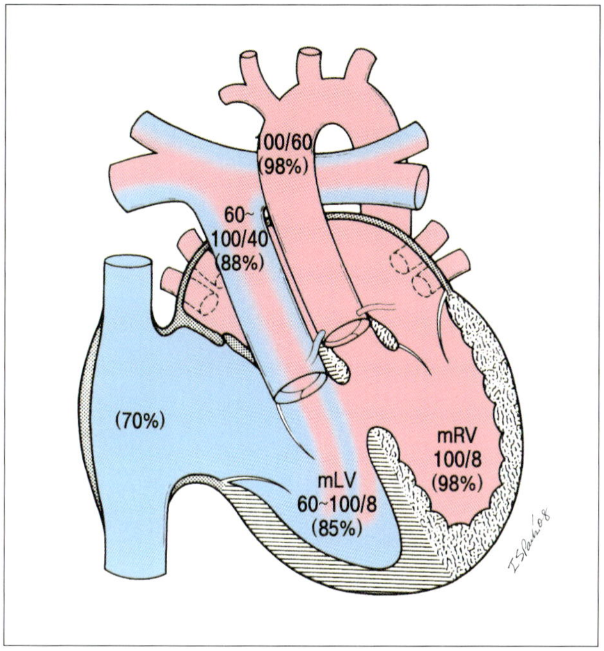

그림 18-8. 심실 중격 결손이 동반된 수정 대혈관 전위의 모식도.

심실 중격 결손이 동반된 수정 대혈관 전위의 수술

이중 치환술과 심실 중격 결손의 봉합 수술
Double Switch & VSD Closure

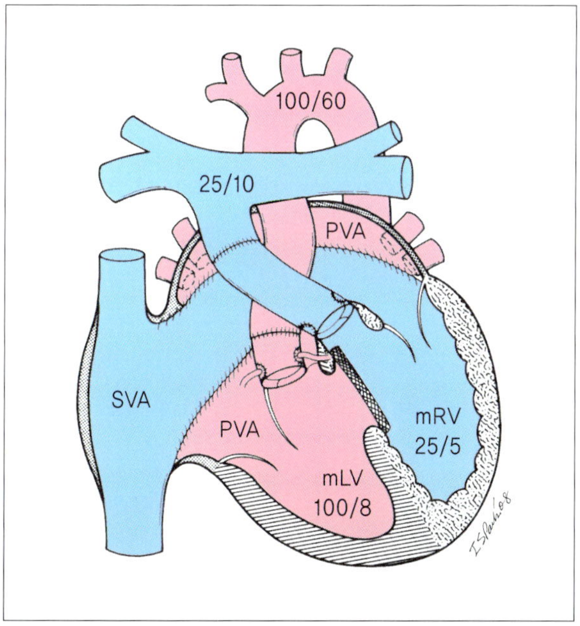

그림 18-9. 이중 치환술(대동맥 치환술과 심방 치환술)과 동시에 심실 중격 결손을 포를 이용하여 막아주는 수술방법

심실 중격 결손의 봉합 수술
VSD Closure

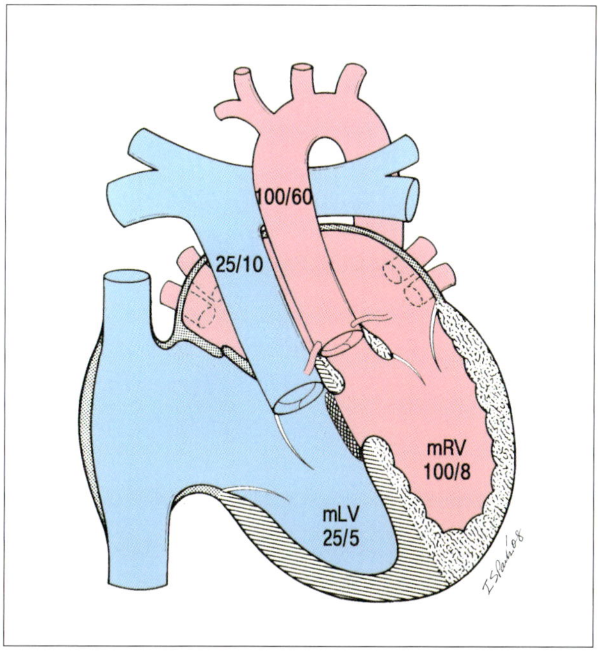

그림 18-10. (다른 부분은 그대로 두고) 단순히 심실 중격 결손만을 포를 이용하여 막아주는 수술방법

혈역학적 현상과 증상, 자연 경과

- 정상 심장에서의 심실 중격 결손과 마찬가지로 폐혈류가 증가하므로 심부전증과 폐동맥 고혈압이 생기며 오래 치료하지 않으면 Eisenmenger reaction도 생긴다. 형태학적 우심실이 체혈류를 담당하므로 정상 심장에서의 심실 중격 결손보다 심부전 증상이 더 심하다.
- 심실 중격 결손이 작으면 자각증상이 없으나 결손이 크면 심부전 증세가 생기며 특히 삼첨판 역류가 동반되고 우심실 기능이 나빠지면 심부전 증상이 더 악화한다.

수술 방법

1. 이중 치환술과 심실 중격 결손의 봉합 수술

큰 심실 중격이 있으면 폐혈류 증가로 인하여 좌심실과 폐동맥 압력이 높아서 좌심실 벽이 이미 충분히 두터워져 있으므로 이중 치환술 전에 폐동맥을 묶어 주는 준비 수술이 필요 없이 한번에 이중 치환술을 하면서 동시에 심실 중격 결손을 막아 준다. 이 수술 방법이 가장 바람직한 방법이다(그림 18-9).

2. 심실 중격 결손만을 막아 주는 수술

과거에는 심실 중격 결손만을 막아 주었으나 이런 방법으로 수술 받은 환자들의 대부분에서 우심실 기능이 나빠지면서 삼첨판 역류가 심해져서 결국 심부전의 심각한 후유증이 있었으므로 지금은 이 수술은 거의 하지 않는다(그림 18-10).

3. 폐동맥 banding

위 두 수술 방법이 다소 위험하므로 폐동맥을 묶어 주는 수술만을 해 주기도 한다. 폐동맥을 묶어 주기만 해도 좌심실 압력이 높은 상태로 유지되면서 폐혈류는 감소하므로 심부전이 호전된다.
개심 수술의 위험이 높은 경우에는 폐동맥을 묶어 주는 수술(폐동맥 banding)만 해 주기도 한다. 이 수술로 일단 증상은 호전되나 후에 결국 이중 치환술을 해 주는 것이 좋다.

Type 4. 심실 중격 결손과 폐동맥 협착 또는 폐쇄가 동반된 수정 대혈관 전위
CC-TGA with VSD & PS or Pulmonary Atresia

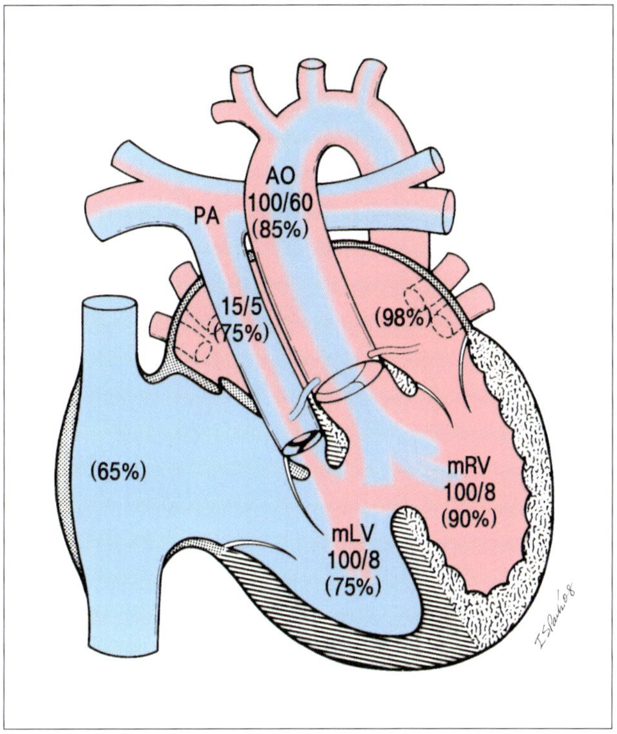

그림 18-11. 모식도

수정 대혈관 전위 환자의 약 30~50%는 type 4이다. 드물게는 폐동맥 판막이 완전 폐쇄된 경우도 있으며 이런 경우의 폐혈류는 대부분 동맥관 개존을 통해서 공급된다. 폐동맥 협착이 심하지 않으면 청색증도 거의 없거나 심하지 않고 심부전도 없이 상태가 좋다. 그러나 폐동맥 협착이 심하면 청색증이 나타나면서 활로 4징과 비슷한 증상을 나타낸다.

▦ 수술 방법

수정 대혈관 전위 중에서 수술 방법의 결정이 가장 어려운 종류로써 논란이 많다. 현재 시도되는 모든 방법들이 완전하게 바람직한 방법은 없으며 각각의 문제점들이 있다. 다음과 같은 여러 방법들이 시도되고 있다(그림 18-12~18-16).

(1) Blalock-Taussig Shunt 수술

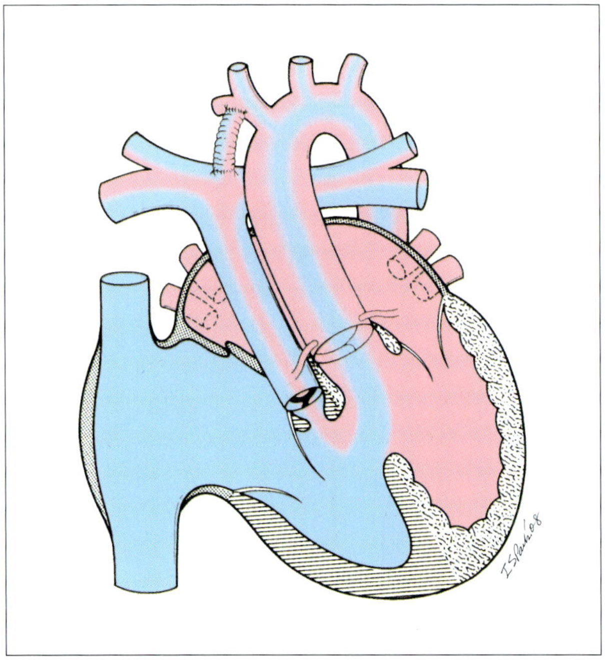

그림 18-12. 나이가 어리거나 또는 나이가 많더라도 폐동맥 크기가 작은 환자에서 청색증이 심하면 일차적으로 이 수술을 해 주어서 폐혈류량을 증가시켜서 저산소증과 청색증을 호전시켜 주며 아이가 큰 다음, 또한 폐동맥도 커진 다음에 다음 단계의 수술을 해 준다.

(2) Rastelli 수술

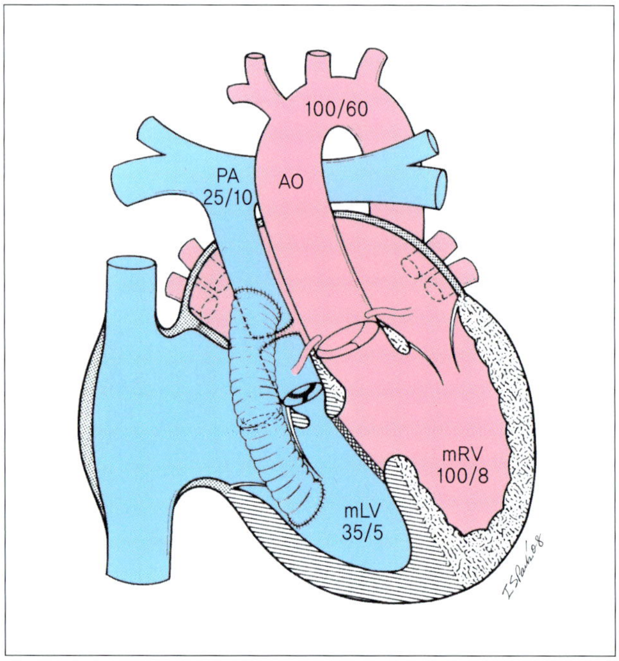

그림 18-13. 과거 이중 치환술의 개념이 발달하기 전에는 형태학적 좌심실과 폐동맥 사이에 인공 판막이 들어있는 튜브를 넣어 주고 심실 중격 결손을 막는 수술을 해 주었다. 그러나 형태학적 우심실이 높은 체혈관 저항을 보게되므로 점차로 기능이 나빠지며 삼첨판 역류가 심해져서 심부전이 심해지는 문제가 있으므로 최근에는 시행하지 않는다.

(3) 이중 치환술 [심방 치환술 + Rastelli 수술] 과 BCS 수술 = Double Switch & BCS operation = 1 & 1/2 Ventricle Repair

그림 18-14.

① 심방 치환술을 해서 심방에서의 정맥혈과 동맥혈의 흐름을 바꾸어 주고 동시에
② 형태학적 우심실과 폐동맥 사이에 동종이식 판막이 들어 있는 관을 넣어주고
③ 심실 중격 결손을 막아 주고
④ BCS 수술(상대 정맥을 오른쪽 폐동맥과 연결)을 해 주면 형태학적 우심실의 정맥혈이 폐동맥으로 들어가며 형태학적 좌심실의 동맥혈이 대동맥으로 흘러 들어가도록 해 주는 수술이다. 이 수술 후에는 각 심실의 고유 기능을 수행하게 되므로 점차로 많이 시행되고 있다. 그러나 다음과 같은 문제점들이 있다:

- 심방 치환술에 따른 문제점들 즉, 서맥이나 심방 조동과 같은 부정맥이 생길 수 있다.
- 인공 판막과 관련된 문제점들
- 기술적으로 수술이 쉽지 않다.

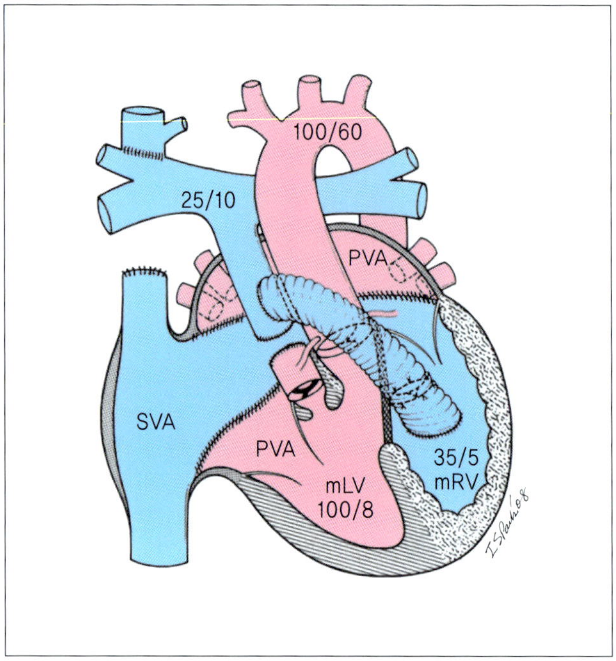

(4) 양 방향성 상대정맥–폐동맥 연결(BCS 수술) = Bidirectional Carvopulumonary Shunt 수술

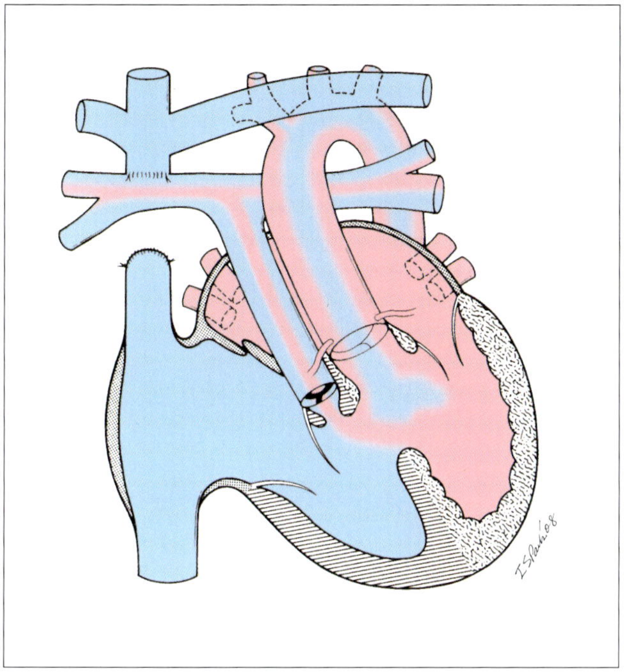

그림 18–15. 위의 수술 방법들에서 여러 문제점들이 있으므로 그 대안으로 BCS 수술만을 해 주기도 한다.

BCS 수술은 청색증이 완전히 없어지지 않고 또한 시일이 지나면서 점차 청색증이 다시 나타난다는 단점이 있다. 그러나 반면에 수술이 기술적으로 비교적 간단하며 위험이 적고 위와 같은 부정맥이나 동종이식 판막 사용에 따르는 단점이 없으므로 청색증으로 인한 증상이 심한 환자에서 수술 방법의 결정이 어려운 경우 일단 BCS를 시행해 주고 후에 아이가 큰 다음에 다음 단계의 수술 방법을 결정한다(제25장 참조).

(5) Fontan 수술

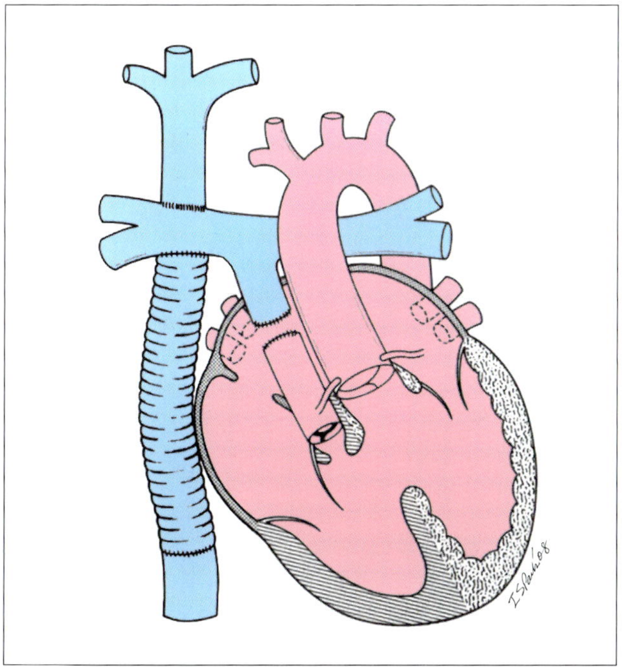

그림 18–16. 위의 수술방법들에서 여러 문제점들이 있으므로 그 대안으로 Fontan 수술을 해주기도 한다.

이미 전에 BCS가 시행되어 있는 상태라면 수술과정이 더욱 간단하다. 즉 심장 밖으로 인공관을 이용하여 하대정맥을 폐동맥에 연결해 준다. 이중 치환술에서와 같이 심장 안에서의 복잡한 조작을 할 필요가 없으므로 이에 따르는 합병증은 없으나 Fontan 수술의 후유증이 있을 수 있다(제25장 참조).

19 CHAPTER

Ebstein 기형

정의

삼첨판 엽이 삼첨판륜에 붙지 않고 우심실 첨부 쪽 아래로 내려가 붙는 기형으로써 삼첨판의 전엽은 정상적으로 삼첨판륜에 붙으나 나머지 두 엽(후방엽과 중격엽)이 아래로 내려가 붙는다.

삼첨판 엽의 개구(opening) 방향이 우심실유출로를 향해 있다.

빈도

선천성 심장병을 가지고 살아서 태어나는 신생아의 약 0.5~1%에서 발견된다. 그러나 최근 태아 심 초음파 검사의 증가로 태아기 때에 발견되는 Ebstein 기형의 빈도는 이보다 훨씬 더 높은 것으로 보고되고 있다.

종류

① 삼첨판의 후엽과 중격엽이 붙는 위치가 우심실의 심첨 방향으로 내려붙는 정도, ② 삼첨판이 벽에 붙음으로써 심실로써의 기능을 할 수 없는 부분의 우심실(심방화된 우심실 aRV)의 크기, 그리고 ③ 기능적으로 정상인 우심실(fRV)의 크기, 이 세 기준에 따라서 Ebstein 기형의 심한 정도를 구별한다. 가장 경한 형태를 type A, 가장 심한 기형을 type D로 부르며 그 중간 정도의 기형을 type B & C로 부른다.

심하지 않은 Ebstein 기형

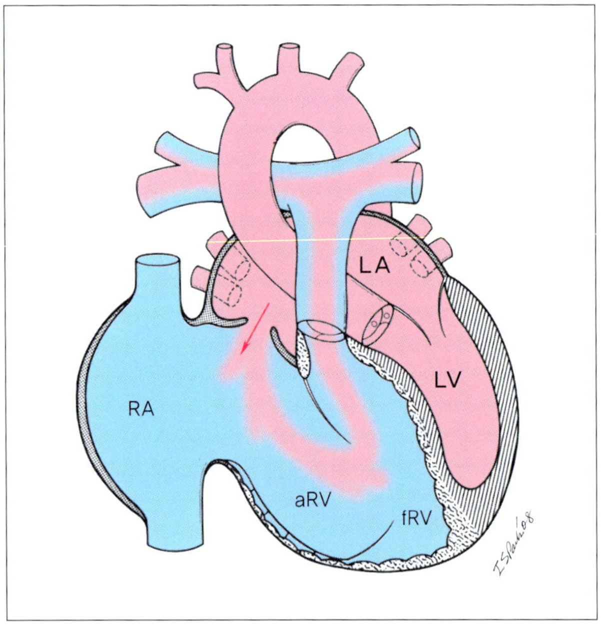

그림 19-1. 삼첨판의 Ebstein 기형이 심하지 않으면서 심방 중격 결손이 동반된 경우 이를 통한 혈류의 방향은 주로 좌심방 → 우심방의 방향(좌우 단락)으로 청색증이 없다.
aRV : 심방화된, 우심실(atrialized RV),
fRV : 기능적으로 정상인 우심실(functioning RV)

매우 심한 Ebstein 기형

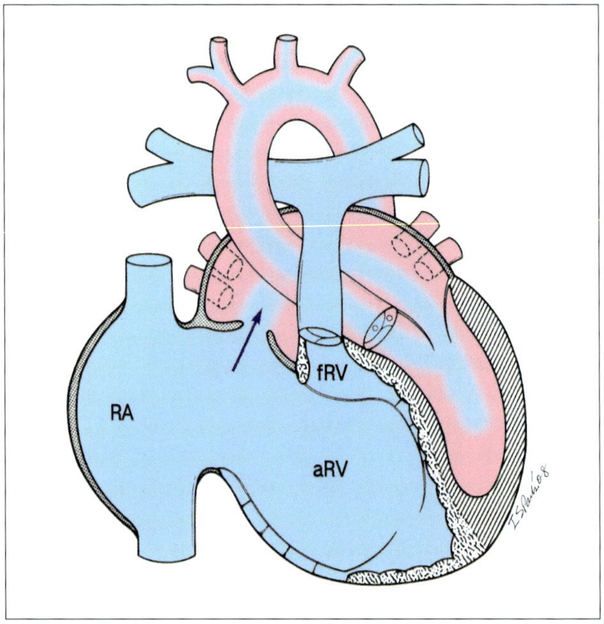

그림 19-2. 삼첨판의 Ebstein 기형이 매우 심하면 삼첨판의 모든 엽들이 우심실 벽에 들러 붙으며 심방 중격 결손을 통한 혈류의 방향은 우심방 → 좌심방의 방향(우좌 단락)으로 폐혈류가 심하게 감소하므로 청색증이 심하다.

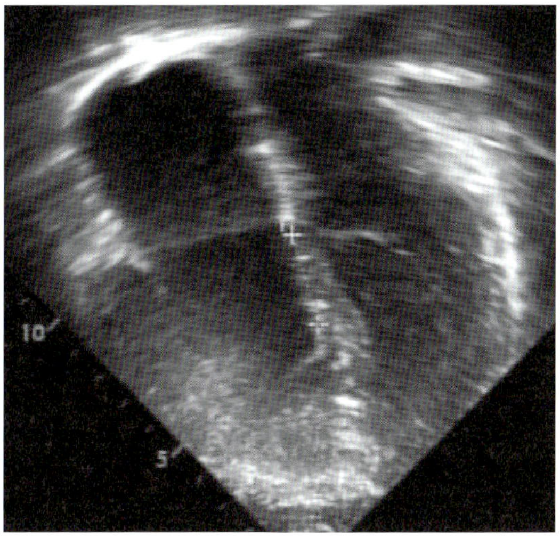

그림 19-3. 심하지 않은 Ebstein 기형(type A)을 가진 15세 된 남아의 초음파 사진. 삼첨판이 방실 접합부에서부터 27 mm 아래로 내려와 붙는다.

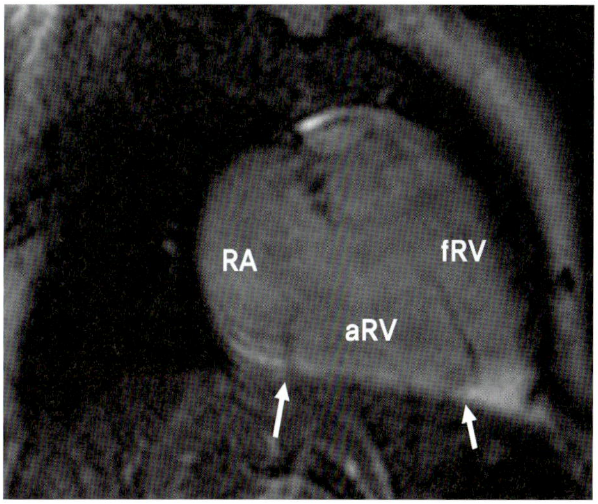

그림 19-4. 심하지 않은 Ebstein 기형을 가진 심장의 이완기 도중 MRI 정면사진. 왼쪽 화살표는 삼첨판륜을 가리키며 오른쪽 화살표는 삼첨판이 우심실 벽에 붙는 위치를 가리킨다. 따라서 이 두 화살표 사이의 우심실 부분이 우심방화된 우심실(aRV) 부분이다.

병리 소견, 혈역학적 현상, 임상 양상

1. 심하지 않은 Ebstein 기형(Type A)

- 삼첨판이 우심실 아래쪽으로 내려 붙는 정도가 심하지 않으며 삼첨판 전엽은 크고 잘 움직인다. 심방화된 우심실(atrialized right ventricle, aRV)도 작으며 수축기능도 정상이다. 삼첨판과 폐동맥 판막을 통한 혈류에 지장이 없으므로 심방 중격 결손이 있을 경우 혈류가 좌심방에서 우심방으로 흘러들어오게 되므로 혈역학적으로 단순 심방 중격 결손과 같다.
- 판막을 통과하는 혈류에는 지장이 없으므로 다른 합병증이 없으면 증상이 없으므로 모르고 지내다가 심잡음이나 비정상적으로 말발굽 뛰는 소리와 같은 심음때문에, 또는 다른 이유로 찍은 가슴 X-선 사진에서 심장 윤곽이 커 보여서 우연히 발견되는 경우가 많다. 그러나 이러한 경한 Ebstein 기형을 가진 대부분의 환자들에서도 어릴 때에는 증상이 없다가도 점차 나이가 많아짐 따라 증상이 나타나게 된다.

2. 약간 심한 Ebstein 기형(Type B, C)

- 삼첨판이 우심실 아래쪽으로 내려 붙는 정도가 더 심해서 전엽이 판막 끈에 의해서 우심실 벽에 짧게 붙으므로 잘 열리지 못한다(협착이 동반된 Ebstein 기형 : stenotic Ebstein). 심방화된 우심실은 벽이 얇으며 수축하지 못한다. 이렇게 삼첨판이 우심실 벽에 붙으므로 우심실 내의 혈류는 둘로 갈라지게 되어 하나의 혈류는 우심실 첨 방향으로 흘러 들어가며 또 하나의 혈류는 우심실 유출로로 들어가게 되며 이중 특히 우심실 유출로로 가는 혈류가 지장을 받는다.
- 우심방에서 → 심방화된 우심실(aRV) → 우심실 유출로로의 혈류의 흐름에 장애가 있으므로 삼첨판 역류가 심하며 심방 중격 결손이나 난원공을 통해서 우좌 단락이 생겨서 청색증이 나타난다.

- 신생아기에 폐혈관 저항이 높을 때에는 폐로 가는 혈류에 장애가 있어서 청색증이 있다가 생후 몇 주 내지 몇 달에 걸쳐서 폐혈관 저항이 떨어지면서 폐혈류가 다소 원활해지면서 청색증이 줄어든다. 그러나 이런 환자도 청소년기를 지나면서 나이가 많아짐에 따라 삼첨판 역류가 점차 심해지면서 청색증이 다시 나타나며 점차로 증상이 심해지게 된다.

3. 매우 심한 Ebstein 기형(Type D)

- 삼첨판이 우심실 아래쪽으로 내려 붙는 정도가 너무 심해서 삼첨판의 세 엽 모두가 우심실 벽에 완전히 들러붙는다. 따라서 우심실 안에서의 혈류가 거의 막히며 특히 우심실 유출로는 거의 혈류가 가지 못한다. 그러므로 폐동맥 판막이 정상으로 형성되었더라도 폐동맥으로 혈류가 들어가지 못하게 되어 폐동맥 판막 폐쇄와 같은 결과가 초래된다 "(functional pulmonary atresia)". 이런 경우에 동맥관이 유일한 폐혈류의 공급원이 된다.
- 이러한 증상은 위험한 신생아기를 넘기고 생존하는 아이에서는 시간이 경과하면서 점차 폐혈관 저항이 감소하면서 호전되기도 한다.
- 이러한 심한 Ebstein 기형을 가진 영 · 유아나 신생아에서는 뚜렷한 심잡음이 들리지 않으므로 가슴 X-선 사진을 찍기 전에는 심장병의 진단을 놓치기 쉽다.

▦ 자연 경과 및 예후

- 증상이 어린 나이에 나타날수록 예후가 나쁘고 사망률이 높다. 특히 출생 전 태아에서 태아 수종이 있으면 출생 전 태아가 사망할 위험이 높다.
- 신생아기에 일찍 심한 증상을 나타내는 경우는 사망률이 매우 높다.
- Ebstein 기형으로 인한 사망의 30~40%가 생후 12개월 전에 일어난다.
- 돌까지 증상이 없이 발견되지 않고 지나는 경우는 경한 형태의 Ebstein 기형이 대부분으로 성인이 되기까지 증상이 거의 없이 지내는 경우가 많다. 그러나 점차 나이가 많아지면서 다음과 같은 문제들이 생긴다.
  ① 나이가 많아지면서 우심방이 점점 더 늘어나며 삼첨판 역류가 더 심해지고 우심실 기능도 떨어지게 되므로 운동량 감소, 운동 시 호흡곤란, 피곤함 등의 증상들이 나타난다.
  ② 우심실 기능 저하로 인하여 심부전이 나타날 수도 있다.
  ③ 심방 중격을 통한 우좌 단락으로 인해서 청색증과 뇌농양, 뇌혈전 등의 합병증이 생긴다.
  ④ 부전도로를 이용한 상실성 빈맥, 심방 조동, 심방 세동 등의 심방 부정맥이 생길 수 있다.
- Ebstein 기형으로 인한 사망의 위험인자로는 심한 삼첨판 폐쇄부전, 가슴 X-선 사진에서 심장의 크기, 우심실 유출로 협착이다.

▦ 신생아에서의 치료

- 신생아에서 청색증이 있으나 심하지 않고 증상이 없으면 별 치료 없이 폐혈관 저항이 감소하기를 기다리는 것이 가장 좋다. 이때 산소를 주면 폐저항이 더 떨어지므로 청색증이 더 빨리 없어질 수 있다.
- 청색증이 심한 신생아에서는 Prostagladin E_1을 주사하여 동맥관을 열어주어 폐혈류를 유지해 주면서 기다려 보다가 계속 약물 치료가 필요하면 Blalock-Taussig 단락수술을 해 줄 수 있으나 위험률이 높다.

Ebstein 기형과 동반된 Wolff-Parkinson-White 증후군과 상실성 빈맥에서 고주파 에너지를 이용한 절제술

- Ebstein 기형 환자의 약 20~30%에서 Wolff –Parkinson–White 증후군(조기흥분 증후군, WPW syndrome)이 동반되며 이러한 부전도로를 가진 환자는 상실성 빈맥의 위험이 매우 높다. 상실성 빈맥이 발생하면 항부정맥약을 투여하기도 하나 최근에는 전극도자를 이용하여 고주파 에너지를 주어서 부전도로를 잘라 주어서 부정맥의 완치를 기대하게 되었다. 그러나 정상 심장에서의 WPW 증후군과 달리 Ebstein기형과 동반된 WPW증후군에서는 부 전도로가 오른쪽 방실 판막륜에 걸쳐서 위치하며 여러 개인 경우가 많으므로 전극도자 절제술이 어려우며 성공률도 정상 심장에서의 부전도로 절제술에 비해서 다소 떨어진다.
- WPW증후군이 없더라도 심방이 늘어나고 심방 벽이 두터워지므로 심방 조동이나 심방 세동 등의 부정맥이 잘 나타나는 경향이 있으며 이러한 부정맥의 빈도는 나이가 많아질수록 높다.

수술

Ebstein 기형은 심한 정도가 매우 다양하므로 가장 적절한 수술 시기에 관해서는 논란이 많으며 환자 각각의 상태에 따라 결정한다. 수술 방법에 많은 발전이 있었지만 아직 신생아에서의 수술 성적은 그다지 좋지 않다.

1. 삼첨판의 교정수술

증상이 있는 신생아를 제외하고 어느 정도 나이가 들어서 청색증이나 우심실 기능부전이 있는 경우에는 이 방법이 권장된다. 수술 방법 : ① 심방화된 우심실을 접어서 작게 만들어 주고(plication of aRV) ② 삼첨판륜을 작게 좁혀주고 ③ 삼첨판의 전방엽을 우심실 벽에서 떼어내서 잘 움직일 수 있도록 해 주는 수술이다.

2. 삼첨판을 인공 판막으로 교체

Ebstein 환자의 약 20~30%에서는 삼첨판의 기형이 너무 심해서 교정이 불가능하므로 삼첨판을 떼어내고 인공 판막으로 바꾸어 준다.

3. Shunt 수술 → 나중에 Fontan 수술

Ebstein 기형이 심하여 우심실 유출로 협착이 심하거나 완전 폐쇄가 있는 신생아는 기능할 수 있는 우심실(fRV)이 거의 없으므로 후에 양 심실 교정술이 불가능하므로 우선 Blalock–Taussig 단락 수술을 하고 후에 Fontan 수술을 해 준다.

수술 결과, 후유증

- 성공적인 삼첨판 수술 후에도 약 10~20%에서 부정맥이 계속 있다.
- 삼첨판을 인공 판막으로 바꾼 경우에는 인공판막에 따르는 문제점들이 있다(제31장 참조).
- Fontan 수술을 받은 환자들은 Fontan 수술에 따르는 여러 문제들이 생길 수 있다(제31장 참조).

20

CHAPTER

전 폐정맥 환류 이상 (Total Anomalous Pulmonary Venous Return, TAPVR), (Total Anomalous Pulmonary Venous Connection, TAPVC)

▦ 정의

양측의 모든 폐정맥들이(좌심방과 연결되지 않고) 체정맥이나 우심방으로 직접 연결되는 심장 기형으로 단독으로 발생하기도 하고 복잡 심기형에 동반하여 나타나기도 한다.

▦ 빈도

전체 선천성 심장질환의 1% 정도 혹은 전체 생존 출생아 10만 명당 4~6명 가량의 빈도를 보인다.

▦ 정맥의 연결부위에 따른 종류

1. 상 심장형(supracardiac type) : 폐정맥들이 무명정맥, 상대정맥, 또는 기정맥(azygos vein)으로 연결된다 (40~50%).
2. 심장형(cardiac type): 폐정맥들이 관상정맥동 또는 우심방으로 연결된다(20~25%).
3. 하 심장형 또는 횡격막 하(infracardiac type) : 폐정맥들이 문맥, 정맥관, 간정맥 또는 하대정맥으로 연결된다 (20~25%).
4. 혼합형(mixed type)

1. 상 심장형 전 폐정맥 환류 이상(Supracardiac TAPVC)

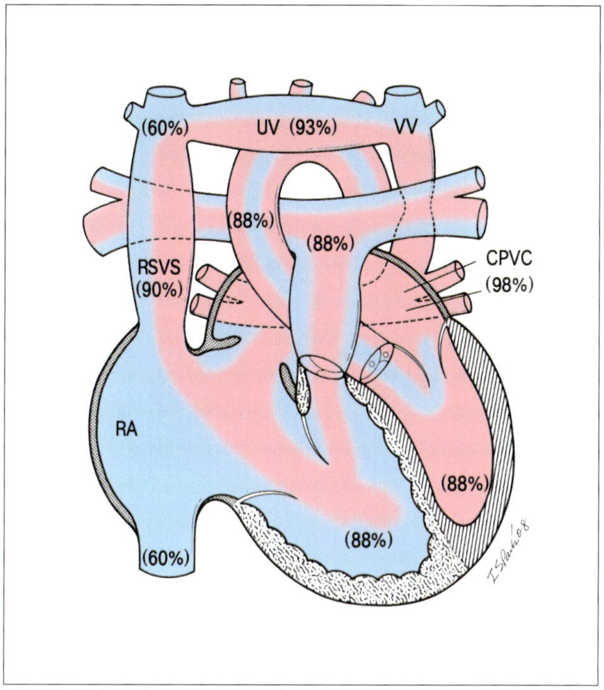

그림 20-1. 모든 폐정맥들이 모여서 → 하나의 방(CPVC)을 만든 다음 여기에서 → 하나의 굵은 정맥(VV)이 나와서 → 머리 방향으로 올라가서 → 왼쪽 무명정맥(LIV)으로 들어가서 결국에는 → 오른쪽의 상대정맥과 합류하여 → 우심방으로 들어오게 된다.
CPVC : common pulmonary venous chamber(공통 폐정맥 방), VV : vertical vein, RSVC: right superior vena cana(오른쪽 상대정맥)

2. (관상정맥동으로 연결되는) 심장형 전 폐정맥 환류 이상 (Cardiac TAPVC to Coronary Sinus)

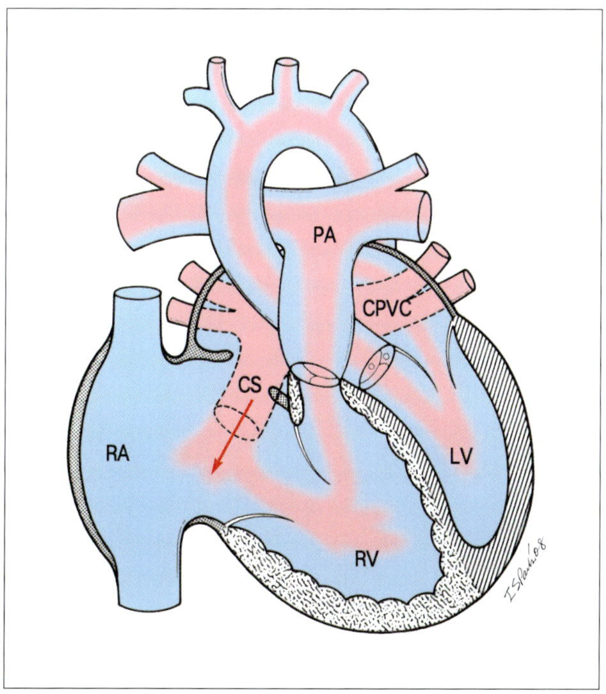

그림 20-2. 폐정맥들이 한 군데로 모여서 하나의 방(CPVC)를 형성한 후에 관상정맥동(CS)으로 연결되며 이를 통해 모든 폐정맥 혈류가 결국 우심방으로 유입된다(화살표).
CS : coronary sinus(관상정맥동)

3. (폐정맥들이 문맥, 정맥관, 간정맥 또는 하대정맥으로 연결되는) 하 심장형 또는 횡격막 하 전 폐 정맥 환류 이상
Infracardiac (or Infradiaphragmatic) TAPVC

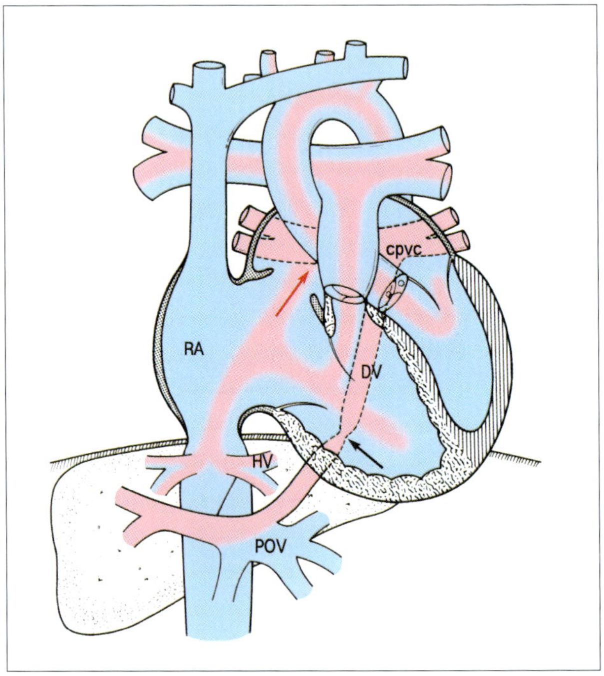

그림 20-3. 폐정맥들이 모여서 하나의 방(CPVC)을 만든 다음에 → 하행 정맥(DV)으로 되어 복부쪽을 향하여 주행하다가 → 횡격막을 통과하는 구멍에서 심하게 좁아지면서(화살표) 혈류가 막힌다 → 문맥정맥(portal vein, POV) → 간을 통과하여 → 하대정맥 → 우심방으로 유입된다. 우심방 혈류의 일부는 우심실로 흘러가며 나머지는 심방 중격 결손(빨간색 화살표)을 통해서 좌심방으로 들어가서 체혈류를 시작한다.
DV : descending vein(하행정맥), POV: portal vein(문맥정맥), HV : hepatic vein(간정맥)

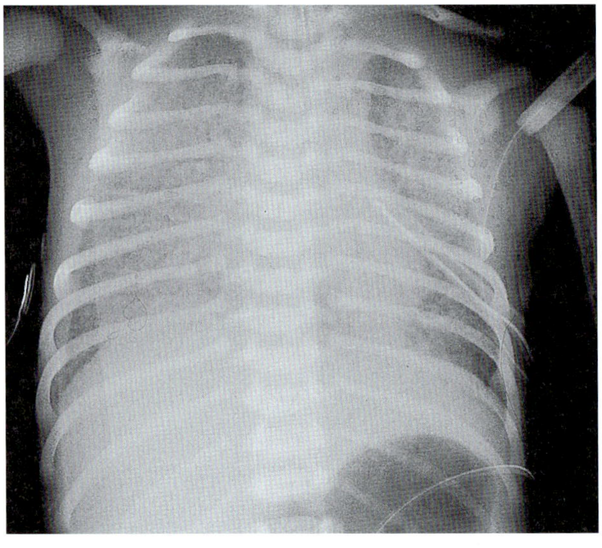

그림 20-4. 폐정맥 연결부위의 심한 협착이 동반된 전 폐정맥 환류 이상을 가진 신생아의 가슴 X-선 사진. 폐가 폐부종으로 인하여 허옇게 보이며 심장 크기 따라서 심장병이 없다고 오해하기 쉬운, 가장 전형적인 사진이다.

전 폐정맥 환류 이상에서의 혈역학적인 문제들은 폐정맥이 유입되는 구조에 의해 결정되는 것이 아니라 폐정맥 혈류의 경로에 협착이 있는지에 따라 결정되므로 협착이 있는 경우와 없는 경우로 나누어서 생각한다.

(폐정맥 혈류에 협착이 없는) 전 폐정맥 환류 이상 (TAPVC with no Obstruction in Pulmonary Vein Flow)

혈역학적 현상, 증상, 자연 경과

- 폐정맥 혈류가 좌심방으로 흘러가지 못하고 직접, 또는 간접적인 통로를 통해서 모두 우심방으로 흘러가며(즉 좌우 단락) → 체정맥혈(정맥혈)과 폐정맥혈(동맥혈)이 합쳐진 우심방 혈액은 → 일부는 우심실을 통해 폐동맥으로 가며 나머지는 심방 중격 결손을 통해 좌심실로 들어간다. 따라서 우심방에서 심방 중격 결손을 통해서 좌심방과 좌심실로 흘러들어온 혈류만이 체혈류량, 즉 심박출량을 결정하므로 심방 중격 결손이 커야만 생존이 가능하다.
- 모든 폐정맥의 혈류가 우심방으로 유입되므로 단순 심방 중격 결손에서 보다 폐혈류가 훨씬 더 심하게 증가하므로 폐동맥 고혈압과 Eisenmenger reaction이 단순 심방 중격 결손에서 보다 훨씬 빨리 생긴다.
- 우심방에서 동맥혈과 정맥혈이 섞여서 체혈류와 폐혈류로 흘러 들어가게 되나 폐혈량이 워낙 많으며 우심방에서의 혈류의 혼합이 잘되므로 청색증은 거의 눈에 띄지 않는다.
- 폐혈류 증가로 인하여 잦은 상기도 감염, 발육부전, 수유곤란, 빈 호흡, 운동 시 숨차함 등의 증상이 나타난다.
- 나이가 많아질 때 까지 수술을 받지 않으면 과다하게 증가된 폐혈류 상태가 오래 지속되어 폐의 말초혈관들이 손상을 받아서 막히면서 폐동맥 고혈압이 생긴다(Eisenmenger reaction). 이런 상태에 이르게 되면 청색증, 피곤함, 운동량 감소 등의 자각증상들이 나타난다. 전 폐정맥 환류 이상에서는 단순 심방 중격 결손에서 보다 Eisenmenger reaction 이 더 일찍, 심하게 생기므로 어릴 때에 (진단 즉시) 수술해 주지 않으면 나중에는 수술이 불가능하게 된다.
- 성인에서는 상실성 빈맥, 심방 조동 등의 부정맥이 생기며 그 빈도는 나이가 많아짐에 따라 증가한다.

수술

진단 즉시 완전 교정 수술해 준다. 잘못 연결된 부분을 묶어주고 폐정맥 방(CPVC)과 좌심방 사이에 연결을 만들어 준다.

수술 결과 및 합병증

폐정맥 경로에 협착이 없으면 수술 성공률이 거의 100%에 가까우며 수술 후 폐정맥 협착이나 부정맥 등의 후유증도 거의 없다. 그러나 나이가 많아서 이미 폐혈관의 변화가 있어서 폐동맥 고혈압이 있는 환자에서는 수술 위험이 높다.

(폐정맥 혈류에 협착이 있으면서 심한 폐동맥 고혈압이 동반된 신생아 또는 영·유아에서의) 전 폐정맥 환류 이상(Obstructive TAPVC)

혈역학적 현상, 증상, 자연 경과

폐정맥 혈류의 경로에 협착이 있으면 다음과 같은 혈역학적인 현상과 이에 따른 증상들이 나타난다.

- 폐정맥 압력 상승 → 폐동맥 말초 혈관들의 수축 → 심한 폐동맥 고혈압이 생긴다.
- 폐정맥 압력 상승 → 심한 폐부종 → 호흡 곤란, 호흡부전
- 우심방 혈류의 많은 부분이 심방 중격 결손을 통해서 좌심방 → 좌심실 → 체혈류로 들어가므로 → 청색증이 나타나고 저산소증에 의한 대사성 산증이 생기며 사망한다.
- 심방 중격 결손이 작으면 체혈류량이 감소하여 저심박출의 증상이 나타난다.
- 신생아기에, 늦어도 생후 1개월 이내에 청색증과 폐부종에 의한 호흡 곤란이 나타난다. 폐정맥 경로의 막힌 정도가 심할수록 심한 증상이 아주 어릴 때에, 출생 직후부터 나타난다.
- 심잡음은 과반수 이상의 환자들에서 들리지 않으며 들리더라도 크지 않으므로 진단을 놓치기 쉽다.
- 대부분 생후 2개월 이내에 사망하며 특히 폐정맥 혈류의 협착이 심하면 출생 즉시 적극적인 치료와 응급 수술을 해주지 않으면 조기 사망한다.

치료 원칙

외과적 응급 상황이며 발견 즉시 수술해 주어야 한다.

수술

심폐기를 이용한 개심수술로써 한번에 완전 교정수술을 한다. 모든 폐정맥들이 모인 방을 좌심방의 뒷벽에 연결시켜주며 연결부위가 나중에 좁아지지 않도록 가능한 넓게 만들어 주어야 한다.
Primary sutureless repir를 우선 추천하고 있다.

수술 결과, 합병증

- 수술 사망률은 보통 5~10% 이하이나 폐정맥 협착과 폐동맥 고혈압이 심하면 20%까지 높아진다.
- 수술 후 발작적인 폐동맥 고혈압(pulmonary hypertensive crisis)은 수술 직후 사망의 가장 흔한 원인이다. 수술 전에 폐정맥 협착이 있었거나 폐동맥 고혈압이 심했던 경우, 수술 시 나이가 많은 환자들에서 더 많이 발생한다. Nitric oxide (NO gas) 등 폐혈관 확장제를 사용하여 적극적인 치료를 하지 않으면 사망률이 매우 높다.
- 다음과 같은 경우에 수술 위험이 더 높다: ① 폐정맥 협착, ② 심한 폐동맥 고혈압, ③ 하 심장형, 또는 혼합형의 전 폐정맥 환류 이상, ④ 수술 전에 심한 심부전, 폐부종, 저산소증, 대사성 산증 등으로 전신 상태가 불량한 경우, ⑤ 저체중아, 미숙아

▦ 수술 후 폐정맥의 협착

- 수술 후 별 문제없이 회복되었던 환자에서 1~6개월 이후에 서서히 호흡 곤란, 심부전, 수유곤란, 폐부종, 폐렴 등의 증상이 나타나면 폐정맥과 좌심방 사이에 연결해 준 부위의 협착 또는 폐정맥 자체가 좁아졌는지를 의심해야 한다.
- 수술 전에 폐정맥 협착이 있었던 환자의 약 5~15%에서 발생하며 만기 사망의 가장 흔한 원인이다.
- 이러한 합병증이 의심되면 즉시 CT, MRI 또는 심혈관 조영술을 시행하여 확인하여 치료방법을 강구해야 한다.
- 수술 전에 폐동맥 고혈압이 특히 심했던 환자, 폐정맥 환류의 경로에 협착이 있었던 경우, 하 심장형, 또는 혼합형의 전 폐정맥 환류 이상에서 이런 후유증이 특히 자주 발생한다.
- 보통 수술 후 6개월 이내에 나타나며 폐정맥 혈류가 좁아지는 부위에 따라 다음과 같이 크게 두 가지 유형으로 나누어서 생각할 수 있으나 두 군데의 협착이 같이 있거나 또는 명확하게 구별이 되지 않는 경우도 있다.

① **수술부위가 좁아짐 :** 폐정맥들이 모인 방을 좌심방의 뒷벽과 연결해 준 부위가 좁아지는 경우로써 대부분 재수술로 이 부위를 넓혀주면 완쾌가 가능하다.

② **수술 후 각각의 폐정맥들이 좁아지는 경우**

수술 후 폐정맥 자체 내에서 일어나는 협착은 수술 부위와는 상관없이 폐정맥 벽 자체가 두터워지고 섬유화되면서 생기는 현상으로 원인은 밝혀지지 않았다. 수술 전에 이미 각각의 폐정맥이 작았던 경우, 폐정맥들이 모인 방이 작았던 경우, 또는 폐정맥 환류의 경로에 협착이 심했던 경우, 폐동맥 고혈압이 심했던 환자들에서 특히 더 잘 발생한다. 한 개의 폐정맥만이 좁아진 경우에는 대개 생존이 가능하나 여러 개의 폐정맥들이 좁아지면 생존이 어렵다. 이와 같이 폐정맥 하나 하나가 좁아진 경우는 치료가 매우 어렵다. 재수술, 풍선 확장술, 스텐트 삽입술 등이 시도되나 결과는 좋지 않다. 이와 같이 폐정맥 협착에 대한 치료결과가 나쁘므로 최근 새로운 수술 방법으로 좌심방과 폐정맥간의 연결부위를 직접 꼬매지 않고 심낭으로 연결부위를 둘러싸 줌으로써 좌심방의 일부를 새로 더 크게 만들어 주는 방법(creation of sutureless neoatrium)이 효과적이라는 보고가 있으나 장기적으로 효과가 있는지는 아직 알 수 없다.

▦ 특이 사항

1) 전 폐정맥 환류 이상은 대부분 완쾌가 가능한 심장병이다.

수술 후 폐정맥 협착이 생기는 극소수의 환자들을 제외한 나머지 대부분의 환자들에서는 장기적으로 관찰하여 보아도 특별한 후유증이나 합병증이 생기지 않는다. 즉 수술 후 6개월 내지 1년 안에 합병증이 발생하지 않으면 그 후에 후유증이 나타날 확률은 거의 없으며 생존율도 정상인과 같다.

2) 전 폐정맥 환류 이상 중 폐정맥 혈류에 협착이 있는 경우에는 심잡음이 크게 들리지 않으며 가슴 X-선 사진에서 심장이 커 보이지도 않으므로 진단을 놓치기 쉽다.

대개 선천성 심장병이라고 하면 일반적으로 가슴 X-선 사진에서 심장이 커져 있으며 심장의 청진 상 큰 심잡음이 들린다고 생각한다. 그러므로 심장이 크지 않으며 심잡음도 들리지 않거나 매우 약하게 들리는(폐정맥 환류에 협착이 있는) 전 폐정맥 환류 이상에서는 진단을 놓치기 쉽다.

21 CHAPTER

좌심 형성 부전 증후군 (Hypoplastic Left Heart Syndrome)

정의

- 승모판의 심한 협착이나 폐쇄
- 좌심실 형성 부전(매우 작다)
- 대동맥 판막의 심한 협착이나 폐쇄
- 상행 대동맥의 심한 형성 부전(매우 작음)

위의 여러 기형을 포함한 선천성 심장 기형이다.

빈도

서양에서는 생존 출생아 1,000명당 0.05~0.25명, 선천성 심장병 전체의 약 1~3%의 빈도로 발견된다. 그러나 신생아에서의 빈도는 8~9%로써 선천성 심장병으로 인한 신생아기 사망의 가장 흔한 원인이다. 서양에 비해서 국내에서는 빈도가 낮은 것으로 알려져 있다. 여아보다 남아(67%)에서 더 흔하다.

대동맥 판막 폐쇄, 심한 승모판 협착
(Aortic Atresia & Mitral Stenosis)

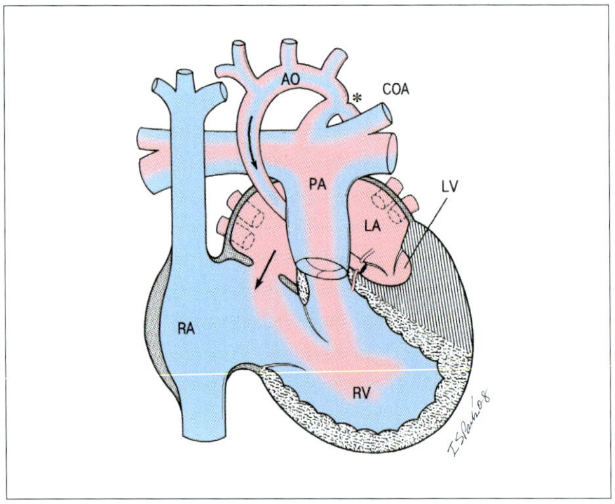

그림 21-1.

① 대동맥 판막이 완전히 막혀 있다(대동맥 판막 폐쇄).
② 상행 대동맥이 매우 가늘다. 상행 대동맥의 혈류의 방향이 정상과 반대이다. 즉 대동맥궁에서 좌심실 방향으로 거꾸로 혈류가 흘러와서 관상동맥으로 혈류를 보낸다(흰 화살표).
③ 승모판은 있으나 매우 작다.
④ 좌심실이 매우 작다.
⑤ 대부분 대동맥 축착(COA, *)이 있다.
⑥ 심방 중격 결손(화살표)과 동맥관이 열려 있어야만 생존이 가능하다.

(심실 중격 결손이 동반된) 대동맥 판막 폐쇄, 심한 승모판 협착
(Aortic Atresia, Severe MS & VSD)

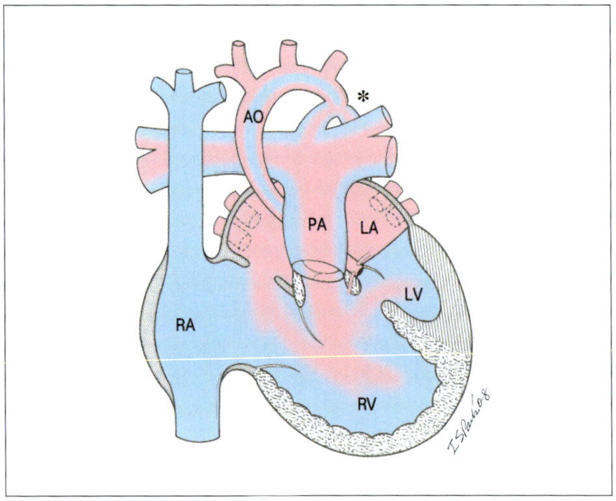

그림 21-2.

① 대동맥 판막이 완전히 막혀 있다.
② 상행 대동맥이 매우 가늘다.
③ 승모판도 완전히 막혀 있다(승모판 폐쇄).
④ 좌심실이 작으나 심실 중격 결손이 있는 경우의 좌심실 크기는 그림 21-1인 경우보다 약간 크다.
⑤ 대부분 대동맥 축착이 있다(*).
⑥ 심방 중격 결손과 동맥관이 열려 있어야만 생존이 가능하다.

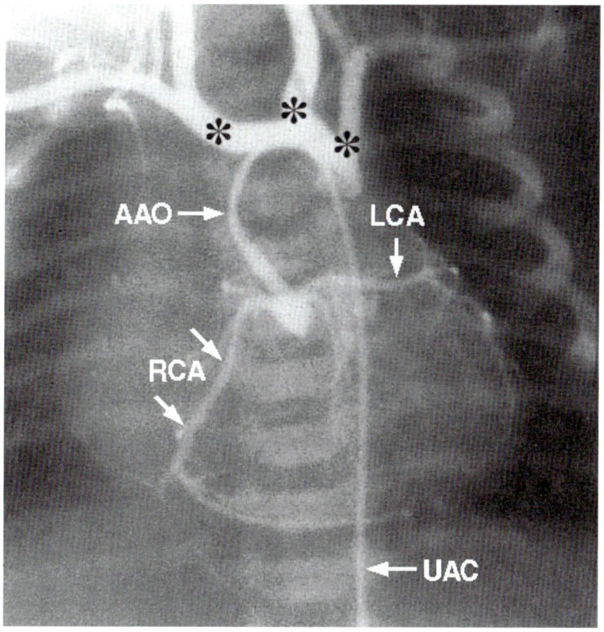

그림 21-3. 신생아에서 배꼽 동맥 도관(umbilical artery catheter, UAC)을 통하여 하행 대동맥으로 넣어서 동맥관 높이에 위치한 후에 조영제를 주사하면서 찍은 사진.

조영제가 거의 정상 크기의 대동맥궁으로 부터 역류해서 매우 가느다란 상행 대동맥과 양쪽 관상동맥(RCA, LCA, 화살표)을 채우는 것이 보인다. 좌심실에서 상행 대동맥으로 올라오는 혈류가 전혀 없는, 즉 대동맥 판막 폐쇄의 진단을 확인시켜 주는 사진이다. 정상크기의 대동맥궁에서 머리와 상지로 가는 역시 정상 크기의 세 개의 분지들이 보인다(*). 과거에는 이런 방법의 조영술을 많이 하였으나 최근 초음파, MRI, 등 영상기술의 발달로 이러한 조영술은 시행하지 않는다.

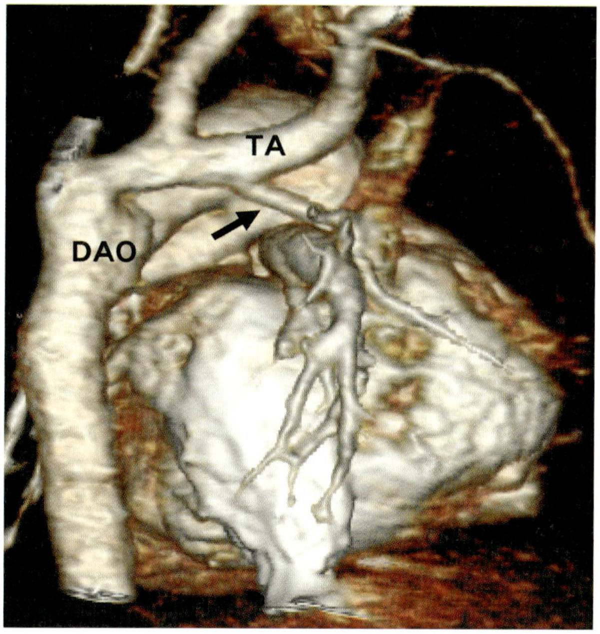

그림 21-4. 대동맥판막과 승모판이 모두 완전히 막힌 신생아의 CT 사진. 매우 가느다란 상행 대동맥(화살표)이 보인다. 대동맥궁(transverse arch TA)과 하행 대동맥(DAO)이 보인다.

종류

1. 승모판 폐쇄, 대동맥 판막 폐쇄, 좌심실이 거의 없는 형(가장 심한 형)
2. 대동맥 판막 폐쇄, 심한 승모판 협착(가장 흔한 형, 그림 21-1)
3. 대동맥 판막 폐쇄, 심한 승모판 협착, 심실 중격 결손이 동반됨(그림 21-2)

혈역학적 현상

1. 출생 전 : 출생 전 태아에서는 동맥관과 난원공이 크게 열려 있으며 폐혈관 저항이 체저항보다 높으므로 태아에서의 체혈류에는 아무런 문제가 없다. 그러므로 이런 심장 기형을 가진 신생아는 출생 시 체중과 발육이 정상이다.
2. 출생 직후의 변화 : 그러나 출생과 동시에 ① 폐혈관 저항이 떨어지고, ② 동맥관이 막히며, ③ 난원공도 작아지면서 심각한 혈역학적 문제들이 발생하므로 즉시 치료하지 않으면 일찍 사망한다.
3. 관상동맥 혈류가 전적으로 동맥관에 의존한다. 따라서 동맥관이 열려 있어야만 생존이 가능하다 : 동맥관의 크기가 생존에 가장 직접적인 영향을 미치는 중요한 변수이다. 즉 동맥관이 크게 열려 있어야만 관상동맥에 혈류공급이 가능하므로 출생 후 동맥관이 막히면 관상동맥의 혈류공급 부족으로 사망하게 된다.
4. 체혈류 공급도 전적으로 동맥관에 의존한다 : 동맥관을 통한 혈류만이 상행 대동맥과 하행 대동맥으로의 유일한 혈류 공급원이므로 동맥관이 막히면 심한 저심박출, 대사성 산증, 급성 신부전, 위장관의 혈류 부족 등으로 사망하게 된다.
5. 심방 중격 결손도 커야만 생존이 가능하다 : 승모판이 완전히 막혀 있거나 심하게 좁은 경우 폐정맥에서 좌심방으로 돌아온 혈류가 나갈 수 있는 방향은 심방 중격 결손을 통해서만 가능하다. 그러므로 출생 후 심방 중격의 난원공이 막히면 좌심방 압력, 따라서 폐정맥 압력이 심하게 높아지면서 심한 폐부종, 심부전, 호흡 곤란이 생기며 사망하게 된다.
6. 심한 폐혈류 증가와 폐동맥 고혈압이 생긴다 : 우심실 혈류가 일부는 동맥관을 통해서 상행 대동맥과 하행 대동맥으로 흘러가나 혈류의 많은 부분은 폐동맥 쪽으로 흘러가므로 폐혈류량이 심하게 증가하여 심부전과 폐부종, 호흡 곤란이 생긴다.

증상

- 출생 직후 잠깐 동안에는 동맥관과 난원공이 비교적 크게 열려 있고 폐혈관 저항도 비교적 높으므로 약간의 빈호흡, 경한 청색증 이외에는 정상처럼 보인다.
- 출생 후 짧게는 수 시간에서 며칠(길어야 1주)내에 동맥관이 막히면서 쇼크 상태 같이 창백해 보이며 숨이 가쁘고 빠르며 심한 호흡 곤란, 수유 곤란, 구토, 끙끙거림, 축 늘어짐, 소변량 감소 등의 증상들이 나타나며 상태가 급격히 악화하여 사망하게 된다.

자연 경과

치료하지 않으면 대부분 생후 1주일 이내에 심한 심부전, 폐부종, 저심박출량, 급성 신부전, 대사성 산증으로 사망한다.

좌심 형성 부전 증후군의 단계적 수술

일차 수술

Norwood 수술 & Blalock–Taussig Shunt

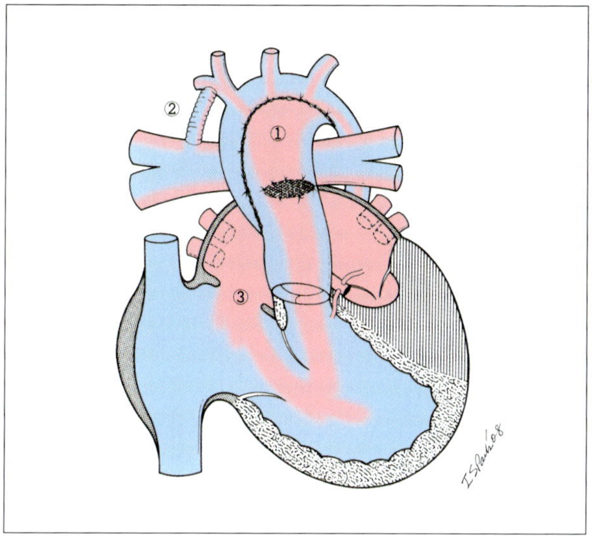

그림 21–5.

① 매우 가느다란 상행 대동맥의 옆면과 큰 주 폐동맥의 옆면을 열어서 서로 붙여줌으로써 상행 대동맥을 새로 만들어 준다. 결과적으로 우심실 혈류가 상행 대동맥과 관상동맥으로 흘러 들어갈 수 있게 된다.
② 양쪽 폐동맥의 기시부를 주 폐동맥에서 분리해 준 다음에 폐동맥 분지에 3.5~4 mm의 작은 Gore–tex 튜브를 이용하여 Blalock–Taussig shunt를 해 주어서 폐혈류를 확보한다.
③ 심방 중격 결손이 작으면 심방 중격 조직을 약간 제거해 주어서 좌심방의 혈류가 우심방으로 막힘없이 잘 흘러들어 오도록 한다.
④ 대동맥 축착이 있으면 이에 대한 교정수술도 함께 해 준다.

Norwood 수술 & RV–PA graft (Sano Operation)

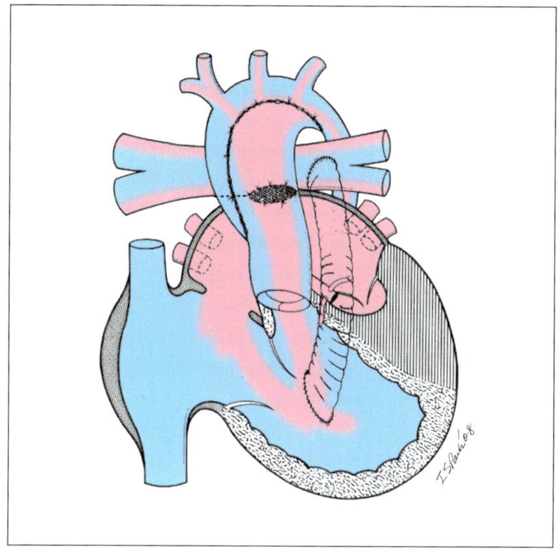

그림 21–6. 옆 그림과 같은 수술을 하지만 Blalock–Taussig shunt 대신 우심실과 폐동맥 사이에 직경 5~6 mm의 관(graft)을 넣어준다. 양쪽 폐로 혈류가 균등하게 가며 관상동맥 혈류에 더 유리하다는 장점이 있다.

수술과 도관을 이용한 시술을 동시에 해 주는 Hybrid 수술

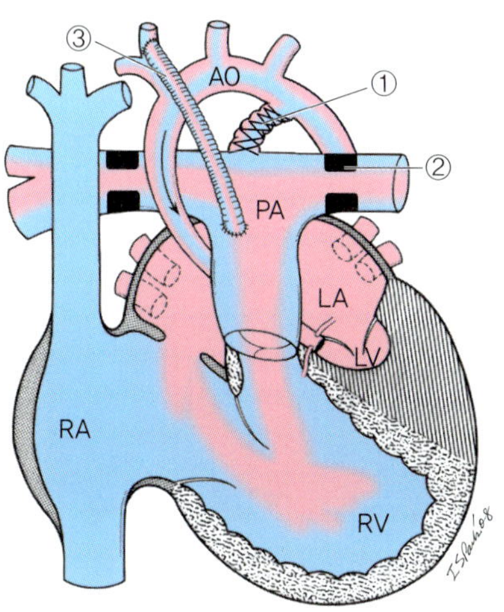

그림 21–7.

① 심도자를 이용하여 동맥관에 금속 그물망(stent)을 넣어서 막히지 않도록 해 준다.
② 양쪽 폐동맥을 묶어주거나 또는 밖에서 Gore–tex graft로 둘러싸는 방법으로 좁혀주어서 폐혈류를 제한해 준다(PA banding).
③ Reverse Blalock–Taussig shunt : innominate artery와 주폐동맥 사이에 3.5 mm graft를 넣어주어서 상행대동맥으로의 혈류를, 즉 관상동맥으로의 혈류를 좀 더 증가시키려는 것이 목적이다. 그러나 최근에는 coronary steal의 위험이 높아 reverse BT shunt는 시행하지 않는다.

이차 수술 : 양 방향성 상대정맥-폐동맥 연결 (Bidirectional Cavopulmonary Shunt, BCS)

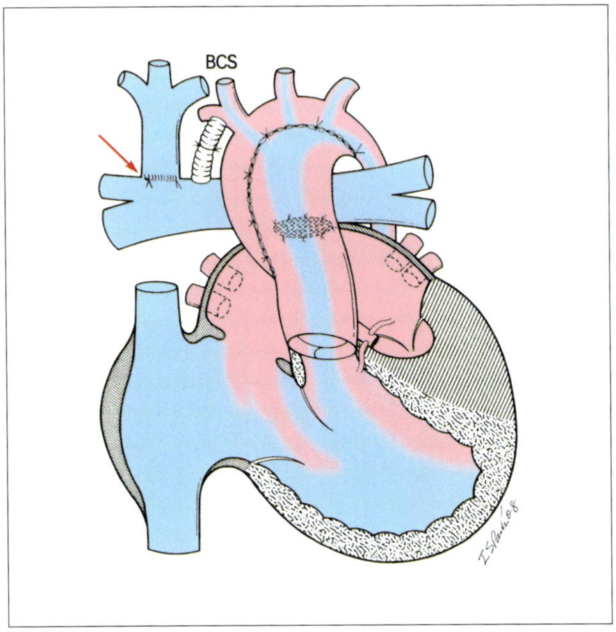

그림 21-8. 상대정맥을 오른쪽 폐동맥에 연결해 준다(화살표). 일차 수술 해준 후에 나이가 6개월이 넘으면 이차수술을 해 준다. Blalock-Taussig shunt는 막아 준다.

삼차 수술 (Fontan 수술)

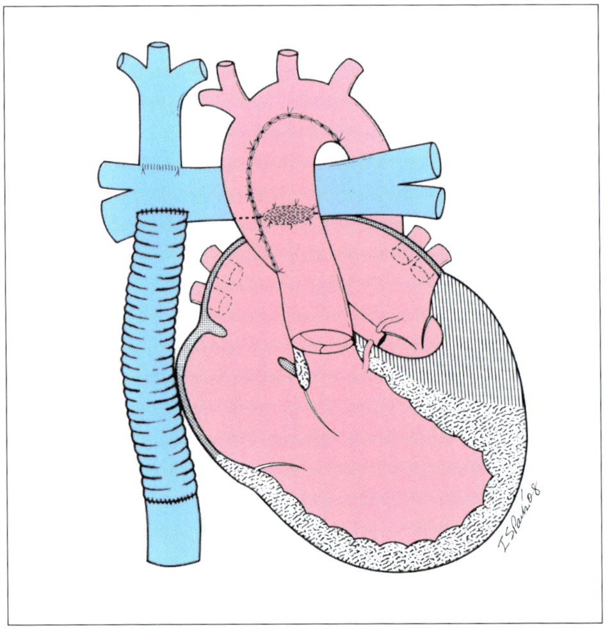

그림 21-9. 상대정맥과 폐동맥은 이미 연결되어 있으므로 하대정맥만을 폐동맥으로 연결해 주면 Fontan 수술이 완전히 끝나게 된다

▦ (수술 전) 치료

수술 전 치료원칙 : 아래 4가지를 충족시켜야 한다.

① 잘 조절 된 폐혈류(well controlled pulmonary flow)
② 원활한 체혈류(unobstructed systemic flow)
③ 원활한 관상동맥 혈류(unobstructed coronary flow)
④ 좌심방과 우심방 간의 원활한 혈류(unrestricted interatrial communication)

1. Prostaglandin E_1 : 동맥관을 열어주어서 체혈류를 유지한다.
2. 인공호흡기로 호흡을 조절 해준다(controlled ventilation) : 높은 이산화탄소 분압(PCO_2), FiO_2는 낮게 유지한다. 대개 실내공기(room air)를 준다.
3. 심방 간의 교통이 작으면 풍선을 이용한 심방 중격 절개술을 해 준다.
4. 강심제나 혈관수축제 사용은 금하며 혈관 확장제, 이뇨제 등을 준다.
5. 이 밖에 적절한 체온 유지, 혈당 농도와 전해질 농도, 혈색소 농도 등을 정상으로 유지하는 등의 전신 상태를 좋게 해주는 일반적인 치료도 적극적으로 병행하여야 한다.

▦ 단계적 수술

1차 수술 : 신생아 시기에 해주는 수술 : ① Norwood 수술, 또는 ② hybrid 수술, 또는 ③ 양쪽 폐동맥 banding 수술과 PGE_1 주사

2차 수술 : 양방향성 상대정맥-폐동맥 단락 수술, 생후 6개월 이후에 해준다.

3차 수술 : Fontan 수술, 생후 2~3세 이후에 해준다.

① 신생아기에 첫 단계로 Norwood 수술을 해 준다.
Norwood 수술 시에 폐로 혈류를 보내주기 위하여 Blalock-Taussig 단락 수술(그림 21-5) 또는 우심실과 폐동맥 사이에 관(RV-PA graft 그림 21-6)을 넣어 주기도 한다.

② 최근에는 신생아에서 일차로 해주는 Norwood 수술의 위험이 높으므로 Norwood 수술 대신 hybrid 시술(그림 21-7)을 해 주기도 한다. 양쪽 폐동맥을 좁혀주어 폐혈류를 줄여주어 폐동맥 고혈압을 방지하며, 동시에 동맥관에 stent를 넣어 주어 체혈류와 관상동맥 혈류를 확보하도록 해 주는 시술이다. 수술과 도관을 이용한 비수술 시술을 같이 해 준다고 하여 **hybrid procedure** 라고 부른다.
그러나 hybrid procedure인 경우 여러 번 시행하는 단계적 수술의 중간 사망률(interstage mortality)이 높아 더 자주 추적관찰이 필요하며 장기간 폐동맥 분지를 묶어주기 때문에(banding) 폐동맥 협착이 남거나 또는 폐동맥 발육이 부실해지는 문제들이 있어서 최근에는 이 시술은 거의 하지 않고 다시 Norwood palliation으로 돌아가는 경향이다.
그러나 1.5 kg 미만 저체중 신생아, 심장 외 기형이 동반된 경우, 우심실 기능저하, 삼첨판 폐쇄부전 등의 고위험 군에서는 hypbrid procedure가 아직 적용되고 있다.

③ Hybrid procedure 이외 다른 방법으로는 양측 폐동맥 분지 banding 후 2~3주간 PGE_1을 투여하면서 관찰하고 신생아 시기가 지난 후에 Norwood 수술을 하는 경우도 있다.

▦ 단계적 수술 결과

1. 첫 단계 Norwood 수술의 수술 사망률은 35% 정도이다.
2. 두 번째 단계 수술인 양 방향성 상대정맥-폐동맥 단락술의 수술 사망률은 5% 이하이다.
3. 첫 단계 수술을 받은 환자들 중에서 Fontan 수술까지 성공적으로 마칠 수 있을 가능성은 약 50% 정도이다.
4. 신생아에서 이와 같은 단계적 수술을 많이 하는 서양 일부 병원에서의 보고에 따르면 5년 생존율이 70%에 이른다고 보고하고 있다.

22 CHAPTER

총 동맥간증 (Persistant Truncus Arteriosus)

정의

대동맥과 폐동맥으로 나뉘어지지 않은 하나의 총동맥간이 심실 중격 결손 위에 걸쳐서 양 심실로부터 기시하여 양 심실로부터 혈류를 받으며 총동맥간에서 상행 대동맥, 폐동맥, 관상동맥이 나온다. 즉 폐동맥 판막과 대동맥 판막이 분리되지 않아서 하나의 공통판막을 이루며 상행 대동맥과 주 폐동맥 사이를 분리하는 칸막이도 없다. 폐동맥이 동맥간 판막 근처에서 나온 후 좌, 우 폐동맥으로 갈라진다.

빈도

출생 생존아 1,000명 중 0.034~ 0.210명 정도이며, 선천성 심장병 환자의 약 1%로써 드문 기형이다.

동반 기형

- 동맥궁 단절, DiGeorge 증후군과 동반될 수 있다(제2장 참조). 따라서 출생 전이나 후에 총동맥간증이 발견되면 이와 같은 동반 기형의 유무, 특히 DiGeorge 증후군에 대한 검사와 염색체 검사를 해야 한다.

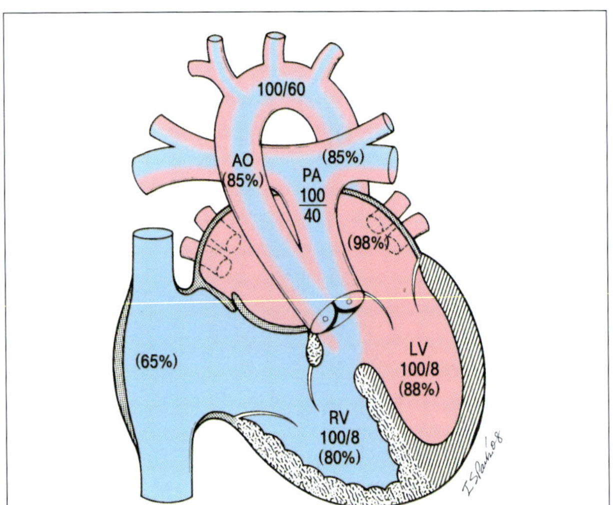

그림 22-1. 총 동맥간증의 모식도

완전 교정 수술 (Rastelli 수술)

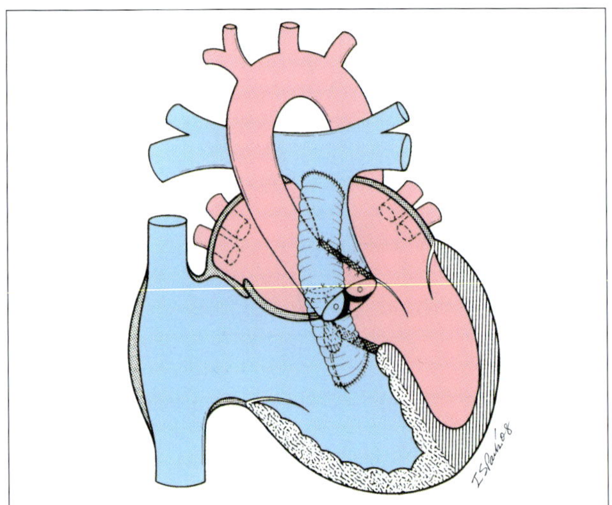

그림 22-2.

① 동맥간에서 특수 헝겊(patch)으로 대동맥과 폐동맥의 기시부를 분리한다.
② 다른 특수 헝겊으로 심실 중격 결손을 막는다.
③ 우심실과 새로 분리된 주 폐동맥 사이에 판막이 들어 있는 인조 혈관(valved conduit)이나 동종이식 판막(homograft valve)을 넣는다.
④ 동맥간 판막의 기형이 심하면 이에 대한 성형수술(valvuloplasty)을 해준다.

- 한쪽 폐동맥이 없기도 한다.
- 동맥간 판막의 역류가 25~50%의 환자에서 동반된다.
- 동맥간 판막의 협착도 동반되나 역류보다는 덜 흔하다.

혈역학적 현상

- 폐동맥과 대동맥 사이의 벽이 없으므로 폐동맥 압력이 대동맥 압력과 같다. 폐혈류량이 심하게 증가하므로 심부전이 일찍 나타나며 폐동맥 고혈압과 Eisenmenger reaction도 일찍 심하게(생후 6개월 이전에) 나타난다.
- 동맥간 판막이 완전히 정상인 경우는 매우 드물며 대부분 두터워져 있으며(협착) 또한 잘 닫히지도 않아서 역류도 흔하다. 이러한 협착과 역류로 인하여 심실의 부담은 더욱 증가한다.

자연 경과

1. 수술하지 않으면 대부분 생후 1~2세 이전에 사망한다.
2. 심부전이나 이로 인한 폐렴 등의 호흡기 합병증으로 조기 사망한다.
3. 심한 폐동맥 고혈압이 오래 지속되어 Eisenmenger reaction으로 인한 폐혈관의 폐쇄로 사망한다.
4. 심내막염의 위험이 높다.

치료 원칙 및 수술 시기

심부전 증세를 보이는 영아에서 수술 전에 일시적으로 약물 치료를 하나 결국 수술을 3개월 이내에 해 주어야 한다. 3개월이 넘으면 폐저항이 이미 너무 높아져서 수술의 위험이 매우 높아진다. 즉 생후 1~2개월경에 수술하는 것이 좋으며 3개월 이내에, 늦어도 6개월 이전에 수술하는 것이 원칙이다.

수술

1. 완전 교정 수술 : Rastelli 수술(그림 22-2)
2. 폐동맥 banding 수술 : 대부분의 환자에서는 완전 교정술이 가능하나 간혹 완전 교정 수술이 불가능한 경우에는 각각의 폐동맥을 조여 주어서 폐동맥 고혈압으로 인한 폐혈관의 손상을 막아주고 환자가 좀 더 성장한 후에 완전 교정 수술을 해 주기도 한다.

수술 후 문제점

1. 우심실과 폐동맥을 연결한 인공혈관이나 동종이식 판막이 환자가 성장함에 따라 커지지 못하므로 환자가 어느 정도 자란 후에 성인 크기의 판막으로 다시 바꾸어 주어야 한다.
2. 동종이식 판막인 경우 칼슘 침착으로 인한 협착이나 판막의 변성으로 인한 판막 역류가 생기면 새 판막으로 바꾸어 주어야 한다.

23
CHAPTER

혈관륜 (Vascular Rings and Slings)

정의

대동맥궁을 포함한 혈관들이 비정상적으로 링을 형성하면서 기도와 식도를 둘러싸는 기형이다.

종류

1. 중복 대동맥궁
2. [우측 대동맥궁, 좌측 쇄골 하 동맥 이상기시, 좌측 동맥관 개존 혹은 동맥관 인대]로 구성되는 혈관륜
3. 왼쪽 폐동맥 sling
4. 기타 드문 형태의 혈관륜

빈도

전체 심혈관 기형의 1% 미만을 차지하며 [① 중복 대동맥궁]과 [② 우측 대동맥궁과 좌 쇄골하동맥 이상기시, 좌측 동맥관 개존 혹은 동맥관 인대]가 혈관륜의 대부분(95%)을 차지한다.
단독 기형인 경우보다는 다른 선천성 심장 기형들에 동반되는 경우가 훨씬 더 흔하다.

1. 중복 대동맥궁(Double Aortic Arch)

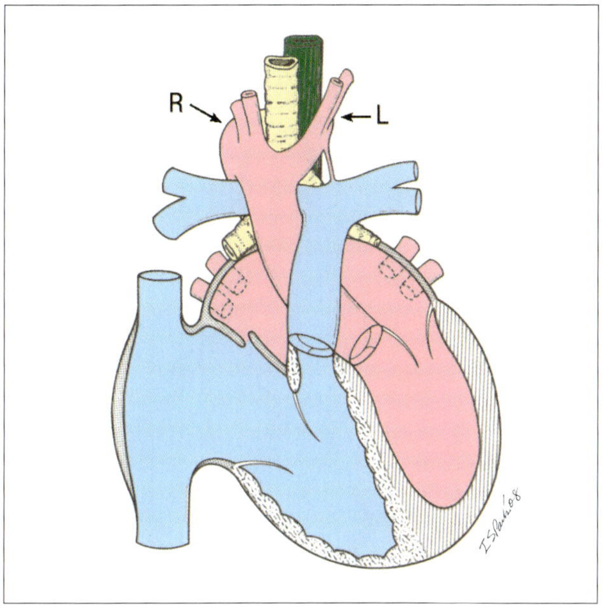

그림 23-1. 대동맥궁이 양쪽에 각각 한 개씩 있으며(R, L) 이 두 대동맥궁이 뒤에서 연결되어 완전 혈관 ring이 되어 식도와 기도를 뒤에서 누른다.

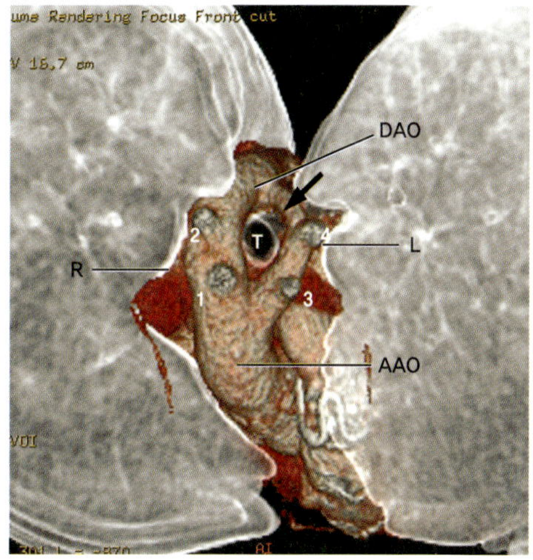

그림 23-2. 중복 대동맥궁의 삼차원 CT 사진. 중복 대동맥궁을 위에서 내려다 본 모습. 상행 대동맥(AAO)이 머리쪽으로 올라가다가 오른쪽과 왼쪽으로 갈라져서 중복 대동맥궁이 된다. 우측 대동맥궁(R arch)이 왼쪽(L arch)보다 크다. 화살표는 양쪽 대동맥궁을 기도와 식도의 뒤에서 연결하는 대동맥 부분을 나타내며 이로써 완전한 혈관륜이 된다.
T : trachea(기도)

식도 조영술

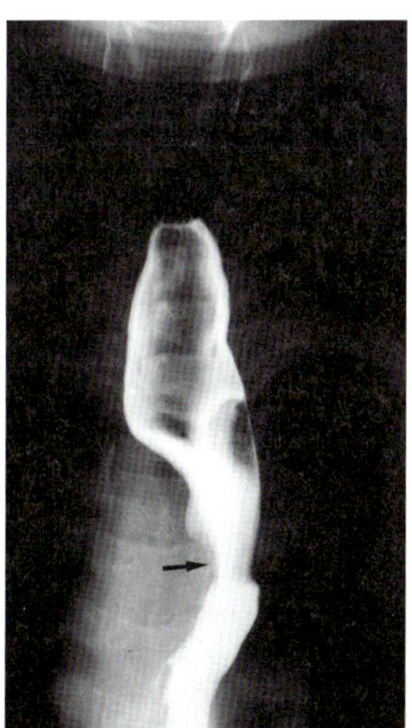

그림 23-3. 정면사진. 혈관륜으로 인하여 식도가 눌려 있다(화살표)

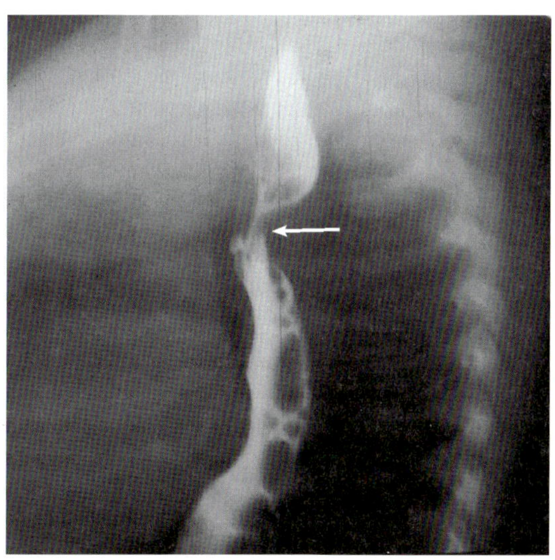

그림 23-4. 측면사진. 식도가 뒤쪽으로부터 심하게 눌려 있다(화살표). 왼쪽 폐동맥 sling을 제외한 모든 혈관륜에서 공통적으로 보이는 소견이다.

2. [우측 대동맥궁, 좌측 쇄골 하 동맥 이상기시, 좌측 동맥관 개존 혹은 동맥관 인대]로 구성되는 혈관륜 (Right Aortic Arch, Retroesophageal Left Subcvlavian Artery, Left PDA or Ligamentum)

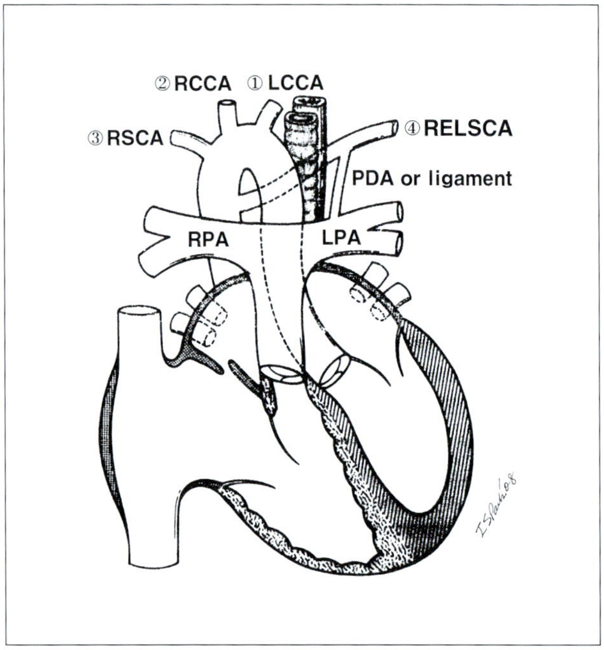

그림 23-5. 왼쪽 쇄골 하 동맥(④ RELSCA)이 대동맥궁의 마지막 분지로써 하행 대동맥에서 나와서 식도의 뒤를 돌아서 왼쪽 팔을 향하며 주행한다. 이때 왼쪽 동맥관 이동이 있으면 완전한 ring이 형성된다. 동맥관은 열려 있을 수도 있고(PDA) 닫혀 있을 수도 있다(동맥관 인대). ① LCCA: 왼쪽 경 동맥, ② RCCA: 오른쪽 경 동맥 ③ RSCA: 오른쪽 쇄골 하 동맥 RPA:오른쪽 폐동맥, LPA: 왼쪽 폐동맥

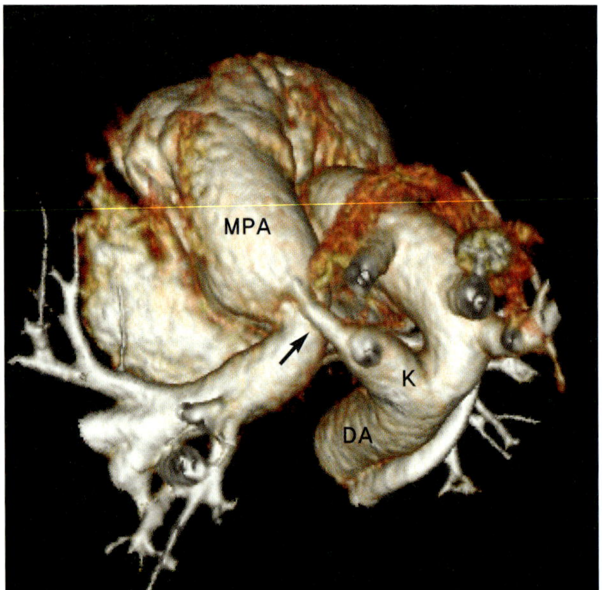

그림 23-6. 동맥관 개존으로 내원한 11개월된 아이의 CT. 머리에서 내려다 보면서 약간 비스듬히 뒤에서 본 사진. 하행 대동맥에서 나온 돌기같은 조직(Kommerrell's diverticulum, K)에서 동맥관(화살표)이 나오고 주폐동맥(MPA)과 연결된다. 따라서 동맥관으로 인하여 완전한 혈관륜이 만들어진다.

3. 왼쪽 폐동맥 Sling (LPA Sling)

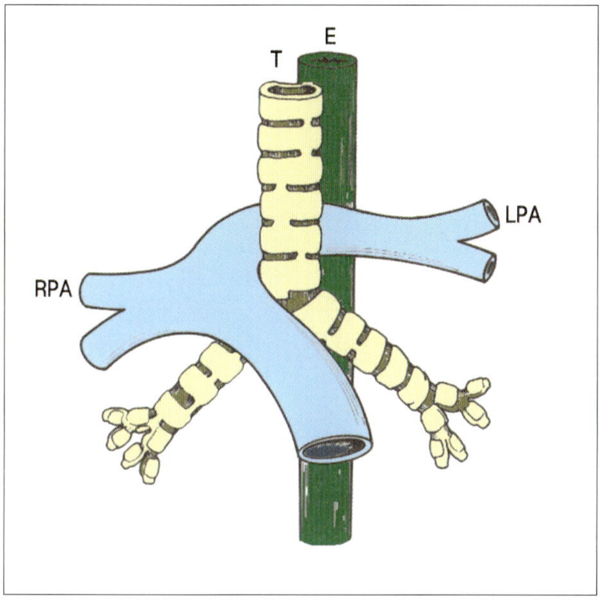

그림 23-7. 왼쪽 폐동맥(LPA)이 오른쪽 폐동맥(RPA)에서 나와서 뒤로 돌아서 식도(E)와 기도(T) 사이를 지나서 왼쪽 폐로 들어가므로 식도의 앞쪽이 눌린다.

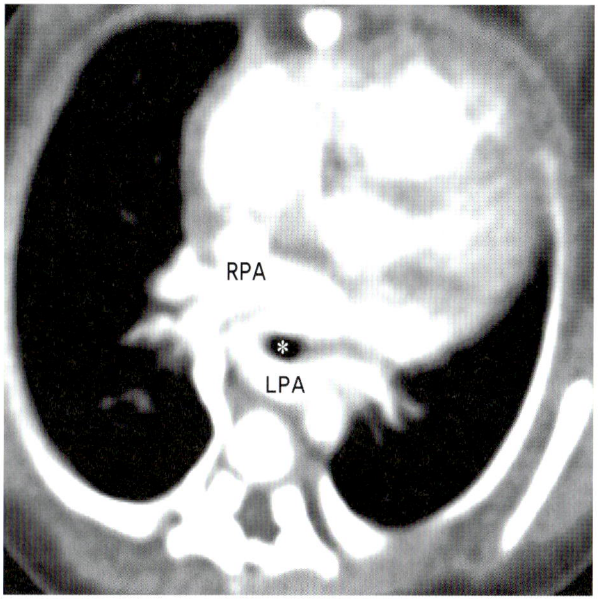

그림 23-8. 1개월된 남아의 CT 사진. 왼쪽 폐동맥(LPA)이 오른쪽 폐동맥(RPA)에서 나와서 기도(*)의 뒤를 돌아 왼쪽 폐를 향해 주행한다.

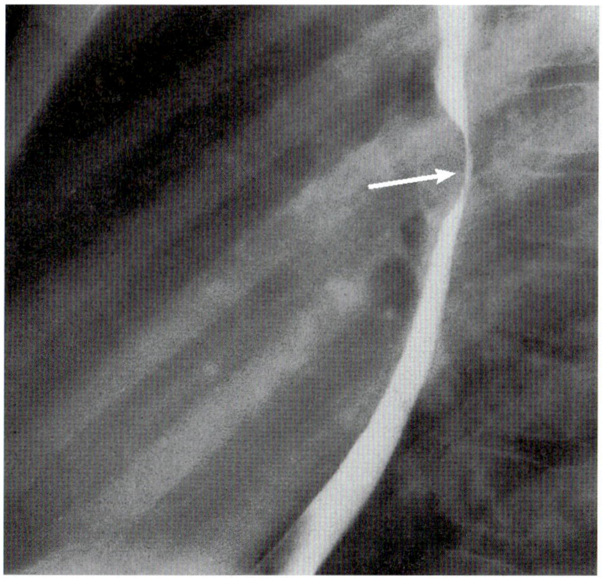

그림 23-9. 폐동맥 슬링에서의 식도 조영술의 측면 사진. 다른 형태의 혈관륜과 달리 식도의 앞 쪽이 눌린다.

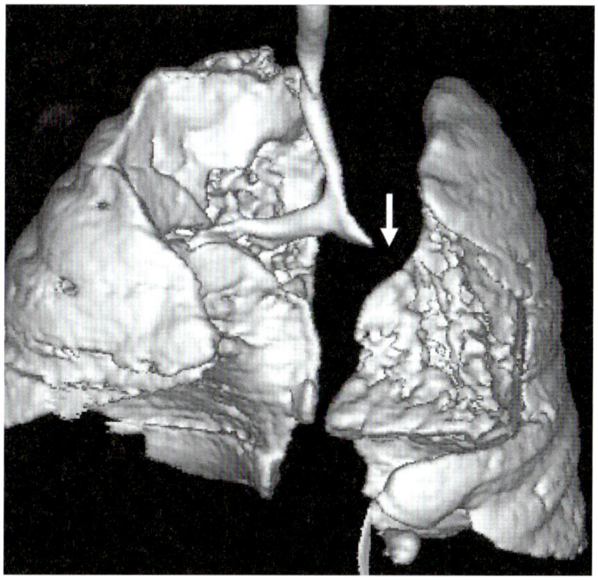

그림 23-10. 완전 방실 중격 결손과 왼쪽 폐동맥 sling이 동반된 6개월된 아이의 CT 사진. 호흡곤란과 심부전 증세가 있었다. 왼쪽 기관지가 심하게 좁아져서 거의 끊어진 듯이 보인다(화살표).

증상

- 특별한 자각 증상 없이 지내다가 우연히 발견되기도 하며 때로는 심장의 다른 동반 기형에 관한 검사도중에 우연히 발견되는 경우도 드물지 않다.
- 증상이 있는 경우에는 기도에 의한 증상들로 숨쉴 때 끅끅거리는 소리(천명, stridor), 호흡 곤란, 개 짖는 소리 같은 기침, 크고 거친 호흡 소리, 음식을 먹을 때에 나타나는 반사성 무호흡, 잦은 폐렴, 기관지염, 천식 등이다. 식도 압박에 의한 증상으로는 구토, 잦은 사래 걸림, 음식물, 특히 고형음식을 삼키기 어려움, 빨리 먹기 힘들어 함 등을 호소하기도 한다.
- 원인 모르게 폐렴이 지속되거나 자주 재발하면 여러 질병을 고려해야 하나 특히 고려해야 할 병이 혈관륜이다.

진단 방법

1. 초음파 검사

가장 기본되는 초기 검사로써 혈관륜을 볼 수 있을 뿐만 아니라 심장 내부의 동반 기형을 확인하는 데에도 중요하다.

2. 식도 조영술

혈관륜의 가장 쉽고도 경제적인 진단방법이다. 조영제인 barium을 먹고 식도의 정면 사진과 측면 사진을 찍는다. 혈관륜이 있으면 식도가 외부에서 눌린 모양이 잘 보인다. 정면사진에서는 식도의 옆면이 눌리며 측면 사진에서는 폐동맥 슬링을 제외한 다른 모든 종류의 혈관륜에서 식도의 뒷면이 눌리는 것이 관찰된다.

3. 3차원 CT 촬영(3D CT)

3차원으로 CT 영상을 재구성하여 확진에 중요하며 주위 조직과의 관계를 이해하는 데 도움이 된다. 수술 전 필수적인 검사이다.

치료 원칙과 수술 방법

- 증상이 있으면 수술하며 특히 호흡 곤란, 호흡기 감염, 무호흡 발작이 있으면 진단 즉시 수술한다.
- 혈관륜이 있더라도 모두 수술해 주어야 하는 것은 아니며 증상이 없으면 수술하지 않는다. 그러나
- 증상이 없더라도 심장의 다른 기형에 대한 수술을 할 때에는 혈관륜의 교정도 같이 해 주는 것이 바람직하다.
- 거의 모든 혈관륜에서 왼쪽 가슴을 열고 수술한다.
- 중복 대동맥궁의 경우 상대적으로 작은 대동맥궁(대개 좌측 대동맥궁)을 잘라서 분리해 준다.
- 우측 대동맥궁과 좌 쇄골 하 동맥 이상 기시, 동맥관 개존 혹은 동맥관 인대에 의한 압박일 경우는 동맥관 개존이나 동맥관 인대만을 잘라서 분리해 줌으로써 호전된다.

- 폐동맥 슬링은 왼쪽 폐동맥을 분리하여 주 폐동맥의 정상 위치에 옮겨주는 수술을 한다.
- 기도나 주 기관지의 협착이 동반되어 있으면 기관지 수술도 해주나 수술 결과는 만족스럽지 못하다.

▦ 수술 결과, 수술 후 합병증

- 혈관륜 수술은 사망률이 매우 낮다.
- 혈관륜의 많은 경우 기도의 동반 기형이나 기도의 연골 이상으로 인하여 혈관륜에 대한 수술을 해주어도 수술 후 증상이 즉시, 완전히 없어지지 않는 경우도 많으므로 이에 대한 대비와 치료가 필요하다. 특히 폐동맥 sling에서는 기관지의 경로, 연골 이상 등의 기관지 기형이 흔히 동반되므로 수술 위험이 다소 높다. 그러나 이런 어려운 경우라도 나이가 많아지면서 기관지가 성숙하면서 점차 증상이 호전되는 경우가 많다.
- 폐동맥 sling 수술 후 연결해 준 왼쪽 폐동맥이 좁아지거나 남아 있는 기도나 기관지의 협착이 발생할 수도 있다.

24 CHAPTER

승모판과 기타 좌심실 유입로의 선천성 기형 (Congenital Mitral Valve Disease and Other Anomalies of the Left Ventricular Inflow)

빈도

- 선천성 승모판 기형이나 좌심실 유입로의 이상이 단독으로 있는 경우는 드물며 다른 선천성 심장 기형, 특히 대동맥 축착 등의 좌심실 유출로 협착을 일으키는 기형이나 양 대혈관 우심실 기시 등의 복잡 기형과 동반되어서 나타나는 경우가 훨씬 더 많다.
- 심실 중격 결손, 동맥관 개존 등의 선천성 심장병에서 좌심방과 좌심실이 늘어나면서 이차적으로(후천적으로) 생기는 승모판 역류도 비교적 흔하며 원인 되는 심장기형을 고쳐주면 없어지거나 좋아진다.
- 승모판 탈출증은 비교적 흔하며 (모든 소아의 약 2~5% 정도) 나이가 많아질수록 그 빈도가 증가한다.

종류와 기형의 형태

1. **승모판 협착(mitral valve stenosis)** : ① 판막엽이 두텁거나 ② 판막 끈이 짧거나 ③ 판막 끈과 끈 사이의 공간이 막혀 있거나 ④ 좌심실 유두근이 덜 형성되고 유두근 사이의 거리가 가깝거나 ⑤ 승모판륜이 작으면 승모판 협착이 생기게 된다. 한 환자에서 위의 병변들이 단독으로 있기보다도 여러 병변들이 같이 있는 경우가 많다.
2. **좌심방의 삼방심(cor triatriatum)** : 좌심방 안에 막 같은 조직이 있어서 폐정맥들이 모여서 이 막의 윗방으로 들어오며 이 막의 구멍을 통해서 폐정맥의 혈류들이 좌심방의 아랫쪽으로 흘러들어 온다. 이 막의 구멍이 작아서 폐정맥 혈류의 흐름이 막히면 승모판 협착에서와 같은 문제와 증상들이 생긴다.
3. **승모판 위의 막**(supravalve mitral ring or membrane, 그림 24-2)
4. **낙하산 모양의 승모판 기형** : 승모판의 판막 끈들이 좌심실 내에 한 개뿐인 유두근에 붙으므로 낙하산 같이 보이며 정상 승모판과 같이 활짝 열리지 못하므로 승모판 협착을 일으킨다. 대개 Shone 증후군의 일부로 나타난다.
5. **숀 증후군(Shone complex)** (제10장 참조, 그림 24-3)
6. 승모판 역류 : 승모판 열(cleft)을 비롯한 여러 종류의 승모판 기형에서 판만이 잘 닫히지 않아서 승모판 역류가 생긴다. 승모판 자체의 이상은 없으나 다른 심장 기형으로 인하여 좌심실이 커지면서 승모판륜이 늘어나서 생기는 이차성 승모판 역류는 원인되는 심장병을 치료해 주면 대개 없어지거나 줄어든다.
7. **승모판 탈출증(mitral valve prolapse)** : 승모판엽이나 판막 끈의 구조 결함으로 판막 엽의 일부가 심실의 수축기 도중 좌심방 안 쪽으로 튀어나가는 것을 말한다. 승모판의 변성이 동반된다. 탈출이 심하면 역류도 심하다.

승모판 협착(MS)

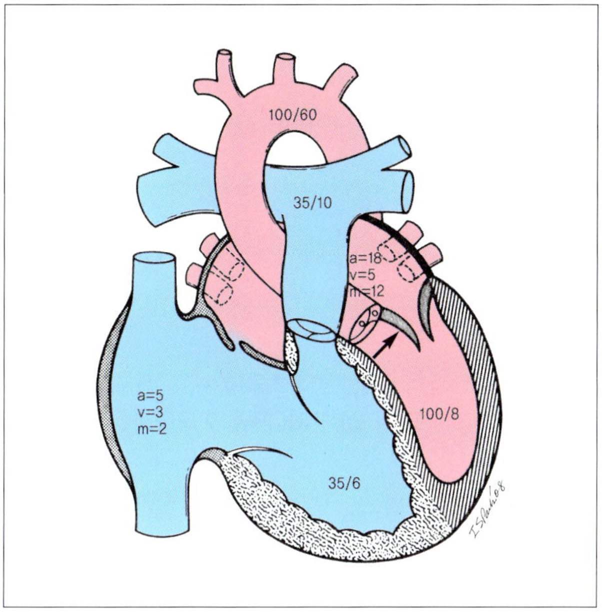

그림 24-1. 승모판 협착이 있으면 좌심방의 압력이 높아진다. 협착이 아주 심하면 폐동맥 압력도 높아진다(화살표).

승모판 위의 막으로 인한 협착 (Supravalve Mitral Ring)

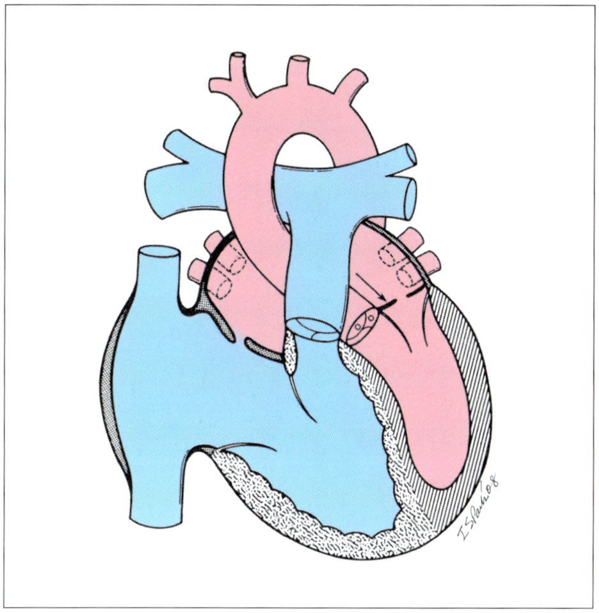

그림 24-2. 승모판의 바로 위에 막같은 조직(화살표)이 있어서 승모판 협착과 같은 문제를 일으킨다. 단독으로 있는 경우는 드물며 거의 대부분 Shone 증후군과 같은 다른 기형과 동반된다.

Shone 증후군(다발적인 좌측 심장 구조의 협착)

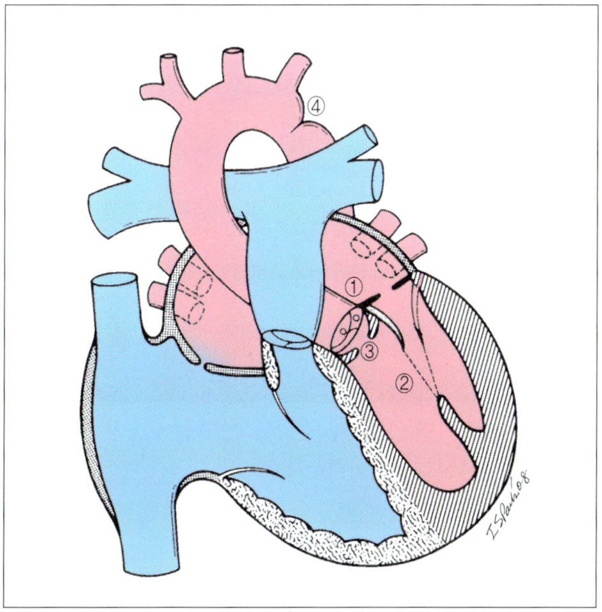

그림 24-3. 좌심실 유입로, 유출로, 대동맥궁 등 좌측 심장의 여러 조직의 협착이 있는 심장기형으로 다음과 같은 네 가지 병변 중 2개 이상이 있을 때 Shone 증후군이라고 한다(제19장 참조).

① 승모판 위의 막(supravalve mitral ring)
② 낙하산 모양의 승모판(parachute mitral valve) : 대개 한개의 좌심실 유두근을 갖는다(single papillary muscle).
③ 대동맥 판막 하 협착(subaortic stenosis)
④ 대동맥 축착(coarctation of the aorta)

좌심방의 심방심(Cor Triatriatum)

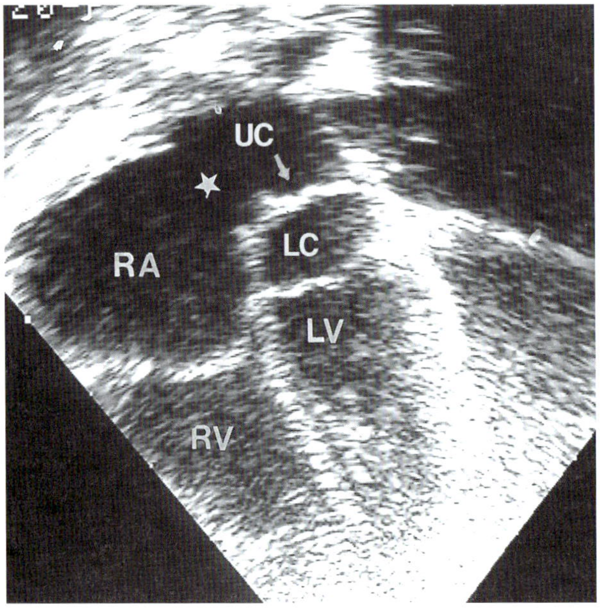

그림 24-5. 좌심방의 심방심의 초음파 사진. 좌심방 가운데에 막 같은 조직(화살표)이 있다. 폐정맥들이 모여서 이 막의 윗방(upper chamber, UC)으로 들어오며 이 막에 있는 구멍을 통해서 폐정맥의 혈류들이 좌심방의 아래방(lower chamber, LC)으로 흘러 들어온다.
★는 윗방과 우심방 사이의 심방 중격 결손을 가리킨다.

낙하산 모양의 승모판 기형 (Parachute Mitral Valve)

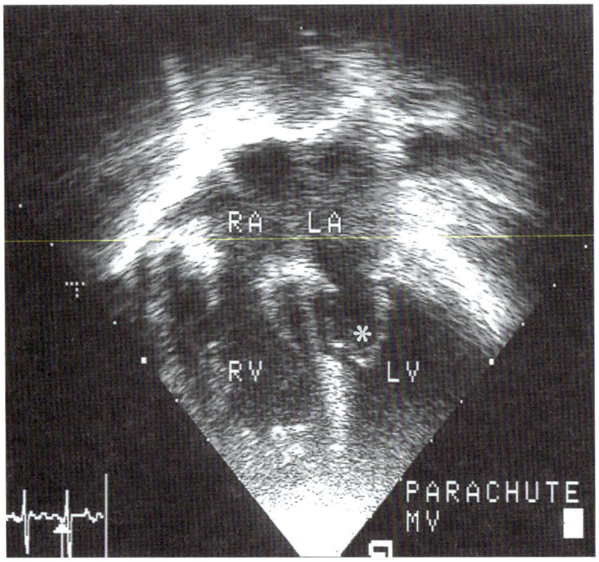

그림 24-5. 초음파 사진(apical 4-chamber view)에서 보이는 낙하산 모양의 승모판. 정상 승모판과 같이 활짝 열리지 못하고 한막 끈(chordae) 이 한 개의 유두근(single papillary muscle) 에 붙는다. 결국 승모판 협착이 생기게 된다.

승모판 열(Cleft of the Mitral Valve)

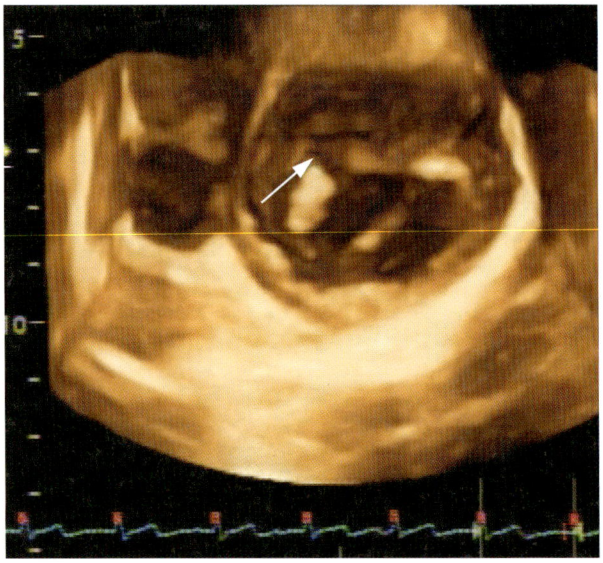

그림 24-6. 삼차원 초음파 사진. 3D화살표는 승모판 열을 가리킨다. 이를 통해서 승모판 역류가 생기게 된다.

혈역학적 현상

- 승모판 협착을 비롯한 그 밖의 여러 좌심실 유입로의 협착이 있으면 좌심방에서 나오는 혈류가 장애를 받으므로 좌심방과 폐정맥의 압력이 증가하며 폐울혈과 폐부종, 심하면 폐동맥 고혈압이 생긴다.
- 승모판 역류가 있으면 좌심실로 들어간 혈액이 다시 좌심방으로 역류하므로 좌심방과 좌심실이 커지며 심하면 좌심방, 폐정맥 압력이 증가하며 폐울혈과 폐부종이 생긴다. 승모판 폐쇄 부전도 심하면 폐동맥 고혈압이 생길 수도 있으나 승모판 협착보다는 덜 심하다. 승모판 역류가 심하고 오래 지속되면 좌심실이 늘어나며 결국에는 좌심실의 근육 손상으로 인하여 기능이 떨어지며 심부전이 생긴다.

증상

협착이나 역류가 심할수록 어릴 때부터 증상이 나타나며 호흡 곤란, 빠른 호흡, 수유 곤란, 발육 부전, 잦은 호흡기 감염 등의 증상이 나타난다. 그러나 협착이나 역류가 심하지 않으면 증상이 없다.

수술 방법, 수술 시기, 수술 결과

- 인공판막으로 교체하기보다는 가능하면 판막의 성형술을 해 주는 것이 좋다.
- 승모판 역류로 판막륜이 심하게 늘어나 있으면 판막 교정과 동시에 판막륜을 조여주는 링을 넣는다.
- 판막을 교정하기가 불가능할 정도로 기형이 심하면 승모판을 떼어내고 플라스틱 인공판막으로 바꾸어 준다. 그러나 인공판막은 아이가 성장하면서 같이 자라지 못하므로 아이가 성장한 후에 큰 것으로 갈아주어야 하는 문제와 평생 항응고제를 복용해야 하는 문제 때문에 소아에서, 특히 임신과 출산의 가능성이 있는 여자환자에서는 바람직하지 않다. 따라서 가능하면 아이가 어느 정도 성장할 때까지 수술을 미루는 것이 좋다.
- 막 같은 조직이 좌심방 혈류를 막는 경우에는 막을 완전히 제거해주면 완치된다.
- 승모판 역류는 증상이 있으면 물론 수술해 주나 증상이 없더라도 역류가 심한 경우 좌심실의 기능이 비가역적으로 손상되기 전에 수술해 주는 것이 좋다. 그러나 적절한 수술 시기를 결정하는 것이 쉽지는 않다.

25 CHAPTER

기능성 단심실과 Fontan 수술 (Functional Single Ventricle, FSV)

정의

양 심실 교정이 불가능한, 즉 Fontan 수술 만이 가능한, 모든 형태의 심장 기형이 포함된다. 삼첨판 폐쇄, 좌심 형성 부전 증후군, 양방 단실 연결(유입), 완전 방실 중격 결손 중 한쪽 심실이 작은 경우, 등이 대표적인 단심실이나 이 밖에도 다양한 형태의 여러 심장 기형이 이에 속한다. 대표적인 단심실의 형태를 보여주는 모식도는 다음과 같다.

삼첨판 폐쇄 (Tricuspid Atresia)

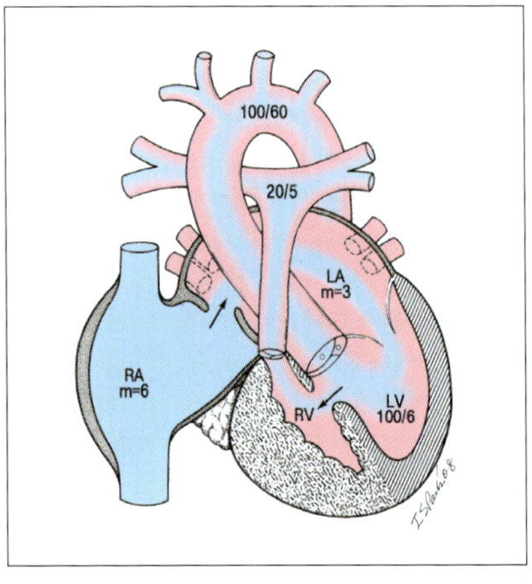

그림 25-1. 삼첨판이 막혀 있고 우심실이 매우 작다. 우심실 혈류는 우심방에서 심방 중격 결손을 통해 좌심방 → 좌심실로 들어간다.

좌심 형성 부전 증후군 (Hypoplastic Left Heart Syndrome)

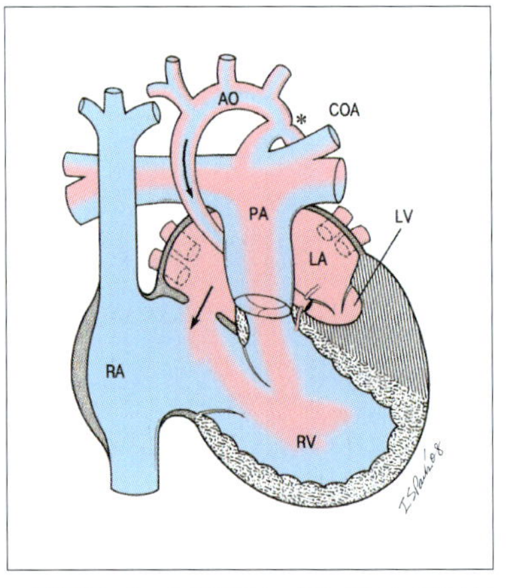

그림 25-2. 승모판이 매우 작고 좌심실이 매우 작다. 대동맥 판막도 막혀 있고 상행 대동맥이 매우 가늘다.

우심실과 삼첨판이 매우 작은 폐동맥 폐쇄 (Pulmonary Atresia with Intact Ventricular Septum with Very Small Right Ventricle

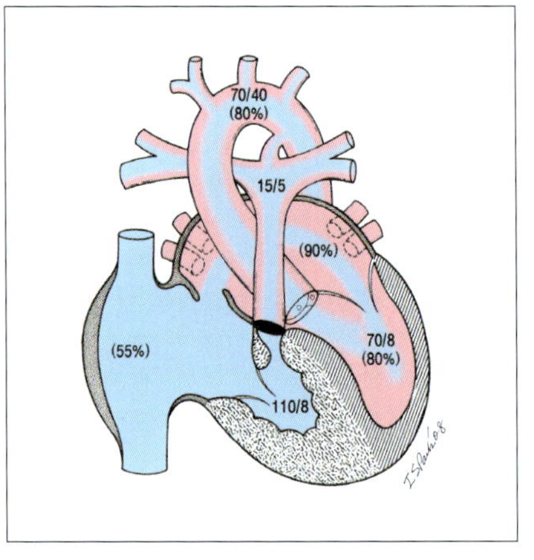

그림 25-3. 삼첨판과 우심실이 매우 작다. 우심실이 유입부와 유출부의 두 부분만 형성되어 있으며(bipartite RV) 우심 첨은 근육으로 꽉 차 있어서 내부 공간이 없다.

완전 방실 중격 결손에서 좌심실이 작은 경우 (무비 증후군을 위시한 복잡 기형에서 자주 보이는 단 심실) (Complete Atrio-Ventricular Septal Defect with Very Small Left Ventricle)

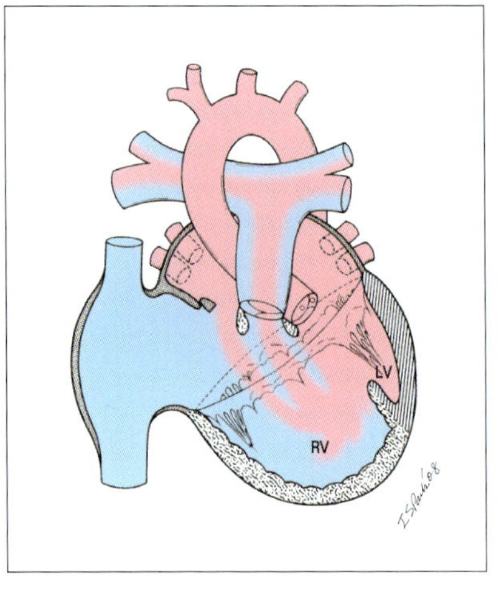

그림 25-4. 완전 방실 중격 결손에서 좌심실이 작으면 양 심실 교정수술이 불가능하므로 우심실형 단심실로 간주한다. 우심실이 작은 경우 보다 좌심실이 작은 경우가 더 흔하다.

양방 좌심실 연결(유입)
(Double Inlet Left Ventricle DILV)

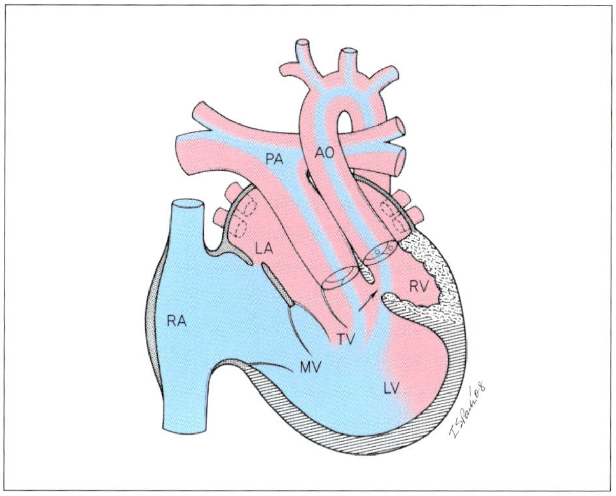

그림 25-5. 심방과 심실의 연결이 바뀌었으며 두 개의 방실 판막이 모두 좌심실 형태의 단심실로 연결된다. 삼첨판과 우심실이 작고, 대동맥이 작은 우심실에서 나온다. 심실 중격 결손(화살표)이 작아지면 대동맥으로의 혈류에 장애가 온다(대동맥 판막하 협착, subaortic stenosis due to a restrictive VSD).

양방 좌심실 연결(유입)
(Double Inlet Left Ventricle, DILV)

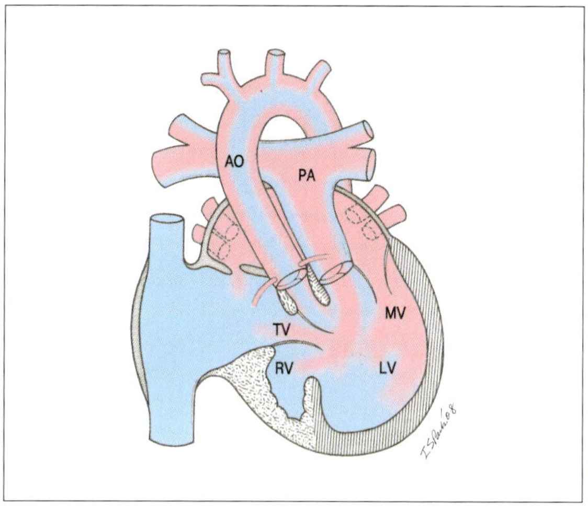

그림 25-6. 심실 중격 결손이 동반된 완전 대혈관 전위에서 삼첨판과 승모판이 모두 좌심실과 연결된다. 삼첨판과 우심실이 작다.

양방 우심실 연결(유입)
(Double Inlet Right Ventricle, DILV)

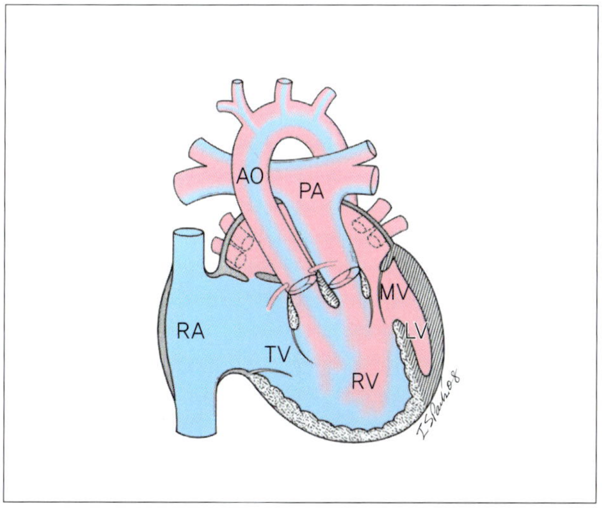

그림 25-7. 두 개의 방실 판막이 모두 우심실로 연결되며, 양대혈관도 우심실에서 나온다. 승모판과 좌심실이 작다.

심실 중격이 거의 없는 경우 (매우 큰 심실 중격 결손)
Very Large Ventricular Septal Defect
(Common Ventricle)

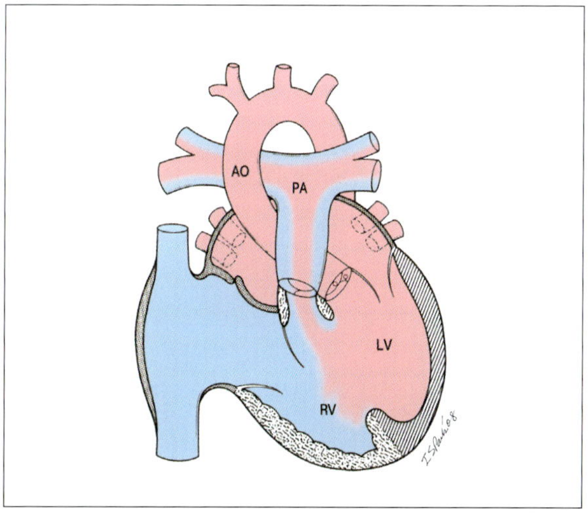

그림 25-8. 심실 중격이 너무 크면 수술로 두 개의 심실로 분리해 주는 것이 위험하므로 단 심실의 수술 방법과 같은 치료를 해준다.

(폐동맥 판막 협착 또는 폐쇄로 인하여) 폐혈류가 감소된 단심실에서의 단계적 수술

1차 수술 : Blalock–Taussig Shunt

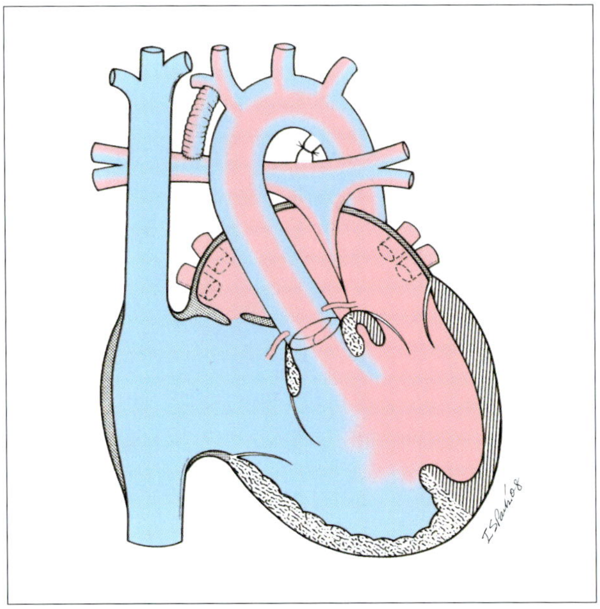

그림 25-9. 쇄골하 동맥과 폐동맥 사이에 3.5~4 mm 크기의 Gore–terx 관을 넣어준다.

2차 수술 : 양방향성 상대정맥–폐동맥 단락 수술

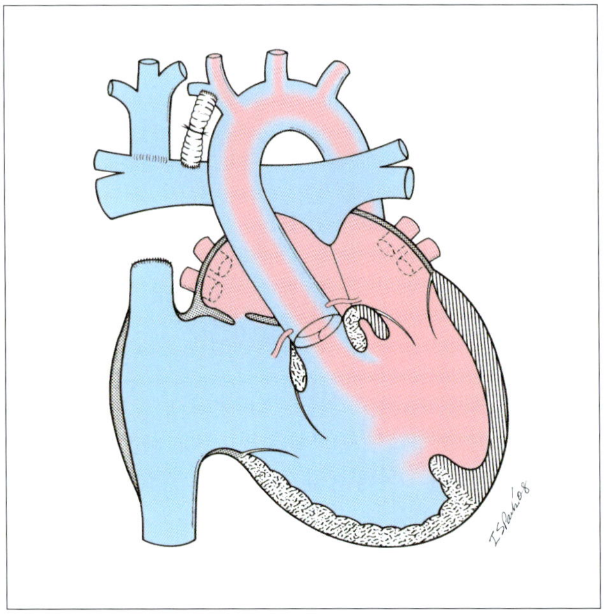

그림 25-10. 상대정맥과 같은 쪽 폐동맥 사이를 end–to side로 연결해 준다. 대개 나이가 6개월 지난 후에 해준다.

3차 수술 : Fontan 수술

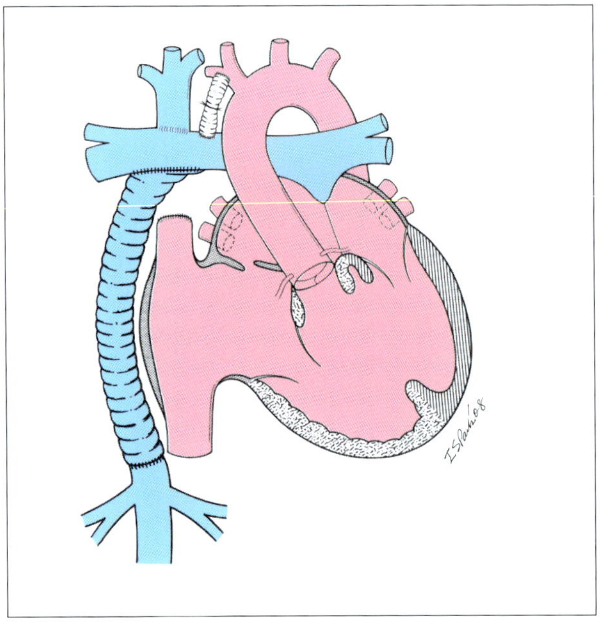

그림 25-11. 이차 수술을 이미 해준 경우에는 하대정맥과 주 폐동맥 사이에 큰 튜브를 넣어서 연결해 줌으로써 모든 정맥혈이 폐순환으로만 들어가게 된다. 대개 나이가 2세 반이 3세 지난 후에 해준다.

Fontan 수술 후

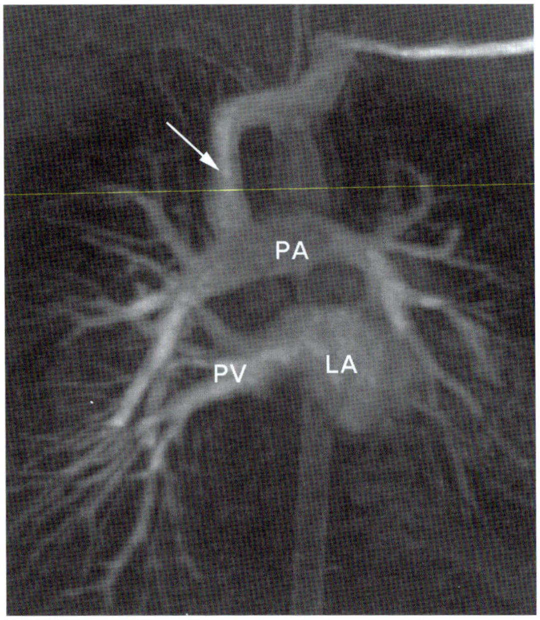

그림 25-12. Fontan 수술 10년 후에 시행한 MRI 사진. 오른쪽 BCS(화살표)를 통한 혈류가 양쪽 폐동맥(PA)을 채우고 있다. 폐동맥의 모양은 협착 없이 좋다. LA : left atrium, PA : pulmonary vein.

(폐혈류가 증가된) 폐동맥 고혈압이 있는 단심실에서의 단계적 수술

1차 수술 : 폐동맥 banding 수술

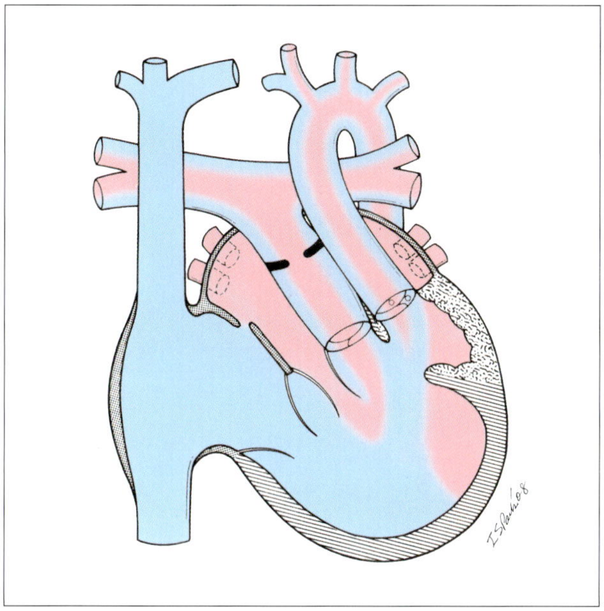

그림 25-13. 주 폐동맥 바깥으로 테이프를 감듯이 줄여주어서 폐혈류를 줄여주면서 폐동맥을 낮게 해 준다.

2차 수술 : 양방향성 상대정맥-폐동맥 단락 수술

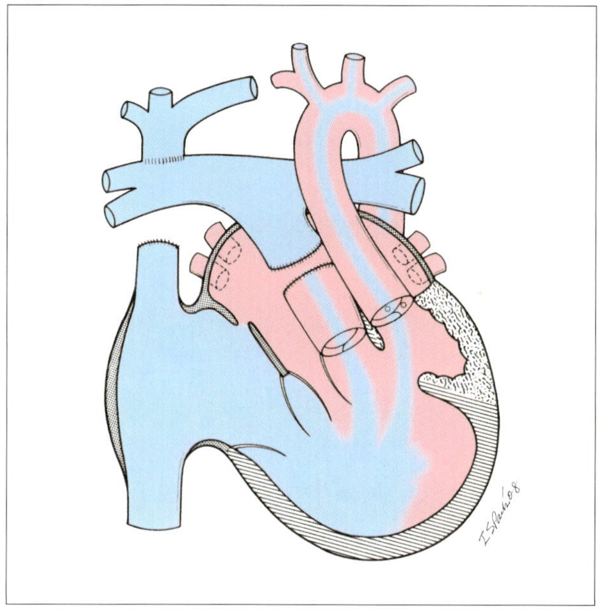

그림 25-14. 폐동맥을 완전히 묶고 상대정맥을 같은 쪽의 폐동맥에 연결한다.

3차 수술 : Fontan 수술

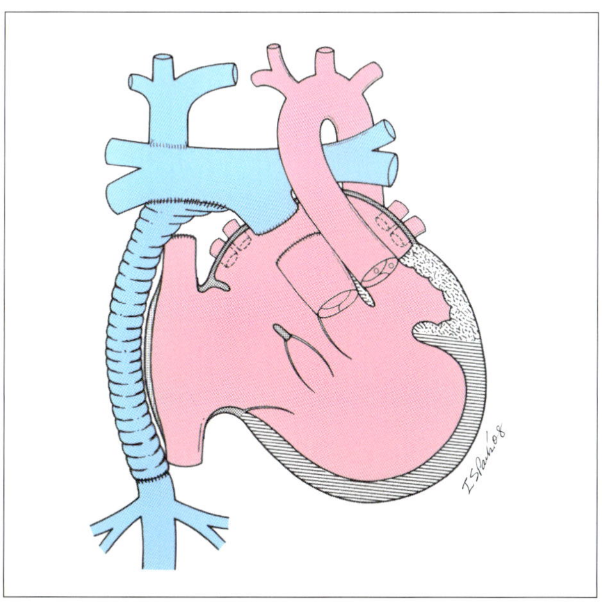

그림 25-15. 그림 25-11과 같다.

Fontan (Extracardiac Conduit) 수술 후

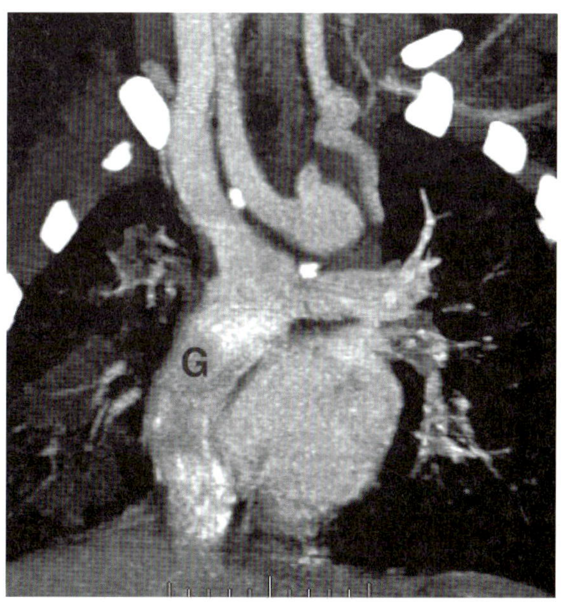

그림 25-16. Fontan 수술 후 좋은 결과를 보인 환자에서의 CT 사진. 하대정맥을 통하여 주사된 조영제가 Fontan graft(G)를 통해 양쪽 폐동맥을 채우고 있다.

단심실의 정의

- **외과적 치료 측면에서의 정의** : 양 심실 교정 수술이 불가능한, 따라서 Fontan 수술이나 1 & 1/2 심실 교정만이 가능한 심장 기형이 모두 기능성 단심실의 범주에 들어간다.
- **해부학적 정의** : 실제로 심실이 완전히 한 개(solitary ventricle)인 경우는 매우 드물며 대부분 하나의 심실은 크고 다른 하나는 매우 작은 모든 심장 기형을 말한다.

혈역학적 분류와 증상

단심실의 증상이나, 치료 방법, 예후는 심장의 해부학적 형태보다는 오히려 동반 기형, 즉 폐동맥 협착이나 폐쇄, 대동맥 판막 하 협착, 폐정맥 협착, 대동맥궁의 축착이나 단절, 방실 판막의 기능, 심실의 기능 등의 다른 요인들에 의해서 결정된다. 따라서 단심실을 혈역학적인 측면에서 볼 때 다음과 같은 세 가지 유형으로 나누어서 생각한다.

1. **폐동맥 협착이나 폐쇄가 동반된 단심실** : 폐혈류가 감소하여 청색증이 있으나 심부전은 없다. 활로 4징에서와 같은 무산소 발작이 나타날 수도 있다.
2. **폐동맥 협착이 없는 단심실** : 폐혈류가 증가하여 심부전이 있으나 청색증은 별로 없으므로 단순 심실 중격 결손으로 오인하여 진단을 놓칠 수도 있다. 폐정맥 협착이 있으면 심부전 증상이 더 심하다.
3. **폐동맥 협착이 없으며 대동맥 판막 하 협착이 동반된 단심실** : 폐혈류가 심하게 증가하며 체혈류가 감소하여 심부전증이 심하나 청색증은 심하지 않다.

자연 경과

치료하지 않았을 때의 생존율은 삼첨판 폐쇄의 한 예를 들면 1세에 65%, 5세에 55%, 15세에 50%, 20세에 30%로 보고되어 있으며 다른 종류의 단심실에서는 생존율이 이보다 더 나쁘다. 단심실을 치료하지 않았을 때의 합병증들은 다음과 같다.

① 폐동맥 혈류가 감소된 단심실은 폐혈류가 점차로 더 감소하여 청색증이 심해지며 저산소증과 적혈구 과다증으로 인한 증상과 합병증이 나타난다.

② 폐동맥 혈류가 증가된 단심실은 치료하지 않으면 Eisenmenger reaction이 생겨서 수술이 불가능해진다.

③ 대동맥 판막 하 협착은 대개 점차 심해지는 경향이 있으며 이를 수술로 교정해 주지 않으면 심박출량이 감소하며 심부전으로 사망한다.

④ 단심실이 오랜 기간 동안 압력과 용적 부담을 받으므로 점차로 심실 근육의 심한 비대와 섬유화가 진행하여 심실 기능이 나빠지므로 방실 판막 역류, 심부전, 부정맥 등을 악화시킨다.

⑤ 방실 전도 장애, 상실성 빈맥, 심실 빈맥 등의 부정맥이 점차 나타난다.

치료 원칙과 수술 시기

- 적절한 치료 시기를 놓치지 않는 것이 단심실 치료에서 가장 중요한 점이다. 특히 다음의 세 가지 요인이 수술 결과를 좋게 하며 수술 후 후유증을 방지하는 데에 가장 중요하다.
  ① 심실 기능의 보전, ② 폐동맥 압력과 폐혈관 저항이 높아지지 않도록 한다. ③ 폐동맥 형태의 보전

- 단심실의 치료와 예후에 가장 중요한 점은 출생 후 올바른 치료방침을 가능하면 일찍 결정해서 이에 대한 준비를 해주는 것이다. 어느 복잡 기형이 궁극적으로 단심실 수술(Fontan 수술)만이 가능한 기형인지, 또는 양 심실 교정수술이 가능할 것인지의 결정은 빠를수록 좋다. 그러나 간혹 너무 어릴 때에 성급하게 잘못 판단하여 후에 이와 같은 치료방침을 바꾸지 못하게 되는 경우도 있으므로 처음 어릴 때에 치료방침을 신중하게 결정해야 한다.

내과적 치료

- 폐동맥 판막 폐쇄가 동반된 단심실을 가지고 태어나는 신생아에서는 출생 후 동맥관이 막히면서 심한 청색증이 나타나며 산소 부족으로 사망하므로 진단 즉시 Prostaglandin E_1을 주사하여 동맥관을 열어 준다.
- 영 · 유아에서 폐동맥 협착이 심해서 무산소 발작이 있으면 Propranolol을 주기도 한다.
- 폐혈류 증가로 심부전증이 심하면 수술할 때까지 강심제와 이뇨제를 준다.

단계적 수술

1. 일차 수술

- 폐동맥 협착이나 폐쇄가 있어서 폐혈류가 감소하여 청색증이 심하면 나이가 6개월 미만에는 대동맥과 폐동맥 사이에 관을 연결시켜 주는 체폐 단락수술(Blalock−Taussig shunt 또는 central shunt)을 해주어서 일단 폐혈류를 증가시켜 주며 폐동맥을 키운다. 나이가 6개월이 넘었더라도 폐동맥이 너무 작거나 모양이 좋지 않으면 이러한 shunt 수술을 먼저 해 주어서 폐동맥을 키운다.
- 폐동맥 협착이 없이 폐혈류가 지나치게 많은 경우에는 폐동맥을 졸라매어 폐혈류를 감소시켜 주는 수술을 먼저 해 준다(폐동맥 banding).

2. 이차 수술(양 방향성 상대정맥−폐동맥 연결, bidirectional cavopulmonary shunt, BCS)

나이가 6개월 후에 청색증이 심해지면 상대정맥을 폐동맥에 연결해 주는 양 방향성 상대정맥−폐동맥 연결 수술을 해준다. 영 · 유아기에 폐혈류가 적당하게 유지되어 산소포화도가 좋은 아이는 일차 수술을 거치지 않고 직접 이차 수술을 해 준다. 이 수술이 성공하려면 폐동맥의 크기와 모양이 좋고 폐동맥 압력이 낮아야 한다.

3. 삼차 수술 (Fontan 수술)

- 폐동맥이 충분히 자라고 폐동맥 압력이 정상인 경우 2~3세 경에 하대정맥을 폐동맥에 연결해 준다. 즉 이 수술 후에는 체순환을 끝내고 상대정맥과 하대정맥으로 돌아온 모든 정맥혈이 우심방, 우심실을 거치지 않고 폐동맥으로 직접 들어가게 된다.
- Fontan 수술이 좋은 결과를 보이려면 여러 조건이 맞아야 하지만 이중 가장 중요한 조건은 ① 폐혈관 저항이 정상이어야 하며 ② 양쪽 폐동맥의 크기와 모양이 좋아야 하며 ③ 좌심실 기능이 좋아야 한다.

폐동맥 협착이 없으며 대동맥 판막 하 협착이 동반된 단심실의 수술

대동맥 판막 하 협착이 있는 경우 일차로 폐동맥 banding만을 해주면 간혹 판막 하 협착이 더 심해지므로 단순한 폐동맥 banding 수술 보다는 대동맥-폐동맥 사이에 창문같은 연결을 만들어 주는 수술(Damus-Kaye-Stansel 수술)을 해 주며 폐혈류는 Blalock-Taussig 단락수술로 적당량을 유지시켜 주는 것이 바람직 하나 수술 위험이 다소 높은 것이 문제이다. 따라서 신생아에서는 판막 하 협착이 너무 심하지 않으면 일단 폐동맥 banding을 먼저 해 주고 판막 하 협착이 더 진행하는 지를 자주 관찰하면서 몇 개월 후에 다음 단계의 수술을 해 주기도 한다.

Fontan 수술의 후유증

1. **저심박출량과 심부전** : 수술 직후 매우 드물게 발생한다.
2. **늑막 삼출** : 간혹 성공적인 수술 후에도 늑막 삼출이 오래 지속되는 경우가 있다.
3. **혈전증**(혈관이나 심장 방 안에서 혈액 응고가 일어나는 현상), 혈전 색전증(혈전이 떨어져서 폐동맥이나 체동맥으로 이동하는 현상) : Fontan 통로에 혈액 응고가 생기는 합병증으로써 수술 후 평생 계속해서 혈전 형성을 예방하기 위하여 저용량의 아스피린(혈소판의 기능을 방해)이나 항응고제인 Warfarin(Coumadin)을 사용해야 한다.
4. **단백 상실성 위장증(위장관으로 단백질이 빠져 나가는 합병증, Protein-losing enteropathy, PLE)** : 혈류의 정체가 원인이 되어 간혹 수술 후 5년 이상이 경과한 환자들에서 나타나는 드문 후유증이다. 위장 점막의 림프 혈관들이 늘어나고 림프액의 순환이 원활하지 않아 장 점막이 붓고 혈청내의 단백질이 장 내로 빠져나가서 혈장의 알부민이 낮아져서 몸이 붓고 복수가 찬다. 여러 치료 방법들이 시도되나 완전 치유는 어렵다.
5. **운동량 감소**
6. **플라스틱 기관지염(plastic bronchitis)** : 위험하지만 드문 합병증이다. 연골 조직 같은 가래를 뱉어내는 것이 특징이다. 이런 기관지 분비물이 기관지를 막으면 무기폐가 생기고 이로 인하여 호흡곤란이 생긴다. 항생제 치료가 간혹 효과가 있으나 치료가 어렵다.
7. **간 기능 이상** : 오랜 기간 동안 간정맥이 높은 압력에 노출되므로 간의 섬유화 내지 간경화와 같은 변화가 생길 수 있다.
8. **청색증이 다시 나타남** : 간혹 Fontan 수술 후 시간이 경과하면서 서서히 청색증이 다시 나타날 수 있다. 이는 높은 정맥 압력으로 인하여 체정맥들이 늘어나면서 체정맥과 폐정맥 또는 심방과 직접 연결되는 측부정맥들이 열

리면서 정맥혈이 심방 → 심실 → 대동맥으로 들어가기 때문이다. 이러한 측부정맥을 수술 없이 도관을 이용하여 device를 넣어서 막아주면 청색증이 호전되기도 한다.

9. **Fontan graft의 협착 :** 드물게 하대정맥과 폐동맥을 연결하는 관이 칼슘침착과 기타 조직의 증식으로 인하여 좁아지는 경우가 있으면 재수술해 주어야 한다.

10. **심실 기능 저하, 방실 판막 역류, 심부전 :** 간혹 단심실 기능이 나빠지면서 또는 방실 판막 역류가 심해지면서 심부전이 나타나기도 한다. 약물 치료로 호전되지 않으면 방실 판막에 대한 교정수술을 해 줄 수 있다. 그러나 심한 경우에는 심장 이식이 필요하다.

11. **부정맥 :**

    ① **심방 빈맥이나 심방 조동 :** 장기적으로 정맥압력이 높으므로 우심방이 늘어나며 또한 심방의 수술 부위의 상처조직들로 인하여 심방 빈맥이 많게는 20%의 환자에게 생긴다. 이러한 심방 빈맥이나 심방 조동은 Fontan 수술 후 급사의 원인이 되기도 하므로 적극적인 치료가 필요하다. 약물치료가 필요하며 최근에는 심도자를 통해서 고주파 에너지를 주어서 빈맥의 원인이 되는 병소를 없애주는 시술(radiofrequency catheter ablation)이 좋은 결과를 보이고 있다. 또는 재수술 시에 빈맥의 병소를 잘라줄 수도 있다.

    ② **동결절 기능 부전과 서맥 :** 수술 부위가 동결절 부위이며 또한 우심방 압력이 높아짐에 따라 동결절에 미치는 영향 때문에 수술 후 시간이 경과함에 따라 점차적으로 동 결절의 기능이 떨어지는 환자가 점차로 많아진다. 대개 증상이 없으면 치료하지 않으나 박동수가 너무 느리면 인공 심장 박동기를 넣어주는 것이 안전하며 심방 빈맥을 예방하는 데에도 효과적이다.

* 과거의 수술 방법들, 즉 우심방을 폐동맥에 직접 연결해 주거나(Atrio–pulmonary connection), 또는 심방 벽을 이용하여 턴넬을 만들어서 하대정맥 혈류를 폐동맥으로 연결시켜 주는 lateral tunnel Fontan 방법에 비해서 요즈음 인공 관을 사용하는 방법(extracardiac conduit Fontan)으로 수술 받은 환자들에서는 부정맥의 빈도가 훨씬 낮다.

Fontan 수술 결과

수술 사망률은 과거 5% 정도로 보고되었으나 최근에는 이보다 훨씬 낮아졌다. 그 이유는 ① Fontan 수술 전 BCS 수술 단계를 거치기 때문이며 ② 수술 후 중환자 관리의 발전 때문이다. 장기 관찰시의 생존율도 최근 더욱 향상되어 10년 생존율이 90% 이상으로 보고되었으며 앞으로 더욱 좋아질 것이 예상된다. Fontan 수술은 심장기형을 정상에서와 같이 두 개의 심실을 이용하여 각각 폐혈류와 체혈류를 담당하도록 교정해 주는 것이 아니라 하나의 심실만이 기능을 하며 폐혈류를 담당하는 심실은 없으므로 수술 후 여러 가지 문제들이 생길 수 있으므로 평생 주기적인 점검이 필요하다.

드물게 Fontan 수술 후유증, 예를 들면 심실근육기능저하가 아주 심하거나 단백 상실성 위장증이 매우 심한데 심장 교정은 더 이상 가능하지 않은 경우 심장 이식을 하기도 하며 성공적인 이식 후에는 후유증들이 사라진다.

Fontan 수술 후 약물 복용과 follow-up

- Fontan 수술받은 모든 환자에서 혈전을 예방하기 위하여 매일 항응고제(아스피린 또는 Warfarin[Coumadin])를 평생 복용해야 한다.
- Warfarin 복용 시에는 주기적으로 혈액응고검사(INR)가 필요하다.
- 간혹 심실 기능이 좋지 않거나 방실 판막 역류가 심하면 혈관 확장제를 복용하기도 한다.
- 단백 상실성 위장증, 간 기능 이상 등 Fontan 수술 후 장기적인 후유증을 예방하기 위해서 폐혈관 확장제를 복용하기도 한다.
- (다른 수술과 달리) Fontan 수술 후에는 평생, 적어도 1년에 한 번씩은 정기 검진이 필요하다.

양방향성 상대정맥-폐동맥 단락 수술 후 또는 Fontan 수술 후 늘어난 측부정맥에 대한 Coil을 이용한 폐쇄

Fontan 수술 후 또는 양방향성 상대정맥-폐동맥 단락 수술 후 측부 정맥들이 늘어나면서 폐 혈류가 이런 정맥들로 빠져나가면 폐 혈류량이 줄어들고 이렇게 빠져나간 정맥혈들이 좌심방으로 연결되면 청색증이 다시 나타나게 된다. 따라서 이런 측부 정맥들이 의심되면 MRI로 진단할 수 있고 중재술을 하기 위해서는 심혈관 조영술을 하면서 코일이나 마개 같은 장치를 넣어서 이런 정맥들을 막아준다.

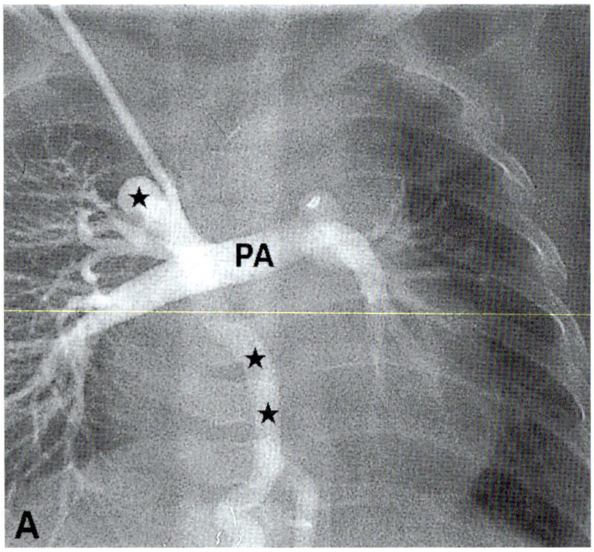

그림 25-17. A. Coil로 기정맥을 막기 전에 상대정맥에 조영제를 주사한 사진. 늘어난 기정맥(별표)이 보이며 많은 양의 조영제, 즉 혈류가 폐동맥으로 들어가지 않고 기정맥으로 빠져나가는 것을 볼 수 있다.

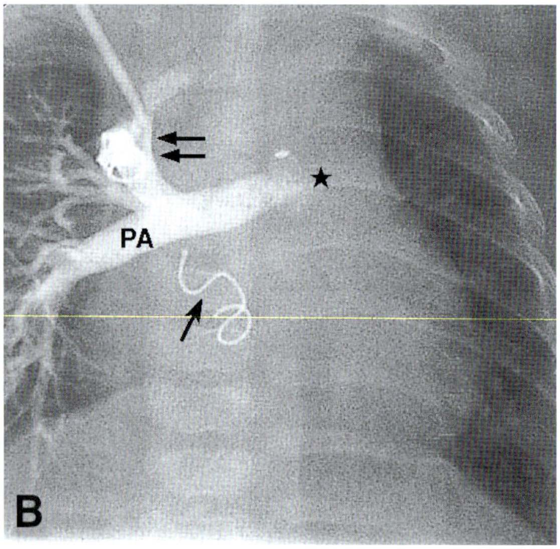

그림 25-17. B. Coil로 기정맥을 막은 후에 다시 상대정맥에 조영제를 주사한 사진. Coil(화살표 두 개)이 기정맥 입구를 막고 있다. 화살표 한 개는 기정맥 안으로 깊숙히 들어간 coil을 가리킨다. 기정맥이 막혔으므로 기정맥 안에서 조영제가 보이지 않는다.

꼬인 심장(Twisted Atrio–Ventricular Connection, Criss–Cross Heart)

- 심방과 심실의 연결부위가 시계방향, 또는 반대방향으로 꼬인 심장 기형을 총체적으로 부르는 명칭이다.
- 심장이 이와 같이 꼬이면 두 개의 심실이 서로 위, 아래로 위치하게 된다(upstairs–downstairs ventricles).
- 심실과 대혈관과의 연결 양상도 다양하다.
- 대부분 큰 심실 중격 결손이 있으며 한쪽 방실 판막(대개 삼첨판)이 심실 중격 결손을 걸터타듯이 위치하여 양 심실과 모두 연결된다(straddling tricuspid valve). 대개 하나의 심실(대개 우심실)이 작으므로 양 심실 교정수술이 불가능하므로 단심실의 일종으로 간주한다. 따라서 대개 Fontan 수술이 필요하나 드물게 양 심실의 크기가 비슷하며 꼬인 정도가 심하지 않으면 양 심실 교정도 가능한 경우도 있다.

26 CHAPTER
비장 증후군
(Splenic Syndrome, 내장 역위증, Heterotaxia Syndrome)

정의

- 정상인에서 신체의 외부 모습은 좌우가 완전히 같아 보이는 대칭형이다. 그러나 흉부와 복부 장기의 내부 모습을 보면 구조와 배열이 좌우가 분명히 달라서 비대칭적이다. 이와 같이 좌우가 다른 내부 구조들 중 흉부와 복부 장기의 일부가 양쪽이 대칭형으로 생겼으면서 비장과 복부 장기의 이상과 복잡 심장 기형이 같이 나타나는 증후군을 비장 증후군, 또는 내장 역위증이라고 부른다. 이 중 비장이 없는 경우를 무비 증후군, 비장이 여러 조각으로 있는 증후군을 다비 증후군이라고 부른다.
- 무비 증후군에서는 흉부의 거의 모든 장기와 복부 장기의 일부가 대칭형이며 양쪽 모두 오른쪽 장기의 특성을 가지므로 **우측 이성증**이라고도 부른다. 이에 반해서
- 다비 증후군에서는 흉부의 거의 모든 장기와 복부 장기의 일부가 대칭형이며 양쪽 모두 왼쪽 장기의 특성을 가지므로 **좌측 이성증**이라고도 부른다.
- 이러한 증후군들에서 특징적으로 나타나는 여러 중요한 기형들과 생리 현상들을 종합하여 요약하면 다음 표와 같다.

빈도

서양에서의 통계에 의하면 신생아 심장 기형의 3%이며 살아서 태어나는 신생아 2만 명당 1명에서 발견되는 드문 기형이다. 공식 통계는 없으나 우리나라에서의 빈도는 이보다 높은 것으로 추정된다.

정상 심장

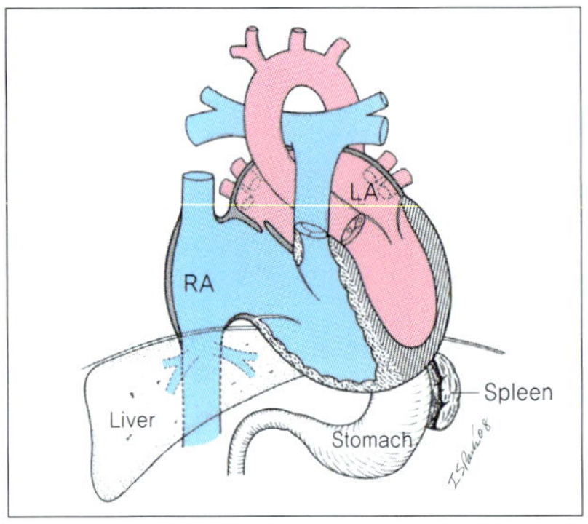

그림 26-1. 심장과 상 복부 장기의 정상 위치. 심장이 흉곽의 왼쪽, 간(Liver)이 상복부의 오른쪽, 위(Stomach)가 왼쪽, 비장(Spleen)이 왼쪽에 위치한다.

무비 증후군

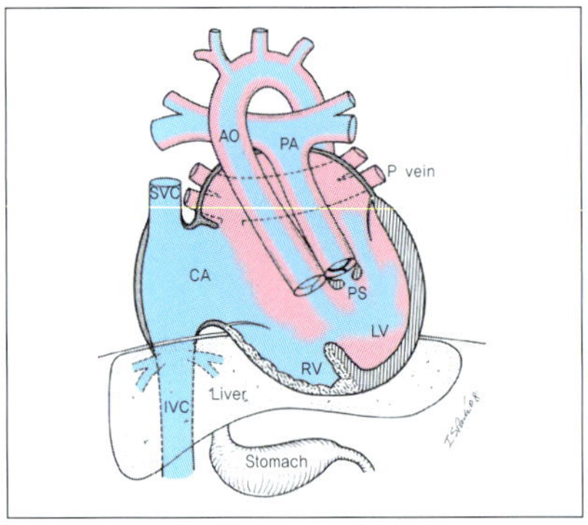

그림 26-2. 단심실, 완전 방실 중격 결손, 공통 심방, 폐동맥 협착이 동반된 전형적인 무비 증후군의 한 예. 심장이 흉곽의 왼쪽, 간(Liver)이 상복부의 가운데, 위(Stomach)가 오른쪽에 위치하고 있으며 비장이 없다. 하대정맥(IVC)은 정상으로 심방으로 연결된다.

다비 증후군

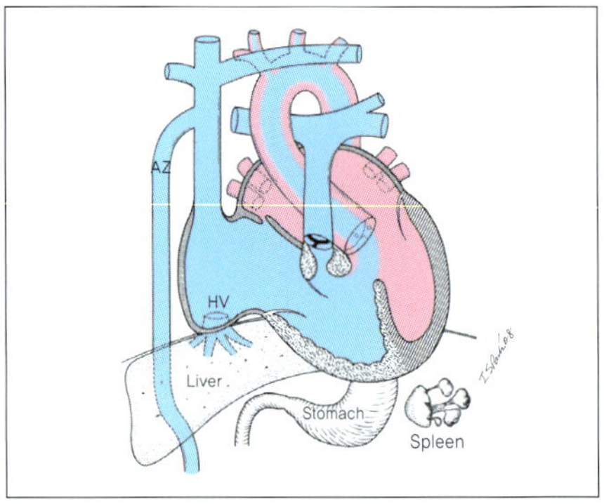

그림 26-3. 활로 4징이 동반된 다비 증후군의 한 예. 심장이 흉곽의 왼쪽, 간(Liver)이 상복부의 오른쪽 또는 가운데, 위(Stomach)가 왼쪽에 위치하고 있으며 비장이 여러 조각으로 보인다. 하대정맥이 끊어져서 심방과 직접 연결이 없고 대신 기정맥(AZ)을 통하여 상대정맥으로 연결된다. 간정맥(HV)들이 심방으로 직접 연결된다.

	무비 증후군(Asplenia Syndrome)	다비 증후군(Polysplenia Syndrome)
다른 병명	우측 이성증, 오른쪽 대칭기형 우심방 이성체(Right Isomerism) Bilateral right sidedness	좌측 이성증, 왼쪽 대칭기형 좌심방 이성체(Left Isomerism) Bilateral left sidedness

[심혈관계 이외 장기의 기형]

• 비장	대부분 없다.	여러 조각 또는 여러 엽
• 기관지와 폐가 양쪽 모두	오른쪽 기관지와 오른쪽 폐 모양을 가진다.	왼쪽 기관지와 왼쪽 폐의 형태를 가진다.
• 소장이나 대장의 회전 이상	20%	80%
따라서 장 폐쇄 등의 합병증이	드물다.	드물지 않다.
• 간, 담도	대부분 정상	담낭이 없거나 담도 폐쇄가 비교적 흔하다.

[심혈관 기형]

• 심장 기형의 빈도	거의 100%	75%(25%는 정상 심장 또는 단순 기형)
• 심장 기형의 종류	거의 일정하며 매우 심각하다.	기형의 종류가 다양하다.
• 우심증	40%	40%
• 심방 돌기(atrial appendage)	양쪽 모두 우심방 돌기	양쪽 모두 좌심방 돌기
• 폐정맥 연결	70~80%에서 전폐정맥 환류 이상	60%에서 정상 폐동맥 연결, 40%에서 부분 폐정맥 환류 이상
• 방실 중격 결손	85~93%(대개 완전 방실 중격 결손)	15~40%(대개 부분 방실 중격 결손)
• 단심실	대부분 단심실	10%(대개 심실이 두 개)
• 폐동맥 판막 협착 또는 폐쇄	80%	12~40%
• 좌심실 유출로 협착(LVOTO)	드물다	40%

[부정맥]

• 동 결절 기능	대개 정상	간혹 동결절 기능 장애로 인한 서맥이 있다.
• 부정맥	상실성 빈맥이 있을 수 있다.	완전 방실 전도 장애가 있을 수 있다.
[완치 수술]	대부분 Fontan 수술만이 가능하다.	가끔 Fontan 수술이 필요하나 양 심실 교정 수술이 가능한 경우도 많다.
[세균 감염의 위험]	매우 높다.	정상인에서와 같다.
[예후/ 자연 경과]	치료하지 않으면 95%가 12개월 이내에 사망한다.	다양하다.
[사망 원인]	① 선천성 심장병 ② 세균 감염(패혈증)	① 선천성 심장병 ② 부정맥 (주로 서맥) ③ 심장 이외 다른 장기의 문제 (담도 폐쇄, 장 폐쇄 등)

무비 증후군(우측 이성증, 우심방 이성체, 오른쪽 대칭 기형) (Asplenia Syndrome, Right Isomerism)

혈역학적으로 가장 안정된 기형(hemodynamically well balanced asplenia case)

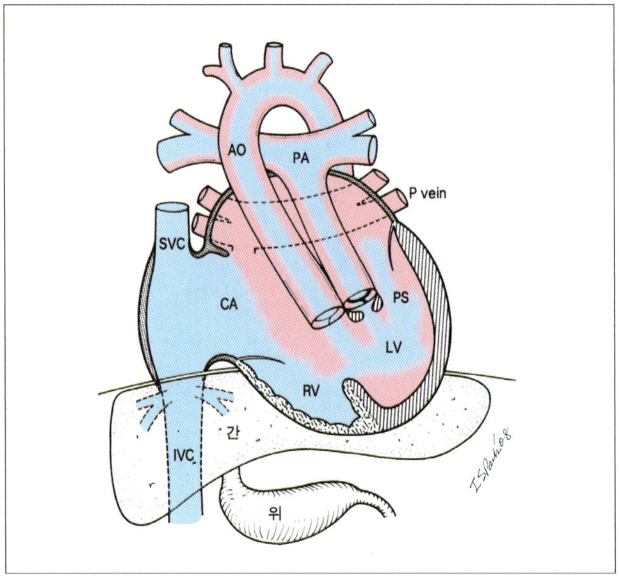

그림 26-4.

① 폐동맥 판막 협착이 그다지 심하지 않아서 폐혈류가 적당히 유지되며

② 폐정맥들도 막힘없이 심방으로 잘 들어오며

③ 방실 판막 역류가 없는 경우 복잡 심장 기형을 가졌음에도 불구하고 약간의 청색증 외에는 별 증상 없이 잘 지내는 경우도 있다. 그러나 이런 환자라도 나이가 많아짐에 따라 청색증, 심부전 등의 증상이 점차 나타나게 된다.

혈역학적으로 가장 위험한 기형(hemodynamically worst asplenia case)

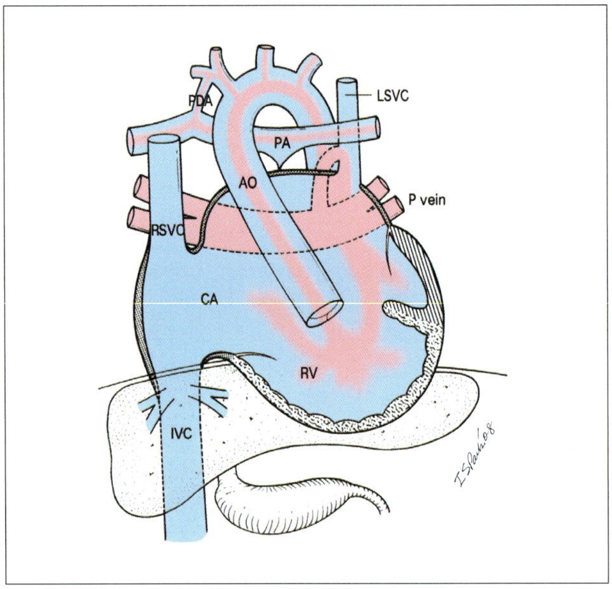

그림 26-5. 공통 심방, 완전 방실 중격 결손, 단심실, 대혈관 전위, 폐동맥 폐쇄, 전 폐정맥 환류이상과 폐정맥 협착이 동반된 무비 증후군. 폐정맥들이 모여서 왼쪽 상대정맥(LSVC)으로 연결되며 폐정맥 혈류에 심한 협착이 있다. 수술 시 체폐단락 수술과 동시에 전 폐정맥 환류 이상을 같이 교정해 주어야 한다.

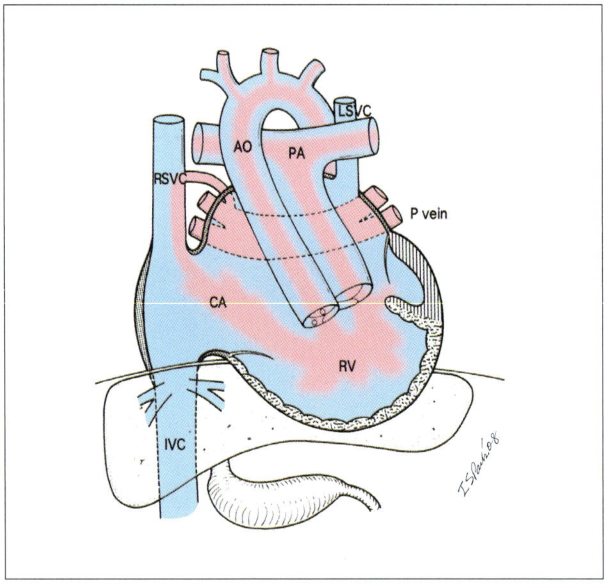

그림 26-6. 공통 심방, 완전 방실 중격 결손, 단심실(우심실 형), 대혈관 전위, 전 폐정맥 환류이상이 동반된 무비 증후군. 폐정맥들은 모여서 오른쪽 상대정맥(RSVC)으로 연결된다. 단심실이면서 폐동맥 판막이 정상이므로 폐혈류가 심하게 증가하며 폐동맥 고혈압도 심하므로 조기 수술이 필요하다. 폐동맥 banding 수술과 동시에 전 폐정맥 환류 이상을 같이 교정해 주어야 한다.

복부 장기의 이상

- 비장이 없다.
- 간은 대부분 복부 중앙을 지나서 반대편 복부에까지 길게 위치한다.
- 위는 간의 반대편에 위치하며 오른쪽, 또는 왼쪽 어디에도 위치할 수 있다.
- 신장 및 비뇨기 계통의 기형도 20%에서 동반된다.

심장 기형과 혈역학적 현상, 증상

- 거의 모든 무비 증후군 환자에서 심각한 심장 기형이 동반된다. 특히 다음의 중요한 심장 기형들이 특징적으로 자주 관찰된다. % 숫자는 빈도를 나타낸다.
- 심방 중격이 전혀 없는 **공통 심방**이 대부분(84%) 있으며 심방에서 정맥혈과 동맥혈이 섞인다.
- **완전 방실 중격 결손**도 매우 흔하며 공통 방실 판막의 심한 역류가 있으면 심부전을 일으킨다.
- **완전 대혈관 전위** 또는 **양 대혈관 우심실 기시**(96%)
- **단심실**(73%) : 단심실의 여러 형태 중에서도 무비 증후군에서의 단심실은 거의 대부분 완전 방실 중격 결손이 있으면서 한쪽 심실이 크며 다른 심실은 작은 형태의 단심실이다.
- **폐동맥 협착 또는 폐쇄**가 84%에서 있으며 신생아기에 심한 청색증과 저산소증이 나타나므로 응급 수술이 필요하다. 폐동맥 판막이 완전히 정상인 경우(16%)에는 폐혈류가 너무 많아서 심부전과 폐동맥 고혈압이 어릴 때에 심하게 생겨서 폐혈관의 폐쇄성 병변인 Eisenmenger reaction이 일찍 생긴다.
- **전 폐정맥 환류 이상**(87%)과 **폐정맥 협착**(30%) : 폐정맥들은 좌심방이 아닌 어느 장소로도 연결된다. 즉 모든 형태의 전 폐정맥 환류 이상이 있을 수 있다. 이중 특히 폐정맥들이 모여서 심장 아래 복부 정맥으로 연결되는 경우에는 폐정맥 협착이 심하다. 폐정맥 협착이 있으면 폐부종으로 인하여 호흡 곤란이 심하다. 모든 폐정맥들이 공통 심방으로 연결되면서 폐정맥 협착이 없으면 별 문제가 되지 않는다.
- **우심증** 등의 심장의 위치 이상이 흔하다.
- 이와 같이 무비 증후군을 가진 환자들은 동반 심장 기형의 종류와 심한 정도에 따라서 증상이 나타나는 시기와 임상 양상이 매우 달라서 혈역학적으로 가장 균형이 맞는 경우(그림 26-1)에서부터 최악의 경우(그림 26-2, 3)까지 다양하다.

치료

- 폐동맥 판막의 심한 협착이나 폐쇄가 있으면 신생아기에 심한 청색증과 저산소증이 나타나며 Prostaglandin E_1 주사를 시작하여 상태를 안정시킨 후에 단심실에 대한 단계적 수술을 해 준다.
- 신생아기에 일차 수술(체폐단락 수술 또는 폐동맥 banding 수술)을 해 주고 , 생후 6개월 이후에는 2차 수술(양방향성 상대정맥–폐동맥 연결 수술)을 해 주고, 나이가 2~3세 이후에 모든 조건이 적당하면 Fontan 수술을 해 준다.
- 전 폐정맥 환류 이상, 특히 폐정맥 협착이 있으면 개심수술을 하여 이에 대한 교정수술을 같이 해 준다.
- 방실 판막 역류가 심하여 심부전이 심하면 약물 치료를 하면서 판막 교정수술을 고려한다.

면역학적인 관점, 감염에 대한 저항력 감소

- 비장이 없으므로 Hemophilus influenza와 연쇄상 구균(Streptococcus pneumoniae) 같은 세균에 대한 저항력이 낮으므로 이러한 세균이 혈류 안으로 들어오면 균혈증, 패혈증이 잘 생기며 균의 증식이 빨라 발병 후 몇 시간 내지 며칠 안에 사망할 수도 있다. 그러므로 일단 원인 불명의 열이 있으면 균 배양 검사를 하고 대량의 항생제를 즉시 주사해 주어야 한다.
- 이러한 세균 감염을 예방하기 위하여 항생제 복용이 추천되고 있다. Amoxicillin(Amorex)을 하루에 체중 당 25 mg을 두 번으로 나누어서 매일 경구 복용하는 것이 좋다.
- 모든 어린이들에게 접종하는 예방 주사는 물론이고 이외에 Haemophilus influenzae와 연쇄상 구균에 대한 예방주사를 추가로 주어야 한다.
  ① Pneumovaccine : 2세 이상에서 0.5 cc를 근육 또는 피하로 1번 주사한다.
  ② Haemophilus influenzae 예방 주사(흔히 뇌수막염 예방주사로 알려진 주사임) : 생후 7~12개월에 0.5 cc를 2개월 간격으로 2번 주사해 주고 생후 15개월에 추가로 1번 더 주사한다.
- 그러나 예방 주사를 주어도 비장이 없으면 항체가 잘 생기지 않을 수도 있으므로 예방 주사를 준 후에 항체검사를 할 필요가 있다.
- 세포면역에 중요한 역할을 하는 T–세포의 기능 저하도 면역성을 떨어뜨리는 또 다른 원인이 된다.

자연 경과, 치료 결과, 예후

- 사망 원인은 2세 이전에는 심장 기형이나 수술로 인한 합병증이며 2세 이후에는 심장병에 의한 원인 이외에도 심한 패혈증, 폐렴 등의 감염으로 사망한다.
- 치료해 주지 않으면 1세 이전 사망률이 80~95%에 이른다. 그러나 신생아기에 적극적인 치료를 시작하고 그 후 단계적 수술을 해 주면 예후가 과거에 비해 최근에는 훨씬 좋아지고 있다. 예후에 가장 중요한 요인은(Fontan 수술의 예후와 같다) 폐동맥 크기와 모양, 폐혈관 저항, 폐정맥 협착의 유무, 심실 기능, 방실 판막 역류 등이다.

다비 증후군 (좌측 이성증, 좌심방 이성체, 왼쪽 대칭 기형) (Polysplenia Syndrome, Left Isomerism)

복부 장기의 이상

- 흔히 간이 중앙을 지나서 반대편 복부에까지 길게 위치한다.
- 담도 폐쇄가 동반되기도 한다.
- 위는 간의 반대편에 위치하며 오른쪽 또는 왼쪽 어디에도 위치할 수 있다.
- 비장이 여러 조각으로 보이거나 큰 비장 안에 칸막이들이 보이기도 한다.
- 대장, 소장 등 장의 회전 이상이 흔하며 이로 인하여 장 꼬임, 장 폐쇄 등의 합병증이 일어날 수 있다.

활로 4징이 동반된 다비 증후군

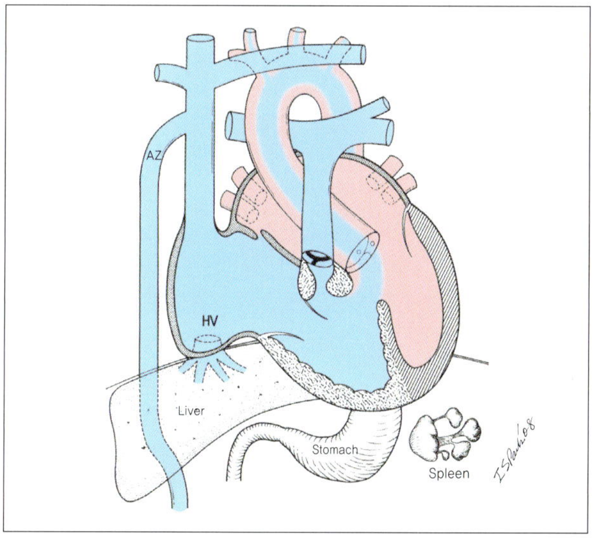

그림 26-7. 비장이 정상인 환자에서의 활로 4징과 같으며 완치 수술이 가능하다. 하대정맥이 단절되어 있으며 기정맥(AZ)을 통해서 상대정맥으로 연결된다. 간 정맥(HV)은 심방의 바닥으로 따로 들어온다. 비장이 여러 조각이다.

단심실과 폐동맥 협착이 동반된 다비 증후군

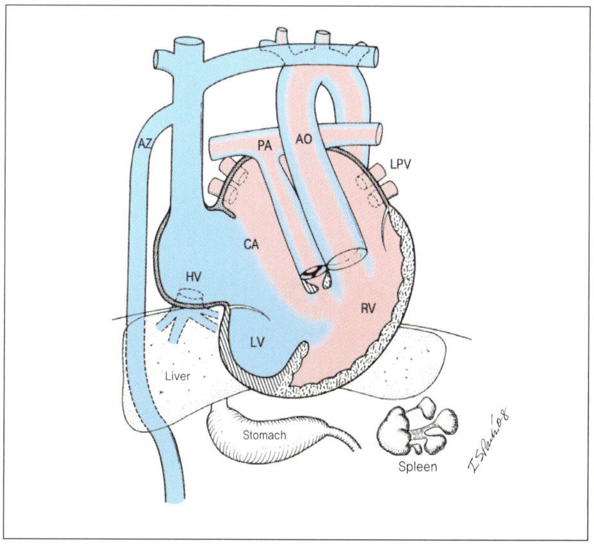

그림 26-8. 공통 심방(CA), 완전 방실 중격 결손, 좌심실이 작고 우심실이 큰 형태의 단심실, 폐동맥 판막 협착이 있다.

특징적인 심장 기형

- 무비 증후군과 달리 다비 증후군에서는 약 75%에서만 심장기형이 있으며 25%에서는 심장이 정상이거나 비교적 단순한 기형이 동반된다.
- 흔히 동반되는 심장 기형으로는 심방 중격 결손, 부분 방실 중격 결손, 활로 4징, 양 대혈관 우심실 기시, 좌심실 유출로 협착, 단심실 등이 있다.
- 단심실의 빈도(10% 미만)는 무비 증후군에 비해서 훨씬 낮으며 정상 크기의 두 개의 심실이 있는 경우가 대부분이다.
- 폐동맥 협착 또는 폐쇄가 약 12~40%에서 있다.
- 무비 증후군과 달리 전 폐정맥 환류이상은 드물고 부분 폐정맥 환류 이상이 흔하다. 폐정맥 협착도 없다.
- 좌심실 유출로 협착(대동맥 축착, 대동맥 판막 폐쇄 등)은 무비 증후군에서는 드무나 다비 증후군에서는 비교적 흔하다.
- 체정맥의 연결 이상도 흔하며 수술 방법을 결정할 때에 매우 중요한 요인이 된다.

면역학적인 관점, 감염에 대한 저항력

비장의 기능에는 아무런 문제가 없으므로 세균 감염에 대한 저항력이나 항체 형성도 정상이다.

부정맥으로 인한 문제

무비 증후군과 달리 다비 증후군에서는 다음과 같이 부정맥에 의한 문제들이 비교적 흔하다.

- 동 결절이 형성되지 않거나 작거나 또는 위치가 비정상이다. 그러므로 다비 증후군에서는 동 결절 기능 부전으로 인한 동성 서맥, 동 결절 기능 정지, 심방 빈맥 등의 부정맥(sick sinus syndrome)이 생기기도 한다.
- 특수 방실 전도 조직 경로에 이상이 있는 경우에는 완전 방실 전도 장애가 생기므로 이로 인한 서맥이 출생 전 태아에서 또는 출생 시에 발견되기도 한다.

심장 외 다른 장기의 기형에 의한 문제

다비 증후군에서는 무비 증후군에서와 달리 심장 이외 다른 장기의 기형이 비교적 흔하며 따라서 심장 기형의 문제보다도 심장 이외 다른 장기의 기형이 더 심각한 문제를 일으키기도 한다. 예를 들면, 활로 4징이나 단심실 같이 심장수술이 반드시 필요한 아이에서 담도 폐쇄가 합병된 경우 증상이 복잡한 것은 물론이고 간 이식 수술을 포함한 치료방침을 정하는 것이 매우 어렵다.

치료

심장 기형의 치료방법은 비장이 정상인 환자에서와 같으나 다비 증후군 환자에서는 다음과 같은 사항들을 특별히 고려해야 한다.

- 심장의 위치 이상으로 진단과 수술에 약간의 어려움이 있을 수 있다.
- 하대정맥 단절 등 체정맥의 이상으로 수술 방법의 변형이 필요하다.
- 다비 증후군에서는 동 결절 기능 부전 또는 완전 방실 전도 장애에 의해서 심장 박동수가 너무 느려지면 인공 심장 박동기를 삽입해 주어야 한다. 특히 심장의 구조적인 기형이 동반되어 있으면 서맥을 더욱 견디기 힘들므로 반드시 인공 박동기를 넣어 주어야 한다.

자연 경과, 치료 결과, 예후

동반되는 심장과 심장 이외 장기의 기형, 심각한 부정맥의 유무에 의해 결정된다.

27

CHAPTER

심장의 위치 이상

정상에서 신체의 외형은 좌우가 완전히 같은 대칭형으로 보인다. 그러나 흉부와 복부 장기의 내부를 보면 좌우가 다른 비대칭형인 모습이다. 즉 흉곽 내에서 심장은 거의 언제나 왼쪽에 위치하며 심첨이 왼쪽을 향하며 복부에서 간은 오른쪽, 위와 비장은 왼쪽에 위치한다. 심장과 복부 장기들이 이러한 정상 배열 규칙에서 벗어나는 경우 드물게 심장의 내부 구조가 완전히 정상인 경우도 있으나 복잡 심장 기형이 동반되는 경우가 많다. 따라서 가슴 X-선 사진에서 이러한 위치 이상을 발견하는 것이 심장 기형을 발견하는 중요한 단서가 된다.

심장과 복부 장기의 배열 이상에는 여러 종류가 있으나 가장 대표적인 형태를 열거하면 다음 그림들과 같다.

흉부와 복부 장기의 배열이 정상 (Normal Levocardia)

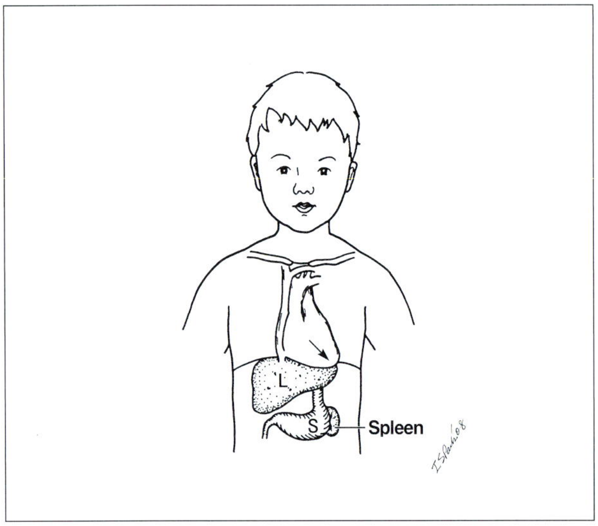

그림 27-1. 심장이 흉곽내에서 왼쪽에 있으며 심첨(화살표)도 왼쪽을 향한다. 간(liver, L)이 복부의 오른쪽에 위치하며 위(stomach, S), 비장(spleen)이 왼쪽에 위치한다.

심장이 외부 요인에 의해서 흉곽내에서 오른쪽으로 밀려 있음(Dextroposition)

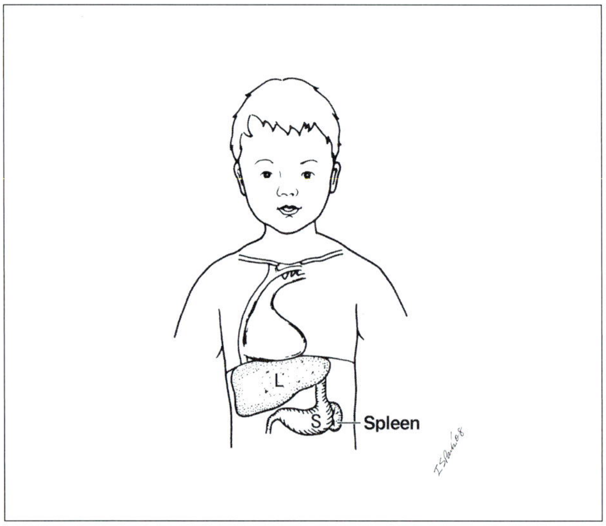

그림 27-2. 심장이 오른쪽 흉곽 내에 위치하나 심방과 복부 장기의 배열은 정상이다. 심장의 구조는 대부분 정상이며 드물게 심방 중격 결손, 심실 중격 결손, 동맥관 개존, 활로 4징, 대동맥 축착이 동반되기도 한다

심방과 복부 장기 모두의 배열이 좌우가 완전 뒤바뀜(Mirror-image Dextrocardia)

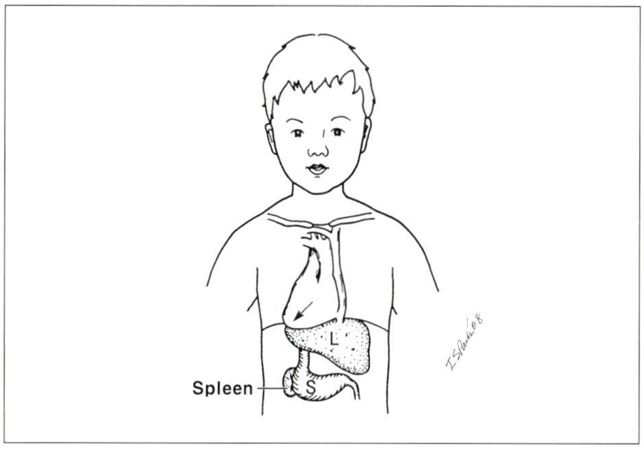

그림 27-3. 정상인에서보다는 선천성 심장병이 약간 더 흔히 동반되나 심장 기형이 동반되지 않는 사람에서는 이러한 우심증이 발견되지 않을 수도 있으므로 실제 정확한 심장병의 빈도는 알 수 없다. 따라서 신생아에서 발견된 경우에는 약 50%에서 심장 기형이 동반된다고 하나 성인에서는 10% 미만에서 심장 기형이 발견된다. 동반 기형은 단순 심실 중격 결손, 활로 4징, 양 대혈관 우심실 기시, 완전 대혈관 전위, 수정 대혈관 전위 등이 있다.

심방과 복부 장기의 배열은 정상이며 심장이 흉곽 내 중앙에 위치함(Mesocardia)

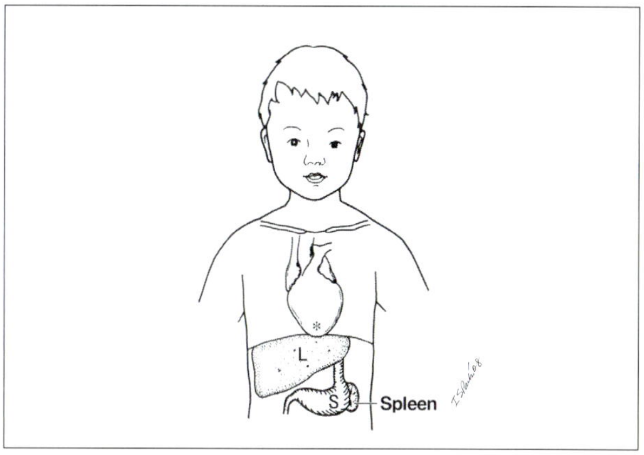

그림 27-4. 심장이 흉곽의 가운데에 위치해 있으며 심 첨도 확실하지 않다. 복부 장기의 배열은 정상이다. 이러한 심장의 위치 이상과 가장 흔히 동반되는 심장 기형은 수정 대혈관 전위이다(제18장 참조).

심방과 복부 장기의 배열이 좌우가 완전 뒤바뀌었으나 심장은 흉곽 내에서 왼쪽에 위치함 (Isolated Levocardia)

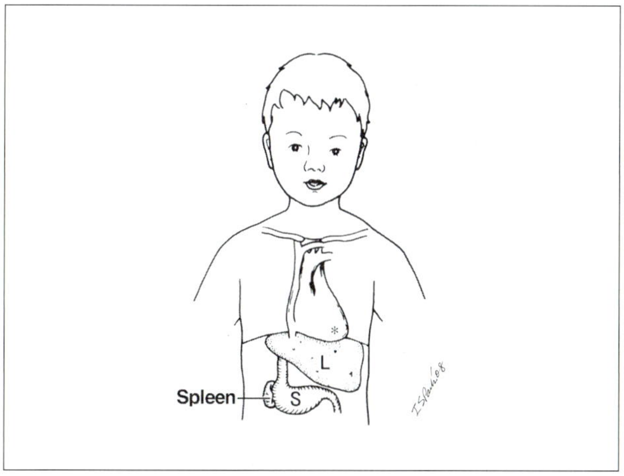

그림 27-5. 이러한 심장과 복부 장기의 배열 이상이 있는 경우에는 거의 모든 환자에서 복잡 심장 기형이 동반되며 특히 다음 세 가지 유형의 심장 기형이 흔히 동반된다.

① 무비 증후군과 다비 증후군 등의 비장 증후군(내장 역위증, 제26장 참조)

② 수정 대혈관 전위(제18장 참조)

③ 단심실(제25장 참조)

심방과 복부 장기의 배열은 정상이나 심장은 흉곽 내에서 오른쪽에 위치 (Isolated Dextrocardia)

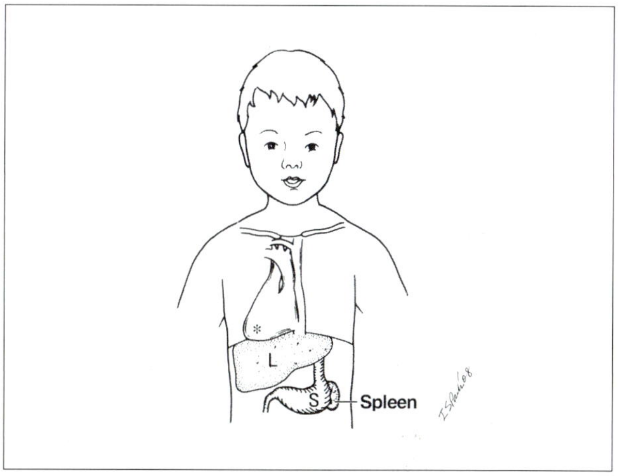

그림 27-6. 이러한 심장과 복부 장기의 배열 이상이 있는 경우에도 거의 모든 환자에서 복잡 심장 기형이 동반되며 심장 기형의 유형은 그림 27-5에서와 같다.

28 CHAPTER 선천성 관상동맥 기형 (Congenital Coronary Artery Anomalies)

종류

1. 관상동정맥 루(Coronary arterio-venous fistula)
2. 폐동맥에서 좌측 관상동맥 기시(anomalous origin of the left coronary artery from the pulmonary artery)
3. 폐동맥에서 우측 관상동맥 기시
4. 관상동맥이 한개(single coronary artery or solitary coronary ostium in the aorta)
5. 선천성 관상동맥 협착 또는 폐쇄
6. 관상동맥 기시부 이상 (Anomalous Aortic origin of Coronary Artery, AAOCA) Anomalous course between aorta and pulmonary artery 포함)
7. 심장 근육이 관상동맥 위로 지나가는 관상동맥 주행 이상(myocardial bridge)

빈도

선천성 심장병의 약 1%를 차지한다.
관상동맥 기형은 단독으로 진단되는 경우보다 선천성 심장병과 동반되어 발견되어 경우가 훨씬 더 많다.

정상 관상동맥

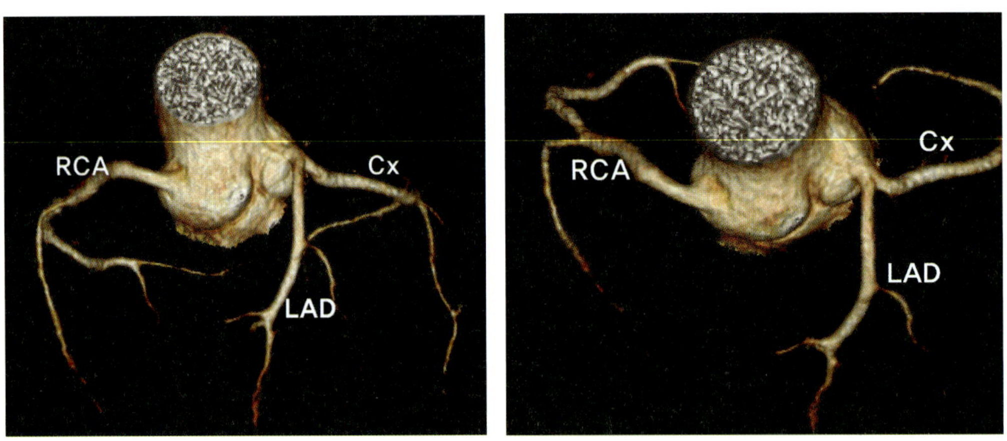

그림 28-1. 정상 관상동맥의 3D CT 사진. 우측 관상동맥(RCA)이 오른쪽 대동맥 sinus에서 나오고 왼쪽 관상동맥은 왼쪽 대동맥 sinus에서 나와서 좌전 하행동맥(LAD)과 회전지 관상동맥(Cx)으로 분지한다.

관상동정맥루(Coronary Arterio-Venous Vistula, AV fistula)

우측 관상동맥과 우심실간의 관상동정맥루

회선지 관상동맥과 우심실간의 관상동정맥루

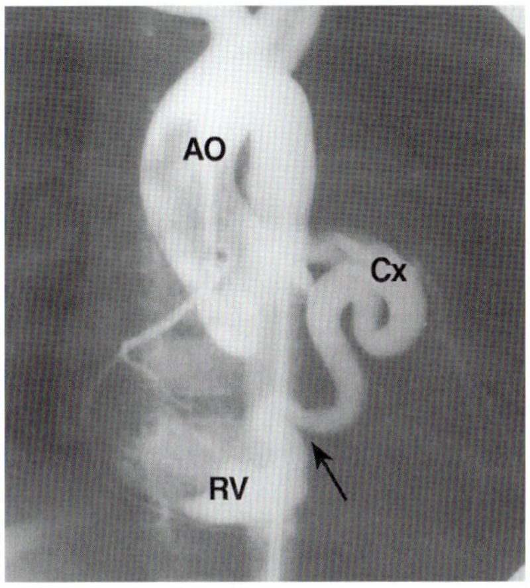

그림 28-2. 매우 늘어난 좌측 관상동맥에서 역시 크게 늘어난 회선지 관상동맥(Cx)이 나와서 우심실과 연결되어 있다. 우심실 안으로 조영제가 들어가는 것이 보인다(화살표).

Coil 색전술 전

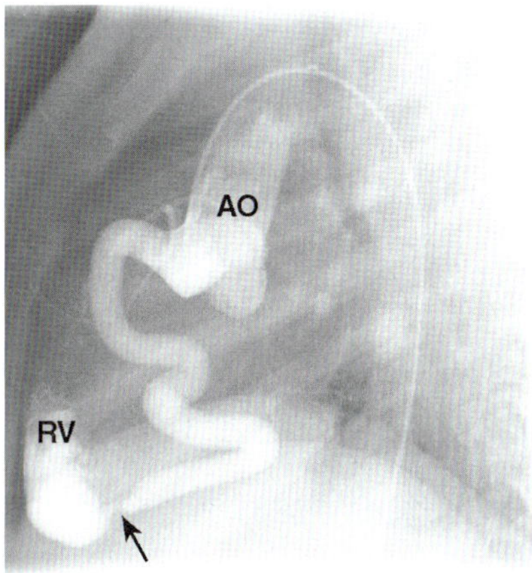

그림 28-3. Coil 색전술 전에 시행한 우측 관상동맥 조영술의 측면사진. 심하게 늘어나고 구불구불한 우측 관상동맥이 보인다. 관상동정맥루를 통해서 혈류가 우심실 안으로 흘러 들어가는 것이 보인다(화살표).

Coil 색전술 후

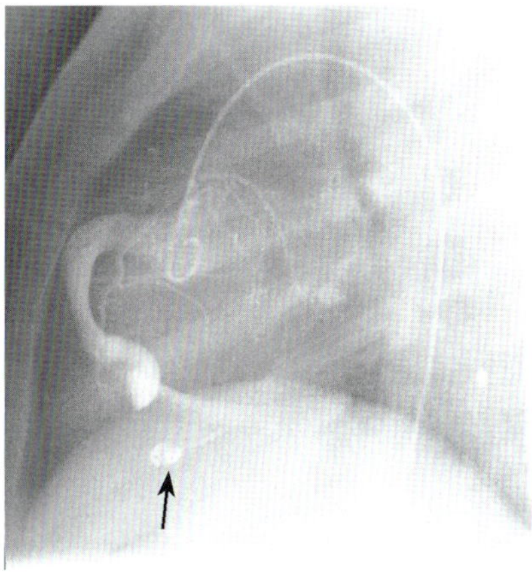

그림 28-4. Coil 색전술 후에 시행한 우측 관상동맥 조영술의 측면사진. Coil(화살표)이 관상동정맥루의 맨 끝에 위치하고 있다. 관상동맥의 크기가 약간 줄어들었으며 우심실과의 교통이 없어졌다. 화살표는 작은 Coil이 관상동정맥루의 말초에 박혀있는 것을 가리킨다.

정의

관상동맥이 심방, 심실, 관상정맥동, 상대정맥, 또는 폐동맥과 비정상적인 교통이 있는 것을 말한다.

혈역학적 현상, 증상, 자연 경과, 합병증

- 관상동정맥루가 연결되는 심장부위는 우심실이 가장 흔하며 그 다음으로 우심방, 폐동맥의 순이며 드물게는 좌심방, 좌심실로도 연결된다.
- 대부분의 환자들은 증상이 없이 건강하며 소아에서 심잡음이 들려서 우연히 발견되는 경우가 많다.
- 신생아나 영 · 유아기에서 우심방으로 연결되는 큰 관상동정맥루는 대동맥과 심방 간의 압력차이가 매우 크므로 동정맥루를 통한 혈류의 양이 매우 많아서 출생 후 심부전이 빨리 진행한다. 이런 경우에는 즉시 수술해 주지 않으면 사망률이 높다.
- 성인이 되면 대개 증상이 나타나며 흔히 호소하는 증상들은 다음과 같다: 심근의 혈류 공급 부족으로 인한 심근 허혈의 증상으로 흉통, 운동량 감소, 피곤함, 부정맥 이외에 아래와 같은 합병증으로 인한 증상으로 발견되기도 한다. 50세 이후 성인환자의 80% 이상에서 흉통이 있다.

• 관상동정맥루는 저절로 없어지는 경우가 드물며 치료해 주지 않으면 나이가 많아지면서 (20세 이후 환자의 약 1/3에서) 다음과 같은 합병증이 생겨서 사망할 수도 있다.

합병증

1. 심부전 : 관상동정맥루로 인하여 심장의 부담이 오래 지속되며 심근의 허혈 때문
2. 약 5%의 환자에서 감염성 심내막염이 나타날 수 있으며 대개 성인에서 생긴다.
3. 심근 허혈과 심근경색증
4. 관상동정맥루의 파열

치료 원칙

1. 신생아에서, 특히 우심방으로 연결되는 동정맥루는 증상이 심하며 진단 즉시 수술해 주어야 한다.
2. 신생아 이후의 소아에서는 증상이 없어도 합병증을 예방하기 위하여 막아 주는 것이 좋다.
3. 아주 작은 관상동정맥루는 더 커지지 않고 증상을 일으키지도 않으나 심내막염은 생길 수 있으므로 막아 주는 것이 좋다.

도관을 이용한 치료

최근에는 수술하지 않고 심도자를 이용하여 경피적으로 coil이나 detachable balloon 등을 넣어서 막아주는 방법이 우선 시도되며 결과도 좋다. 그러나 우심방, 우심실, 폐동맥으로 연결되는 관상동맥루에만 이러한 시술이 가능하며 좌심방이나 좌심실로 연결되는 경우에는 해 줄 수 없으며 이런 경우에는 수술해 준다.

수술

1. 심도자를 이용한 coil 색전술이 불가능할 경우, 또는 아주 어린 작은 영 · 유아에서는 수술해 준다.
2. 수술방법은 연결되는 심장 방 근처에서 관상동맥루를 묶어준다. 대개는 심폐기를 이용한 개심수술이 아니나 간혹 복잡한 동맥루인 경우에는 심폐기를 이용하여 심장을 멈추게 한 상태에서 수술한다.
3. 관상동정맥루가 좌심실과 연결되며 그 구멍이 매우 많아서 도관을 이용한 방법이나 수술이 모두 어려운 경우, 또는 심근허혈, 심근경색으로 심장근육이 심하게 손상된 경우에는 심장 이식까지도 고려해야 하며 실제로 시행된 경우들이 보고되고 있다.

치료 후 경과

대부분 한번의 시술로 후유증 없이 완쾌가 가능하다. 그러나 성인에서 부정맥, 심근 기능 저하 등의 합병증이 이미 있으면 관상동정맥 루를 막아 준 후에도 후유증이 남을 수 있다.

폐동맥에서 좌측 관상동맥 기시
(Anomalous Origin of the Left Coronary Artery from the Pulmonary Artery, ALCAPA)

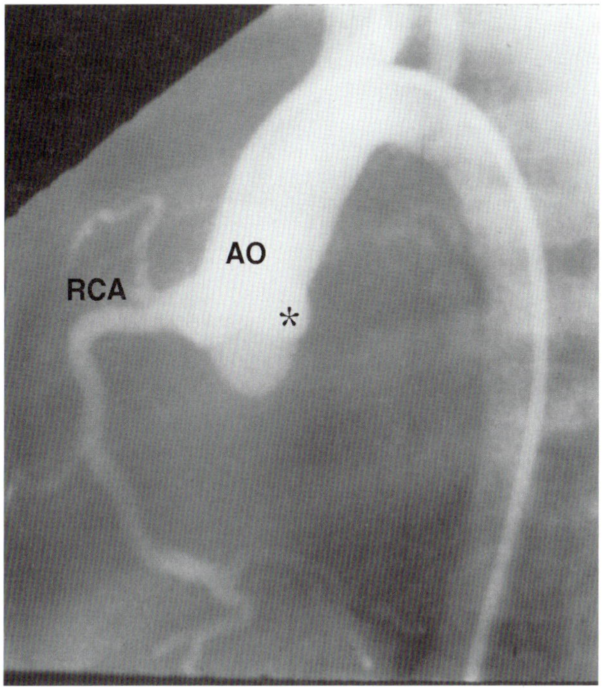

그림 28-5. 대동맥 조영술의 측면 사진. 정상보다 굵은 오른쪽 관상동맥(RCA)이 보인다. 왼쪽 aortic sinus(of Valsalva, 별표)에서 나오는 관상동맥이 전혀 보이지 않는다.

관상동맥의 기시부가(정상에서와 같이 대동맥의 양쪽 sinus of Valsalva에서 나오지 않고) 폐동맥에서 나오는 기형에는 여러 종류가 있으나 좌측 주 관상동맥이 폐동맥에서 기시하는 형이 가장 흔하다.

혈역학적 현상, 증상, 자연 경과

- 관상동맥이 폐동맥에서 나오므로 관상동맥의 관류압력이 폐동맥 압력과 같다. 따라서 출생 전이나 출생 직후에는 폐혈관 저항이 높고 폐동맥 압력이 높으므로 관상동맥 혈류에 문제가 없다. 그러나 출생 후 폐동맥 압력이 급속히 떨어지면서 관상동맥 관류 압력이 낮아지므로 관상동맥 혈류가 감소하며 이로 인해서 좌심실 근육의 허혈, 심근경색이 생기며 협심증(흉통, angina), 기능 저하, 심부전 등의 증상들이 나타난다.
- 심장 근육 기능 저하로 인한 이차적인 승모판 역류도 생기며 이로 인한 심잡음이 진단의 단서가 되는 경우도 많다.
- 자각증상을 호소할 수 없는, 나이가 어린 영 · 유아에서 이러한 협심증으로 인한 흉통의 증상으로는 갑자기 발작적으로 뚜렷한 이유없이 아기가 창백해지며 식은땀을 흘리며 쇼크상태 같은 양상을 보이거나 또는 발작적으로 달래기 힘들 정도로 심하게 울거나 보채는 것이 특징이다.

- 이와 같은 증상은 폐동맥 압력이 높은 출생 직후에는 없다가 생후 약 2~3개월부터 서서히 나타나기 시작해서 점차 심해진다.
- 갑자기 사망하는 경우도 있다.
- 수술해 주지 않으면 대부분 1세 전에 심부전과 심근경색으로 사망한다.

수술

개심수술하여 폐동맥에서 기시하는 좌측 관상동맥을 단추모양으로 떼어내서 대동맥 벽에 직접 붙여준다.

특이 사항

- 큰 심실 중격 결손이나 동맥관 개존 등 폐동맥 고혈압을 일으키는 선천성 심장병의 교정수술 후에 이유 모르게 갑자기 심한 심실기능 저하와 심부전이 나타나면 이러한 관상동맥 이상 기시를 생각해야 한다. 이러한 환자에서는 수술 전에는 (대개 동반 심장 기형으로 인한) 폐동맥 고혈압이 있었으므로 관상동맥의 관류 압력이 높아서 관상동맥 혈류에 아무런 지장이 없었다. 그러나 심장 기형의 교정 수술을 해 주어서 폐동맥 압력이 정상으로 낮아지면 관상동맥 관류에 필요한 압력이 심하게 떨어지므로 수술 후에 심실 기능이 매우 나빠지며 심부전 증세가 나타나며 사망할 수 있다.
- 원인 모르게 좌심실의 수축 기능이 심하게 떨어져서 심한 심부전이 있는(이유가 명확하지 않은 특발성 확장성 심근증이 의심되는) 환자에서는 나이를 막론하고 반드시 관상동맥 이상 기시의 유무를 초음파 검사 또는 관상동맥 조영술 또는 CT 검사를 확인해서 치료 가능한 이러한 심장병을 놓치는 일이 없도록 주의해야 한다.
- 승모판 역류가 있으면서 좌심실 벽 일부에서의 국소적인 수축력 감소가 보이면 이러한 관상동맥 이상 기시를 의심해야 한다. 특히 좌심실 벽이나 유두근, 판막 끈이 하얗게 보이면 심근 허혈이나 심근경색을 의심해야 하며 그 원인으로 이 기형을 의심해야 한다.

관상동맥 기시부 이상 (Anomalous Aortic Origin of Coronary Artery, AAOCA)

왼쪽 관상동맥이 오른쪽 coronary sinus 에서 나와서 대동맥과 폐동맥 사이로 주행하는 기형 (Left coronary artery arising from the right coronary sinus and coursing between the aorta and the pulmonary artery)

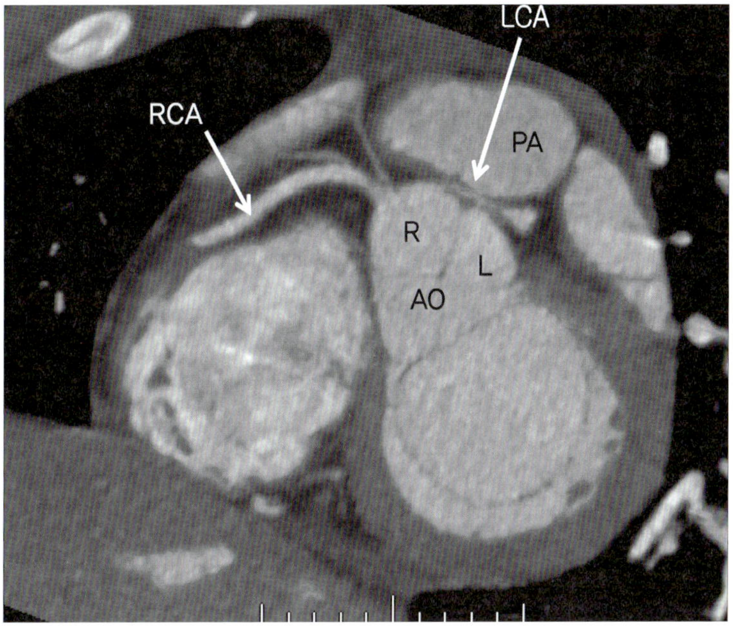

그림 28-7. 등산 도중 흉통과 기절로 내원한 13세 남아의 관상동맥 CT 사진.

왼쪽 관상동맥(화살표)이 오른쪽 대동맥 sinus(R)에서 나와서 대동맥(AO)과 폐동맥(MPA) 사이를 지나서 왼쪽으로 주행하며 기시부가 대동맥 벽 안으로 주행한다(intramural course).
오른쪽 관상동맥(RCA)은 정상이다.
수술로 왼쪽 관상동맥을 왼쪽 대동맥 sinus(L)로 옮겨주었다.
이러한 관상동맥 이상을 가진 환자는(증상이 없기도 하지만) 간혹 심한 운동 도중 대동맥들이 확장되면서 왼쪽 관상동맥이 눌리므로 급성 심근경색으로 흉통을 호소하기도 하며 심하면 급사의 위험이 있다.

오른쪽 관상동맥이 왼쪽 coronary sinus 에서 나와서 대동맥과 폐동맥 사이로 주행하는 기형 (Right coronary artery arising from the left coronary sinus and coursing between the aorta and the pulmonary artery)도 있다

소아, 청소년, 청장년, 층 환자에서 운동 시 심한 흉통, 호흡 곤란, 기절과 같은 증상이 있으면 여러 감별 진단 중 이러한 선천성 관상동맥 기형도 고려해야 한다. 심하면 급사의 원인이 될 수도 있다

29 CHAPTER

심장 종양 (Cardiac Tumor)

- 소아에서의 일차성 심장 종양은 대부분 양성이며 드물게 악성 종양의 전이로 인한 이차 종양이 발견된다.
- 소아에서 가장 흔한 일차성 종양은 횡문근종이며 성인에서 가장 흔한 종양은 점액종(myxoma)이다.

횡문근종(Rhabdomyoma)

- 양성 종양이며 종양이 한 개인 경우보다는 대부분 여러 개가 다발적으로 심장의 여러 군데에서 발견되는 특성이 있다.
- 대개 1세 미만에서 발견된다.
- 결절성 경화증과 흔히 동반된다.
- 많은 경우(약 80%에서) 종양이 저절로 없어지거나 작아지므로 증상이 없으면 어릴 때 발견됐다고 당장 수술해 줄 필요는 없다.

결절성 경화증과 동반된 다발성 횡문근종 (Rhabdomyoma Associated with Tuberous Sclerosis)

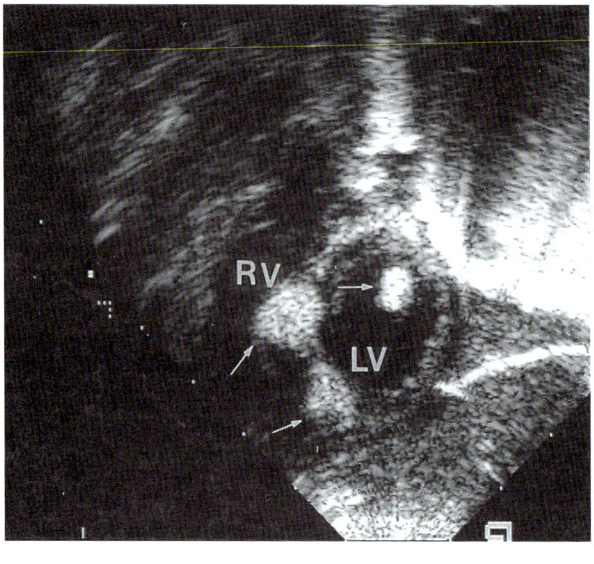

그림 29-1. 결절성 경화증으로 진단된 신생아의 심초음파 사진. 산전 태아 심장 초음파 검사에서 심장 여러 곳에서의 종양이 발견되었다. 심실 중격과 좌심실에서 여러 개의 종양들(화살표)이 보인다.

출생 직후　　　　생후 2개월

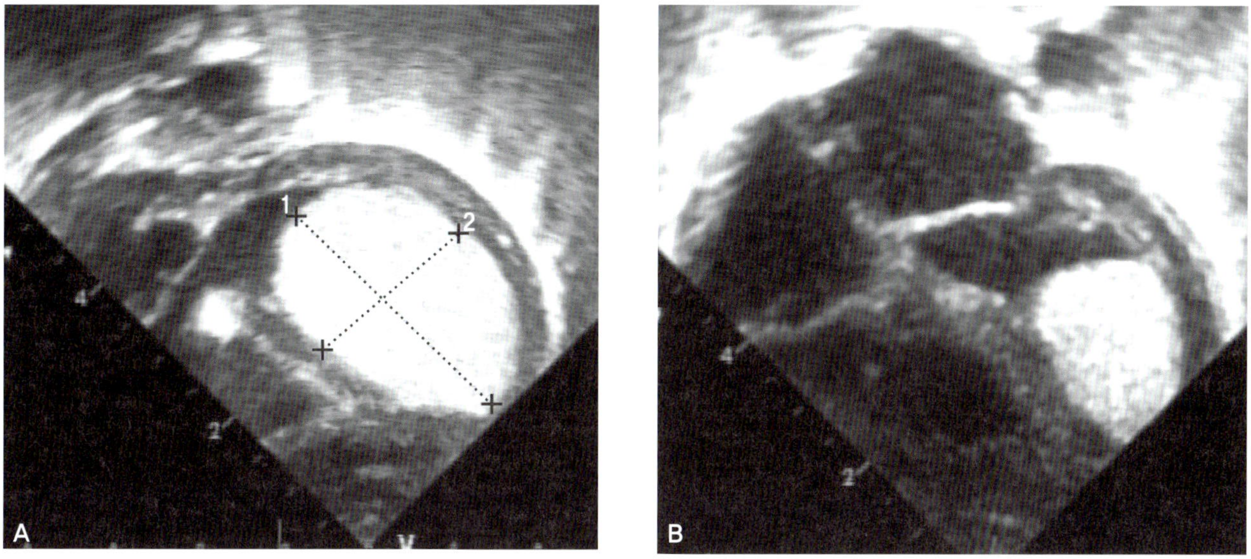

그림 29-2. A. 산전 초음파 검사에서 다발성 횡문근종과 활로4징으로 진단 받은 신생아의 출생 직후 초음파 사진. 좌심실 종양이 매우 커서 좌심실의 거의 막고 있듯이 보이지만 심장 내 혈류에는 큰 지장이 없었다. 우심실에서도 종양이 보였다.
B. 출생 후 2개월 째 찍은 초음파 사진에서 좌심실 종양이 서서히 작아졌다. 또한 점차 청색증이 나타나서 생후 2개월 때 Blalock Taussig shunt 수술하였다.

결절성 경화증(Tuberous Sclerosis)

- 심장 횡문근종 환자의 약 50~80%가 결절성 경화증을 가졌으며, 결절성 경화증 환자의 약 1/2 이 횡문근종을 가졌다.
- 상염색체 우성유전되므로 가족력이 흔하다.
- 세 가지 대표적인 증상(지능 박약, 경련, 피부의 작은 종양)이 특징이나 모든 환자들에서 전부 나타나지는 않는다.
- 결절성 경화증을 가진 아이라도 출생 직후에는 심장의 횡문근종 이외의 피부나 신경 계통의 다른 소견들은 아직 없기 때문에 심장 종양이 결절성 경화증 진단의 유일한 단서가 되는 경우가 많다.
- 심장 종양 이외에도 뇌종양이 흔히 있으며 신장, 안구, 치아 등 다른 장기에도 병변이 있을 수 있다.
- 뇌종양이 있으면 경련발작을 일으키므로 영 · 유아에서 심한 경련발작이 있으면 뇌 촬영을 해야 하며 뇌종양이 발견되면 심장 초음파 검사도 해야 한다.
- 피부에 색소가 적은 연한 갈색의 반점이 보인다.

소아에서 발견되는 기타 일차성 심장 종양

혈관종(hemangioma), 섬유종(fibroma), 점액종(myxoma), 기형종(teratoma) 등이 있다.

우심방의 혈관종(Hemangioma in RA)

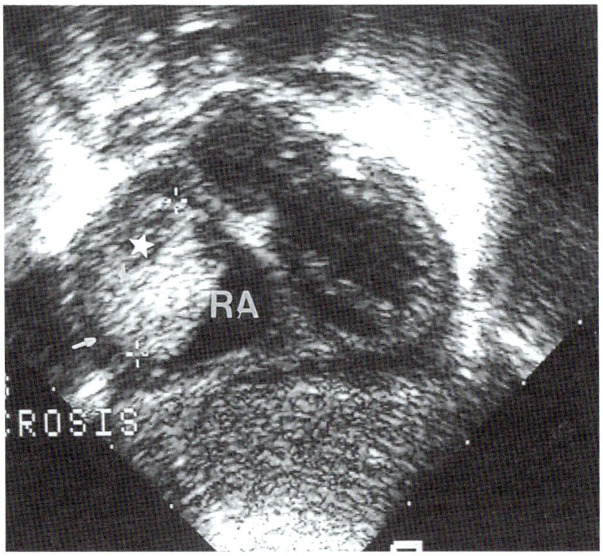

그림 29-3. 우심방에 큰 둥근 모양의 종양이 있는 신생아의 심초음파 사진. 우심방 내에 큰 종양이 관찰되며 종양의 내부에는 괴사로 인해서 초음파 signal이 떨어져서 까맣게 보인다(별표). 우심실로 혈액이 들어가는 것을 방해하므로 수술하여 제거하였으며 혈관종으로 진단되었고 아기는 그후 정상 심장 기능을 가지고 건강하게 잘 자라고 있다. 혈관종은 소아에서 두 번째로 흔한 일차성 심장 종양이다.

좌심실의 섬유종(Fibroma in LV)

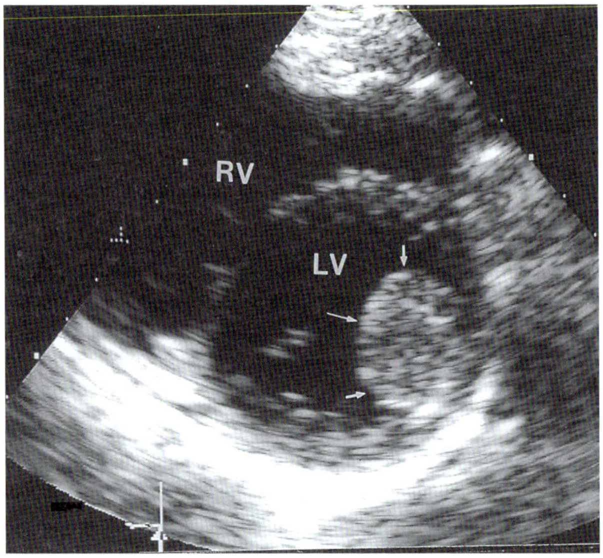

그림 29-4. 건강하고 증상이 없는 19세된 여자환자의 좌심실 초음파 사진. 12년 전에 우연히 심잡음으로 시행한 초음파 검사에서 좌심실 내 한 개의 종양이 발견되었으며 이후 종양의 크기가 변하지 않았으며 증상이 없어서 수술하지 않고 관찰 중이다. 종양의 조직학적 진단은 없으나 섬유종일 가능성이 높다.

치료

- 대부분 증상이 없으며 혈류를 방해하지 않으면 수술은 필요 없으나 주기적으로 심장 초음파 검사는 해야 한다.
- 간혹 종양이 너무 크면 혈류를 막게 되며 이럴 경우에는 수술로 종양을 제거해 준다.
- 간혹 심장 벽이나 심실 안으로 종양이 퍼져 있어서 심실의 수축을 방해하면 심부전 증상이 나타난다. 이럴 때에는 수술이 위험하므로 수술하지 않는다. 심한 경우에는 심장이식도 고려한다.
- 심한 심장 부정맥(심방 빈맥, 심실 빈맥)이 나타나기도 하며 종양과 동반된 부정맥은 치료가 어렵다.
- 심장 종양을 가진 환자에서 WPW 증후군과 동반되어 나타나는 심한 상실성 빈맥은 대개 항부정맥약으로도 치료가 매우 어려우며 이런 경우 수술로 종양을 제거해 주면 완쾌가 되기도 한다.

30 CHAPTER 선천성 심장병의 수술, 심장이식

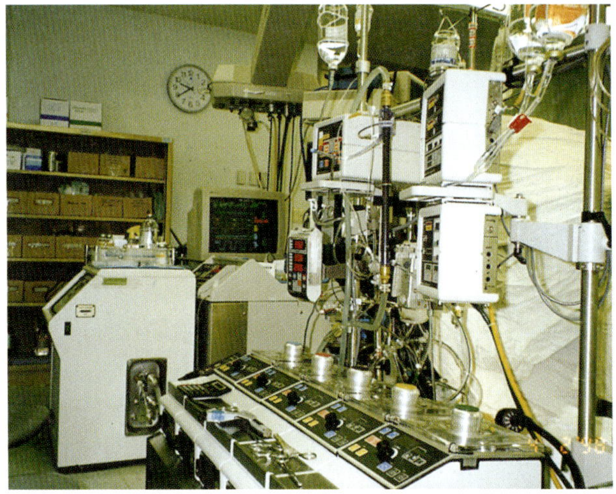

그림 30-1. 심폐 기계
Heart-lung machine, extra-corporeal oxygenator, pump oxygenator.

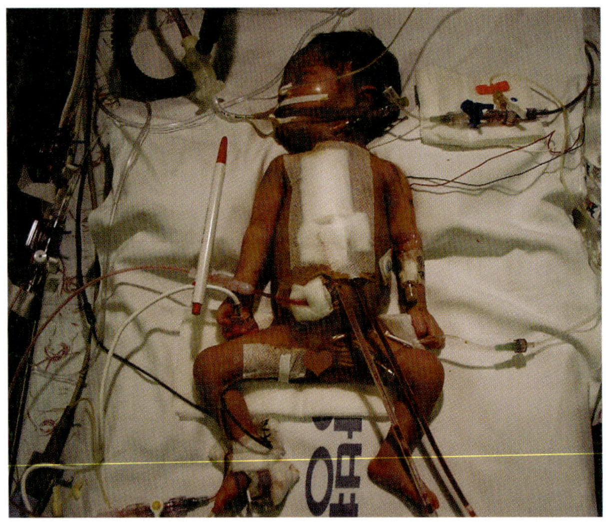

그림 30-2. 완전 대혈관 전위와 심실 중격 결손을 가진 신생아에서 성공적인 대동맥 치환술 후 사진. 완전 대혈관 전위로 이 수술을 받은 신생아 중 국내에서 체중이 가장 작은 아이였다(수술 시 체중 : 1100 gram) (소아심장외과 서동만 교수 수술).

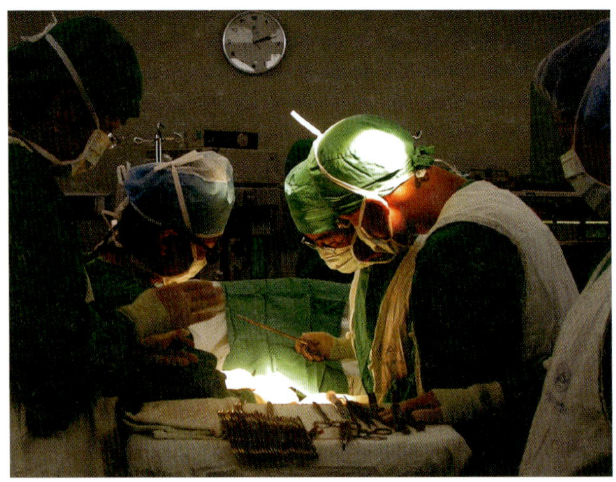

그림 30-3. 개심 수술 장면

가슴 절개 방법

중앙 흉골 절개

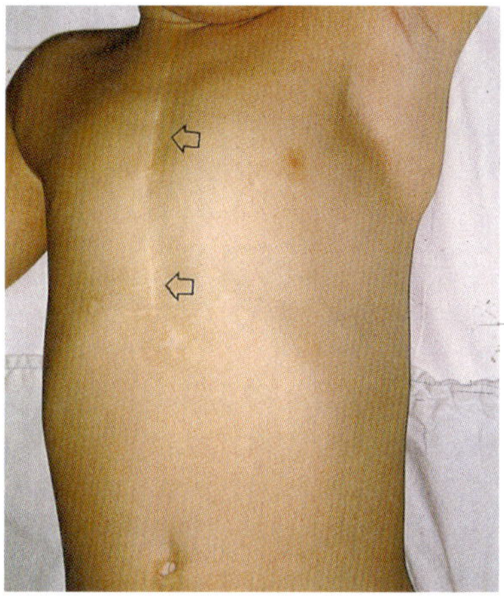

그림 30-4. 심방 중격 결손을 제외한 대부분 선천성 심장병의 개심수술에 이용한다.

오른쪽 전방 절개

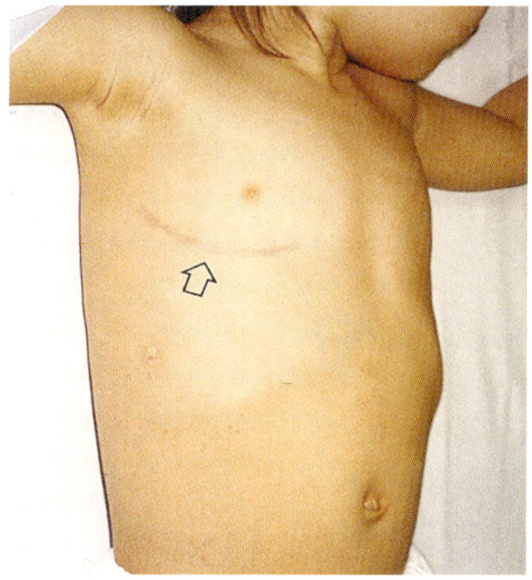

그림 30-5. 미용 효과적 면에서 중앙 흉골 절개술에 비해서 좋다. 심방 중격 결손의 봉합수술, 오른쪽 Blalock-Taussig 단락수술 시에 이용한다.

수술 전 후 환자 상태를 감시하는데 필수적인 튜브들

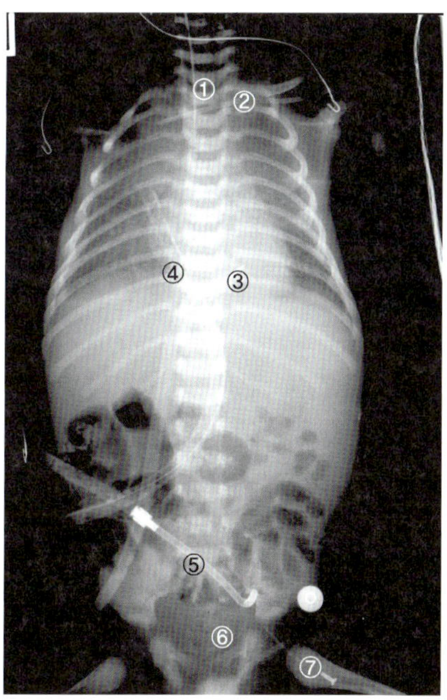

그림 30-6. 개심수술 직후에 찍은 가슴 X-선 사진. 다음과 같은 여러 종류의 튜브들이 보인다. 수술 후 환자 가슴 X-선 사진에서는 심장과 폐의 이상을 보는 것도 중요하지만 몸 안에 들어있는 모든 도관들의 위치를 확인하는 것도 매우 중요하다. 새로운 line을 삽입한 후에는 즉시 X-선 사진을 찍어서 그 위치를 확인하여야 한다.

① 기관지 관(endotrachea tube)
② 중앙 정맥압 측정관 (CVP line)
③ 심낭내에 들어 있는 흉관(Pericardiac tube)
④ 종격동에 들어 있는 흉관(mediastinal tube)
⑤ 복막 투석용 관(peritoneal dialysis cannula)
⑥ 방광 관(Foley catheter)
⑦ 대퇴정맥 관(femoral vein line)

이종 이식 판막(Homograft Valve)

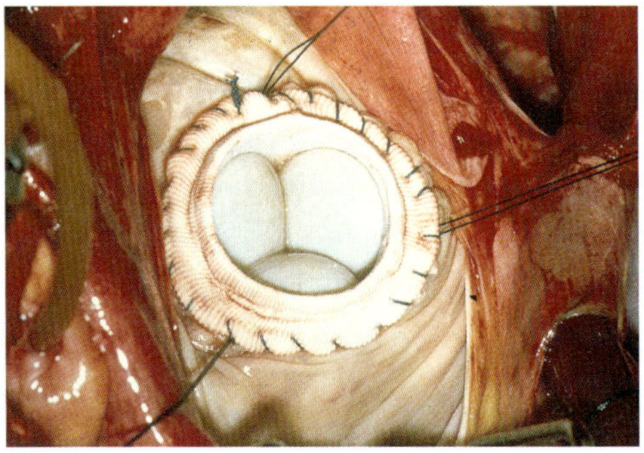

그림 30-7. 대개 소나 돼지의 심낭 조직으로 판막을 만든다. 동종 이식 판막이 구하기 어려웠던 과거에는 흔히 사용하였으나 동종 이식 판막의 사용이 가능해진 최근에는 이러한 이종 판막은 매우 드물게 사용된다.

St. Jude Valve

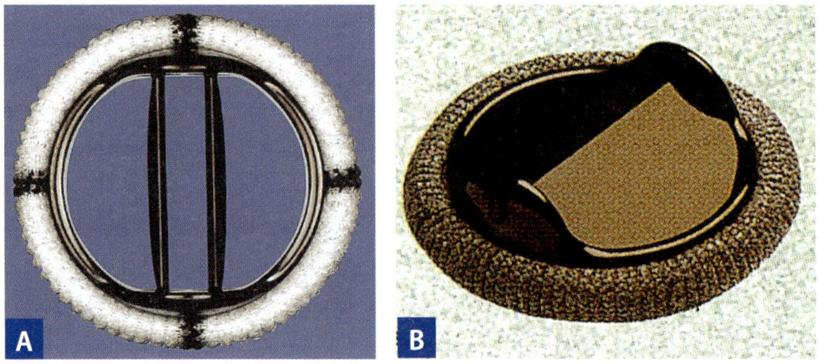

그림 30-8. 플라스틱 판막(Mechanical valve)의 일종이다. 판막엽이 두 개이므로 혈류가 인공판막의 가운데와 양 옆으로 흐른다. A. 열린 모습, B. 닫힌 모습

조기 완치수술의 장점

최근 점차로 수술해 주는 나이가 낮아지는 경향이며 어리다고 고식적 수술을 해 주기 보다는 어릴 때에 가능하면 완전 교정수술을 해 주는 것이 좋다. 그 이유는 다음과 같다.

① 오랜 기간 심실의 압력 또는 용적 과부하로 인한 심실 근육 비대와 섬유화로 인한 심실기능 저하를 방지한다.
② 폐동맥 협착이나 폐쇄에서는 어릴 때에 완치수술을 해줌으로써 폐혈류량과 폐동맥 압력을 정상화하므로 폐혈관의 지속적인 성장을 기대할 수 있다.
③ 수술 전, 후 부정맥 발생을 줄인다.
④ 저산소증에 의한 심장 및 기타 장기, 특히 뇌손상을 방지한다.
⑤ 자연 경과에 따른 합병증(뇌농양, 심 내막염, 폐동맥 고혈압 등)을 방지한다.
⑥ 고식수술의 문제점들(폐동맥 모양의 변형, 또는 국소적인 협착, 막힘 등)을 피할 수 있다.
⑦ 수술 횟수를 줄임으로써 환자와 가족들의 경제적, 정신적인 부담을 줄일 수 있다.

심장 수술에 관한 용어

1) **개심 수술(Open heart surgery), 심폐 우회술(Cardiopulmonary bypass)** : 인공 심폐기(heart-lung machine, pump oxygenator)를 이용하여 심장과 폐의 기능이 정지된 상태에서 심장 수술을 가능하게 하는 체외 순환 기법이다. 상대정맥과 하대정맥에 큰 관을 넣어서 체순환을 마치고 돌아온 정맥피를 빨아내서 인공 심폐기로 보내서 산소를 넣은 다음 다시 큰 관을 통해서 대동맥으로 동맥혈을 보내준다. 상행 대동맥을 일시적으로 묶고 심정지 용액을 대동맥에 주사하여 심정지 용액이 관상동맥을 통해서 심근으로 관류되면 심장이 멈춘다. 중요한 부위의 수술은 이와 같이 심장의 움직임이 멈춘 상태에서 시행하며 심장이 완전히 멈춘 시간을 허혈 시간(ischemic time)이라고 부른다. 이 과정이 끝난 후 대동맥 묶은 것을 풀러주면 심장이 다시 박동을 시작한다. 움직이는 동안에도 가능한 수술 과정은 심장이 박동하는 도중에 해 준다. 체외 순환은 심장 이외에도 여러 장기의 기능에 영향을 미치므로 총 체외 순환시간(심폐기를 돌린 총 시간, total bypass time), 이중 특히 허혈 시간을 가능한 짧게 해 주는 것이 좋다.

2) **심근 보호(Myocardial protection)** : 개심 수술 도중 심장 박동이 완전히 멈춘 상태에서는 관상동맥 혈류가 없으므로 심장 근육이 손상을 받게 된다. 그러므로 이러한 심장 정지 기간 도중 심장 근육의 손상을 최소한으로 줄여주기 위하여 심정지 용액(cardioplegic solution)을 주며 저체온 상태에서 수술한다.

3) **심정지 용액(Cardioplegic solution)** : 심정지 도중 심장으로의 혈류가 차단되는 도중에 특수성분으로 된 용액을 관상동맥을 통해서 심근으로 관류시켜 심장 박동을 정지시킴으로써 심근의 에너지원인 ATP 농도를 유지시켜 허혈에 의한 손상 및 재관류 손상을 방지해 주는 매우 중요한 용액이다.

4) **저체온** : 개심 수술 도중 체온을 낮추어서 심장, 뇌, 기타 주요 장기의 기능을 보호하는 기법이다. 대부분 체온을 25~28℃로 유지하면서 심폐기를 돌려서 체혈류를 유지한 상태에서 수술한다(moderate hypothermia with continuous perfusion). 체온을 15~20℃로 매우 낮게 떨어뜨리고 심폐기도 멈춘 상태에서 심장과 몸으로의 혈류를 완전히 멈추고 수술하는 방법(deep hypothermia with total circulatory arrest)은 체중이 5 kg 이하의 신생아 수술 시에, 또는 성인에서 대동맥궁 수술 시에 수술 부위를 bloodless surgical field로 만들면서 뇌 손상을 방지하기 위하여 사용하나 요즈음에는 소아에서는 거의 이 방법으로 수술하지 않는다.

5) **폐쇄식 심장 수술(Closed heart surgery)** : 심장박동을 멈추지 않고 하는 수술방법이다. 대동맥-폐동맥 단락수술, 폐동맥 banding, 심방 중격 절제술, 대동맥 축착 수술 등이 이에 해당한다. 양 방향성 상대정맥-폐동맥 연결 수술도 경우에 따라서는 심폐기를 사용하지 않고 박동을 계속하는 심장에서 수술하기도 한다.

▦ 수술의 위험이 높은 경우

① 폐혈관 저항이 높은 경우
② 수술 전 전신상태가 나빴던 환자들 특히 심부전과 저심박출, 대사성 산증이 심했던 환자
③ 복잡 기형으로 인하여 아주 어린 나이에 수술이 필요한 경우
④ 청색증형 선천성 심장병에서 폐동맥의 크기가 작은 경우
⑤ 체중이 작은 아기(2~2.5 kg 미만)

▦ 수혈

심폐기를 돌리려면 환자의 혈액이 심폐기의 용액과 섞이게 되므로 혈액이 희석된다. 성인에서는 본인, 또는 타인의 혈액을 섞지 않아도 혈액 희석의 정도가 큰 문제가 되지 않는다. 그러나 체중이 작은 아이에서는 총 혈액량이 적으므로 혈액의 희석이 심하여 수혈이 필수적이다. 단 소아 환자라도 청색증으로 헤모글로빈 수치가 높거나 체중이 20 kg을 넘는 경우 수혈없이 개심수술이 가능하다.

▦ 인공 심폐기 사용이 여러 장기에 미치는 영향

인공 심폐기를 사용하는 체외 순환은 여러 장기에 다음과 같이 전신적인 영향을 주며 이러한 나쁜 영향은 체외 순환 시간이 길수록 더 심하므로 가능한 체외순환 기간을 짧게 하는 것이 중요하다.

1) **전신의 염증 반응 :** 인공 심폐기를 사용하여 개심수술을 시행한 후에는 전신의 염증반응이 일어나지만 대부분은 임상적으로 중요하지 않을 정도로 주요 장기의 큰 손상 없이 일시적인 현상으로 회복되나 심하면 여러 장기의 손상과 기능장애가 나타난다. 이러한 염증 반응은 나이가 어릴수록, 청색증이 심할수록, 체외순환 시간이 길수록 더 심하다.

2) **혈액 성분에 대한 영향 :** 혈액이 심폐기를 통과할 때에 적혈구가 깨져서(용혈) 빈혈이 생기며 또한 혈소판의 파괴, 혈액 응고 인자들의 변형, 섬유소의 용해, 항응고제인 heparin 사용 등의 여러 원인들로 인하여 혈액 응고에 장애가 생겨서 출혈 경향이 높아진다.

3) **미세 색전증(microembolization) :** 미세한 공기방울들, 지방질, 섬유소, 기타 고형 물질들에 의해서 작은 혈관들이 막히는 미세 색전증이 생길 수 있다.

4) **폐 기능에 대한 영향 :** 폐는 심폐기 사용 후에 허혈-재관류로 인한 손상(ischemia-reperfusion injury)을 받으므로 수술 후에 미세 폐동맥들의 손상과 수축으로 인하여 폐혈관 저항이 높아지며 폐포가 눌리면서 폐가 뻣뻣해지므로 폐를 통과하는 혈액의 산소 흡수가 장애를 받으며 가래 등 기관지 분비물들에 의해서 기도가 막힐 수 있다.

▦ 수술 도중과 직후 모니터하는 사항들

심전도, 혈압, 중앙 정맥압, 폐동맥 압력, 좌심방 압력, 동맥혈의 가스 분압, 산소포화도, 체온, 소변량, 전해질 농도, 헤모글로빈 농도, lactate 농도, 뇌파, 경식도 심장 초음파 검사

▦ 수술 직후의 합병증

1) **발작적인 심한 폐동맥 고혈압 :** 수술 전에 폐동맥 고혈압이 이미 있었던 환자에서 체외순환을 이용한 개심수술 직후 말초 폐동맥이 수축을 하여 폐혈관 저항이 높아지면서 폐동맥 압력이 높아지며 간혹 폐동맥 압력이 체동맥 혈압보다 더 높아진다. 적극적으로 치료를 해 주지 않으면 사망률이 높다.

2) **출혈**

3) **심실 기능 저하와 저심박출증**

4) **부정맥**

5) **호흡기 합병증 :** 기도 내 분비물 증가로 기관지 관이 막힘, 흉막 삼출, 폐렴, 무기 폐, 상기도 손상, 성문 하 협착, 성대 손상, 후두 부종, 횡격막 마비 등 합병증으로 수술 후 인공 호흡기를 뗄 수 없는 원인이 되기도 한다.

6) **신경학적 합병증 :** 경련 발작, 운동신경 마비, 혼수상태 등의 합병증이 드물게 생긴다.

7) **간, 위장관 등 소화기 계통의 합병증 :** 위장관 마비, 스트레스성 위궤양이나 장출혈, 간세포의 손상으로 인한 간 기능 저하, 황달 등의 위장관 합병증이 생길 수 있다.

8) **혈액학적인 문제 :** 출혈 경향이 높아지며 혈소판과 적혈구가 파괴되며 빈혈이 잘 생긴다.

9) **수술 후 감염**

폐렴, 패혈증, 수술 부위의 감염, 요로 감염, 종격동 감염, 심내막염 등이 생길 수 있다. 수술 후 감염은 상태가 나쁜 환자에서, 수술 전·후로 항생제를 사용할 기회가 많았으며, 특히 중환자 실에 오래 있었던 환자들은 내성이 강한 균의 감염으로 치료가 어렵다.

• 심장 수술, 특히 개심수술 후에 감염이 잘 생기는 상황과 원인들은 다음과 같다.

① 체외순환으로 인하여 균에 대한 저항력이 떨어진다.
② 신생아, 영·유아는 면역성이 약하므로 감염이 더 잘 된다.
③ 수술 부위의 상처를 포함해서 전신에 여러 가지 감시용 또는 치료용 도관들이 삽입된 상태이며 이러한 도관들을 자주 조작하게 되므로 균의 침범이 쉬워진다.
④ 인공 물질을 사용하는 수술(Gore-tex관, 인공 판막, 동종이식 판막, 인공 포)에서 특히 감염이 잘 된다.
⑤ 인공 호흡기에 연결되어 있으므로 호흡기를 통한 세균 침입이 쉬우므로 폐렴의 위험이 높다.
⑥ 영양상태가 나쁜 경우에는 감염에 대한 저항력이 더 낮아진다.

10) 신장 합병증

신장의 손상은 대부분 신장으로 가는 혈류가 심하게 저하되는 경우, 즉 심한 저혈압이나 저심박출 상태에서 발생한다. 심장 수술 후 신부전이 의심되거나, 생길 가능성이 높은 환자에서는 미리 복막 투석을 시작해서 상태가 악화하는 것을 예방해 주어야 한다. 심한 신장의 손상도 환자의 상태가 좋아지면 대개 회복된다.

11) 심막 절개술 후 증후군(Postpericardiotomy syndrome)

원인은 심장 수술 후 심낭 안에 혈액, 삼출액 등이 고여서 이에 대한 염증반응 때문이라고도 하며 또는 바이러스성 감염이라는 설도 있으나 확실하지는 않다. 증상은 수술 1주일 후 내지 1개월 이내에 열이 나며 보채거나 흉통을 호소하며, 심낭 삼출액, 흉막 삼출액이 있다. 치료하지 않아도 대개 증상이 저절로 없어지나 증상이 심하면 아스피린, 심하면 steroid 제재도 주며 심낭 삼출액이 너무 많으면 튜브를 넣어서 빼 준다.

12) 심낭 압전(Cardiac tamponade)

심장 수술 후 심낭 안에 혈액이나 삼출액, 유미액이 너무 많이 고여서 심장을 압박하여 저심박출증으로 사망할 수도 있는 위험한 합병증이다. 심낭에 튜브를 넣어서 고여있는 혈액이나 삼출액을 뽑아주어야 한다. 심낭에 삼출액이 천천히 고이면 양이 많더라도 증상이 없기도 하며 이렇게 증상이 없이 천천히 고이는 경우는 대개 유미액인 경우가 많다.

13) 체외순환 후 증후군(Postperfusion syndrome)

수술 2–7주 후에 나타나는 증상들로써 발열, 나른함, 근육통, 비장이 커짐, 비정상적인 임파구 증가가 나타나며 원인은 확실히 밝혀진 것이 없으나 바이러스 감염이라는 설도 있다. 필요하면 아스피린, 또는 증상이 심하면 steroid 제재로 치료한다.

14) 유미 흉(Chylothorax), 유미 심막증(Chylopericardium)

모든 종류의 심장 수술 후에 생길 수 있으나 특히 체 정맥 압력이 높아지는 수술, 즉 양 방향성 상대정맥–폐동맥 연결이나 Fontan 수술 후에 잘 생긴다. 대개 저지방 식이요법으로 치료하면 점차 좋아지나 호전이 없으면 흉관을 묶기도 한다. 유미액이 너무 많이 나오면 영양장애도 올 수 있으며 임파구 수도 감소한다.

15) 횡격막(신경) 마비

성인과 달리 영유아는 호흡을 대부분 횡격막 근육의 운동에 의존하므로 한쪽 횡격막 마비만으로도 인공호흡기 보조가 필요한 경우가 많다. 수술 후 2주 이후에도 인공호흡기를 떼기 어려운 경우에는 마비된 횡격막을 주름잡듯이 꼬매서 아래로 당겨주는 수술을 한다. 대부분 한쪽 횡격막 만이 마비되나 간혹 양쪽 횡격막이 모두 마비되는 경우가 있는데 이런 경우에는 호흡 곤란이 더 심해서 호흡기에서 떼기가 더 어렵다.

16) 수술 후 고열

심장 수술, 특히 개심수술 1주일 이내에는 발열이 흔하다. 그러나 체온이 심하게 높거나 1주일 이상 지속되거나 떨림이 동반되면 세균 감염을 의심하여 검사를 해야 한다. 수술 후 발열의 가장 흔한 원인은 심막 절개술 후 증후군과 체외순환 후 증후군이며 무기폐, 폐렴 등 폐의 합병증이다. 수술 후 고열이 나면 몸의 신진대사 속도를 높여서 산소 요구량이 증가하여 회복을 어렵게 할 수도 있으며 또한 부정맥이 잘 생기며 치료도 어렵다. 심장 박동수가 지나치게 빠르면 심박출량이 감소하게 되므로 수술 후 고열이 나면 적극적으로 치료해주어야 한다.

▦ 수술 후 오랜 시일에 걸쳐서 나타나는 후유증

심장 근육의 기능 저하, 판막 폐쇄 부전, 부정맥(서맥 또는 빈맥) 등의 문제들이 생길 수 있으며 이와 같은 후유증들이 더 심하게, 더 자주 나타나는 경우들은 다음과 같다.

① 수술 시 나이가 많을수록
② 수술 전에 청색증과 저산소증이 심할수록
③ 수술 전 심장 근육의 기능이 나쁠수록
④ 수술 전 판막의 기능이 나쁠수록
⑤ 수술 전에 부정맥이 이미 있었던 경우
⑥ 전에 고식 수술을 여러 번 했던 환자

▦ 소아 심장 이식

최초의 소아심장이식은 1968년 삼첨판 폐쇄를 가지고 태어난 생후 3주된 신생아에게 무뇌증 영아의 심장을 이식한 경우였고 이후 지금까지 세계에서 연간 약 500~550건 소아심장이식이 시행되고 있는데 이는 성인 포함 전체 심장 이식의 약 10%에 해당한다.

심장이식의 적응증은 영유아에서는 선천성 심장병이, 유아 청소년기에는 심근증이 가장 많다.

우리나라에서 최초의 소아심장 이식은 확장성 심근증을 가진 17세 였고 이후 연간 약 10~15명에서 시행되고 있다. 이식 후 생존률은 대체로 1년에 83%, 5년 73%, 10년 63%, 20년 43%, 25년 35%로 보고되고 있다.

신생아나 소아에서 심장 이식 후 나이가 많아지면서 전체적인 발육은 물론 이식된 심장도 성장하는 것으로 알려져 있다

• 심장 이식 후의 합병증, 후유증과 예방

심장 이식이 점차 보편화하면서 합병증의 예방과 치료의 발전으로 인하여 결과도 매우 좋아지고 있으나 아직까지 거부 반응, 감염, 관상동맥 협착, 이차 악성 종양, 특히 임파선 계통의 암 발생 등의 문제가 있다. 거부반응의 예방으로 기본적으로 세 종류의 면역 억제제를 평생 복용해야 한다.

• 소아에서의 심장 이식의 문제점

① 장기 기증자(organ donor)의 부족, 특히 소아에서는 기증자와 수용자와의 몸 크기가 비슷해야 하므로(체중 차이가 20% 미만이 가장 좋다.) 적절한 장기 기증자를 찾는 데에 어려움이 있다.
② 거부반응을 감시하기 위하여 심장 근육의 조직검사를 자주 시행해야 하나 작은 아기에서는 쉽지 않다 .
③ 매년 한번씩 관상동맥 조영술을 해야 한다.
④ 거부반응을 예방하기 위하여 평생 면역 억제제를 복용하는 데에 따른 정신적, 경제적 부담이 크다.
정신적인 문제들, 사회생활, 학교생활의 적응 등에 문제가 있을 수 있다.

31 CHAPTER

감염성 심내막염과 예방 지침

"아이가 심장병이 있다고 하니 치과에서 치료해주지 않는다."

"심장병이 있다고 하는데도 항생제 복용없이 그냥 치료하였다."

"치과치료 받기 며칠 전부터 항생제를 복용하였다."

"아이가 울면 심장에 부담을 줄까봐 울리지 않으려고 아이가 싫어하는 칫솔질을 해주지 못해서 이가 썩었다."

"밤에 잠들 때에도 우유 병을 떼지 못해서 심한 충치가 생겼다."

건강한 치아를 갖는 것이 모든 사람들에게 중요하다는 것은 누구나 알고있는 상식이며 심장병 환자들에서는 더욱 중요하다. 그러나 잘못된 상식이나 오해로 말미암아 심장병을 가진 환자들, 특히 어린 환자들이 당연히 받아야할 치아관리와 치료를 제대로 받지 못하는 경우가 의외로 많아서 많은 환자나 부모들이 한번쯤은 위와 같은 어려움을 경험하고 있다.

선천성 심장병이나 후천성 심장판막질환 환자들에서는 다음과 같은 이유로 치아관리와 충치예방이 정상인에서보다 더욱 중요하다. 첫째, 심내막염의 위험, 둘째, 심장병 중에서도 특히 청색증이나 심부전증 등의 증상이 있는 환자들의 치아는 정상인에 비해서 충치가 더 잘 생기기 때문이며, 셋째, 건강한 치아는 충분한 영양섭취에 필수적이며 심장병이 심할수록 좋은 영양상태를 유지하는 것이 더욱 중요하기 때문이다.

심내막염이란 무엇인가?

어떠한 경로를 통해서든지 혈류 안으로 들어온 균은 정상 심장을 가진 사람에서는 즉시 제거되며 심장조직 내에서 자라지 못한다. 그러나 심장이나 혈관에서 비정상적인 와류가 있는 심장병(선천성 심장병의 거의 모든 종류와 류마치스성 심장 판막질환)을 가진 환자에서는 균이 와류가 있는 부위 주변조직의 심 내막, 특히 판막에서 번식하면서 염증을 일으키는 경우가 드물게 발생하며 이러한 염증 때문에 판막이나 주위 조직이 파괴되는 합병증을 심내막염이라고 하며 세균, 섬유소, 혈소판 등이 함께 엉킨 덩어리를 균 증식물(vegetation)이라고 부른다. 심내막염은 즉시 적절한 치료를 하지 않으면 매우 위험한 합병증이나 다행히 심장병이 있는 환자라도 그 빈도는 매우 낮다. 아주 드물게는 심장병이 없는 사람에서도 발생한다.

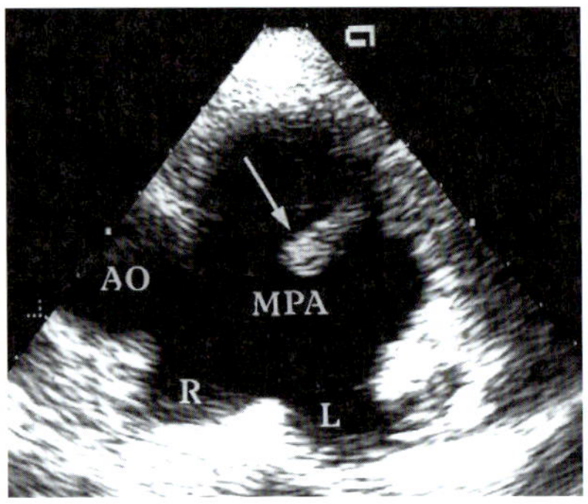

그림 31-1. 동맥관 개존 환자에서 폐동맥 안으로 자라 들어온 균 증식물의 초음파 사진이다. *MPA: 주 폐동맥, AO : 대동맥, R : 오른쪽 폐동맥 L:왼쪽 폐동맥*

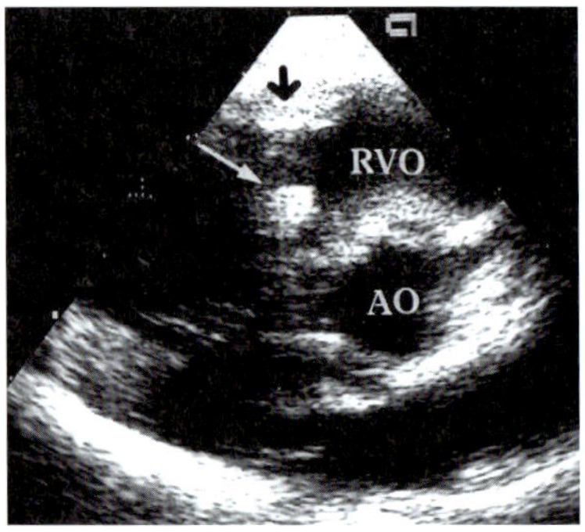

그림 31-2. 심실 중격 결손 환자에서 중격 결손을 통한 와류가 부딪히는 우심실 유출로에 생긴 균 증식물의 초음파 사진이다. *RVO : 우심실 유출로*

폐동맥에 생긴 균 증식물

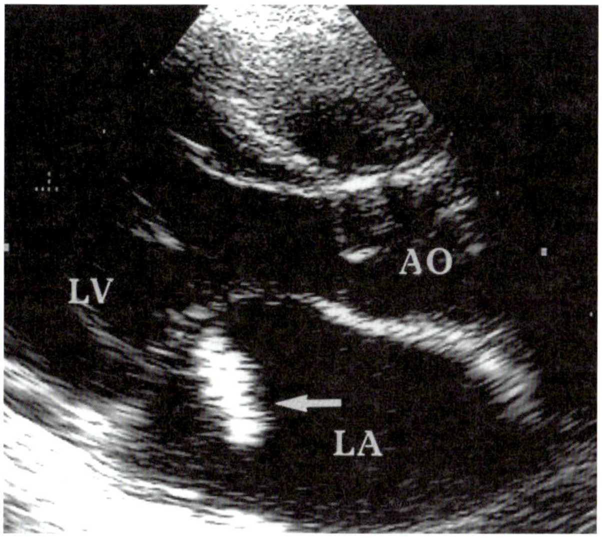

그림 31-3. 승모판 패쇄 부전을 가진 환자에서 승모판에 생긴 균증식물

우심실 유출로에 생긴 균 증식물

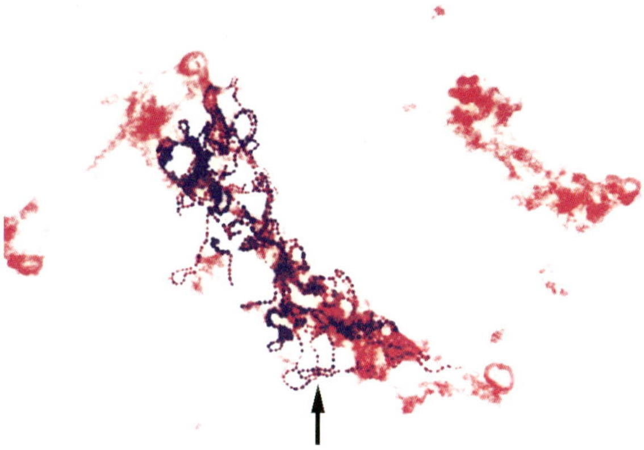

그림 31-4. 심내막염에서 생긴 균 증식물을 현미경으로 관찰한 사진이다. Gram 염색에서 보라색 구슬을 꿴 듯이 보이는 모습이 연쇄상 구균(streptococcus, 화살표)의 특징이다.

균 증식물에서 보이는 연쇄상 구균의 현미경 사진

▦ 심내막염을 일으키는 원인균

1. 세균(Bacteria)

1) 연쇄상 구균(Streptococcus) : 심내막염의 반을 차지하는 가장 흔한 원인 균이다.

2) 포도상 구균(Staphylococcus) : 두 번째로 흔한 원인 균이며(20%) 특히 수술 후 발생하는 급성 심내막염, 인공판막 감염의 주된 원인 균이다. 수술 후에 발생하는 심내막염은 환자의 피부나 코 등에 이미 있던 포도상구균이 가장 흔한 원인이 된다.

3) 그람 음성균 : 흔한 원인 균은 아니나 면역기능이 떨어진 환자에서, 또는 혈관 내에 도관을 오래 가지고 있는 환자에서 감염을 일으킬 수 있다.

* **내성이 특히 강한 세균** : Methicillin-resistant staphylococcus aureus (MRSA)와 Vancomycin-resistant enterococcus (VRE)은 병원 감염, 특히 중환자실이나 병원에 오래 있는, 면역력이 떨어진 만성병 환자, 수술 후 환자, 신생아, 조산아, 노약자들에서 특히 심각한 감염을 일으킨다. 특히 VRE는 최근에 발견된 내성이 매우 강한 신종 세균으로 항생제 남용 때문에 생긴 변종이며 일단 감염되면 치료가 매우 어렵다.

2. 진균(fungus, 곰팡이)

심내막염을 일으키는 가장 흔한 진균은 Candida이나 다른 어떤 종류의 곰팡이도 원인이 될 수 있다. 세균에 의한 심내막염에 비해서 훨씬 큰 균증식물을 만드는 것이 곰팡이에 의한 심내막염의 특징이다.

균이 혈류 안으로 들어오게 되는 경로

치아 치료 시에 터진 혈관을 통해서 균이 들어 갈 수도 있으나 충치가 많고 구강의 위생 상태가 나쁘면 특별한 치과 치료를 하지 않더라도 칫솔질, 씹기, 이쑤시개 사용, 치실사용과 같은 단순 구강 내 동작에 의해서도 구강의 점막을 통해서 균이 들어갈 수 있다(일시적인 균혈증 transient bacteremia). 따라서 치과 치료나 수술을 받은 적이 없는 환자에서 "저절로" 발생하는 심내막염은 이러한 일상 동작에 의해서 일어난 균혈증 때문이라고 생각된다. 따라서 심장병을 가진 환자들은 치과 치료 시에만 심내막염 예방지침을 따르기보다 훨씬 더 중요한 것은 평상시의 올바른 치아 관리이다. 세균은 치아 이외에도 피부 상처나 손상된 점막을 통해서도 혈류 안으로 들어가기도 한다. 그러나 사실 많은 심내막염은 치아나 기타 장기의 수술과 무관하게 발생한다.

급성 심내막염

독성이 강한 균에 의한 심내막염으로 경과가 빨리 진행하여 환자 상태가 급속히 악화하며 사망률이 높다. 주로 포도상 구균이나 진균에 의한 감염이 이와 같은 경과를 취하며 이러한 급성 심내막염에서는 균 증식물이 크지 않으며 심장 조직, 특히 판막과 그 주위 심장 조직의 파괴가 심하므로 고용량의 강력한 항생제 투여와 심장 수술을 병행하는 적극적인 치료를 즉시 해 주지 않으면 매우 위험하다.

아급성 심내막염(subacute bacterial endocarditis, SBE)

독성이 약한 균에 의한 심내막염은 몇 주~몇 달에 걸쳐서 천천히 진행하므로 간헐적인 또는 심하지 않은 발열 이외에는 특별한 증상이 없는 경우가 많으므로 진단을 놓치게 된다. 주로 연쇄상 구균에 의한 심내막염이 이와 같은 임상 경과를 취하며 이와 같이 천천히 진행하는 심내막염에서는 균 증식물은 크게 생기나 심장 조직의 파괴는 덜 심하다.

임상 양상과 합병증

1) 가장 흔한 증상은 발열이며 특히 포도상구균에 의한 심내막염은 높은 고열이 특징이다. 그러나 연쇄상구균에 의한 아급성 심내막염인 경우에는 미열이 지속적으로, 또는 간헐적으로 나며 드물게는 열이 없는 경우도 있다. 발열 이외에도 오한, 나른함, 피곤, 팔 다리 통증, 관절통 등 다른 비 특이적인 증상들이 나타나기도 한다. 그러나 많은 경우 특별한 증상이 없으므로 발병 초기에는 진단을 놓치기 쉽다.
2) 판막 엽이 뚫어지거나 판막 끈이 끊어져서 판막이 잘 닫히지 않는 판막 역류가 생긴다.
3) 심근 안에 농양이 생기면 심실 기능이 나빠지며 부정맥이 생기기도 하며 심실 벽의 일부가 약해져서 늘어나면서 심실 류(ventricular aneurysm)가 생기기도 한다. 심실 근육과 판막의 손상이 심하면 새 판막으로 교체해 주는 수술 시에 안전하게 꼬매줄 조직이 없으므로 수술 사망률이 높아진다.
4) 판막의 파괴로 인한 판막 역류와 심실 근육의 손상으로 인한 심실 기능 저하 등으로 심부전이 생긴다.
5) 특수 방실 전도 조직 근처의 염증이 심하면 방실 전도 장애도 생길 수 있다.
6) 승모판이나 대동맥 판막에 균 증식물이 생겨서 그 일부가 부스러지면서 작은 조각들이 떨어져 나가서 말초동맥의 혈류를 막는 합병증이 생길 수 있다(체동맥 색전증). 동맥의 혈류가 막히면 해당 장기에 허혈, 경색이 생

기며 이에 따른 증상은 혈류가 차단되는 장기나 조직에 따라서 다르다. 특히 뇌혈관이 막히면 뇌경색이 생기면서 신체 일부가 마비되는 중풍, 반신 불수 등의 각종 신경증상들이 나타난다(뇌졸중).

7) 관상동맥이 미세 색전증으로 막히면 심근 경색도 생길 수 있다.

8) 폐동맥 색전증 : 심실 중격 결손이나 동맥관 개존 환자에서 심내막염이 생기면 균 증식물이 우심실이나 폐동맥 안에 생기므로 이러한 증식물이 부스러져 떨어져 나가서 폐동맥을 막으면 폐경색이 생긴다. 환자는 기침, 가래, 흉통, 폐렴같은 증상을 호소하기도 하나 폐경색이 심하지 않으면 증상이 없을 수도 있다.

9) 다양한 면역반응도 일어나서 면역 물질들이 조직에 침착하여 관절염, 사구체신염 등이 생기기도 한다.

10) 뇌농양이 합병되면 심한 두통이나 신체 일부의 마비 등의 신경 증상이 나타나기도 하나 농양이 매우 커질 때까지 자각증상이 전혀 없는 경우도 있으므로 조금이라도 의심되면 뇌 CT 촬영을 해야 한다.

11) 전에는 심잡음이 없었던 사람에서 갑자기 심잡음이 들리게 되거나 또는 기존에 들리던 심잡음이 다르게 들린다.

진단

1. 혈액 배양 검사(Blood culture) : 가장 중요한 진단방법으로 심내막염의 95% 이상에서 혈액에서 균이 배양된다. 혈액 배양 검사를 위한 혈액 채취 시에는 다음과 같은 점에 유의해야 한다.

① 24시간에 걸쳐서 여러 번, 적어도 3~4번 해야 한다.

② 여러 번 할수록 그리고 채취하는 혈액의 양이 많을수록 배양검사에서 균이 검출될 확률이 높다.

③ 고열이 있을 때에만 혈액 채취를 하는 것은 불필요하다.

④ 배양검사를 위한 혈액 채취 시에는 오염의 가능성이 있으므로 정맥이나 동맥 안에 이미 들어 있던 도관에서 혈액을 뽑지 말아야 하며 다른 혈관에서 피부 소독을 한 다음에 뽑아야 한다.

⑤ 심내막염 환자의 약 7~11%에서는 균이 검출되지 않아서 진단과 항생제 선택이 어렵다.

2. 심장 초음파 검사 : 심내막염의 진단과 치료에 혈액 배양 검사와 마찬가지로 필수적인 검사이다. 균 증식물이 보이는지, 그리고 이로 인한 판막의 폐쇄 부전, 심실기능의 장애 등이 있는지를 관찰한다. 드물게는 심내막염이 있더라도 심장 초음파 검사는 정상일 수 있으므로 초음파 소견이 정상이라도 심내막염의 가능성을 완전히 배제할 수는 없다.

3. 기타 검사 : 혈액 검사에서 염증 반응(CRP), 빈혈, 백혈구 증가, rheumatoid factor가 보이며 소변검사에서 혈뇨 등이 보인다.

항생제 치료

- 치료는 원칙적으로 균을 완전히 죽이는(bactericidal) 항생제를 정맥내 주사로 적어도 4~6주간 사용해야 한다. 균의 활동을 일시로 정지시키는(bacteriostatic) 항생제는 사용하지 않는다.
- 연쇄상 구균은 항생제에 대한 감수성이 예민해서 페니실린 계통의 비교적 독성이 약한 항생제로도 치료가 용이하다.
- 연쇄상 구균에 비해서 포도상 구균은 항생제에 대한 내성이 매우 강해서 치료 시에 Vancomycin 등 독성이 강하지만 강력한 항생제를 써야 하며 근절이 어려울 수도 있다.

심내막염 환자에서의 심장 수술

- 심내막염으로 인하여 판막이나 심실근육의 손상이 심하여 심부전이 심하고 혈역학적으로 불안정하면 비록 이런 상태에서의 심장수술 자체도 위험하지만, 수술을 해 주지 않았을 때의 사망률이 어차피 매우 높으므로 항생제 치료가 완료되기 전이라도 필요하면 즉시 수술해 주어야 한다.
- 균 증식물의 일부가 부스러지면서 조그만 조각들이 체혈류로 들어가서 여러 동맥들을 막는 색전증이 계속 일어나면 급성기라도 즉시 수술해 주어야 한다.
- 위의 경우와 달리 환자의 상태가 양호하며 합병증이 없으면 항생제 치료를 4~6주간 충분히 한 후에 혈액 배양검사에서 더 이상 균이 검출되지 않는 것을 확인한 후에 심장수술을 하여 원인 되는 심장병을 고쳐준다.

치아 관리(제33장 참조)

심내막염의 위험이 높은 종류의 심장병을 가진 모든 환자에서 치과 치료 시에 항생제를 복용하는 것도 중요하지만 더욱 중요한 것은 충치를 사전에 방지하는 것이다. 제33장에 자세히 기술되어 있다.

심내막염의 발생 위험이 높거나 내성이 강한 균에 의한 감염의 위험이 높은 환자 (심내막염 예방이 반드시 필요한 경우)

1) 인공 판막 또는 동종 이식 판막
2) 청색증형 선천성 심장병에서 체폐 단락 수술 후(Blalock-Taussig or central shunt)
3) 활로 4징, 단심실, 대혈관 전위와 같은 청색증형 선천성 심장병
4) 정상 심장을 가진 사람에서도 심장이나 혈관 내에 도관을 오래 가지고 있던 환자, 특히 고농도의 영양제를 주사하기 위한 정맥 도관을 오래 가진 경우
5) 정맥내 마약 주사를 자주 맞는 마약 중독자
6) 전에 심내막염을 앓은 과거력이 있는 환자
7) 중환자실에 오래 있어서 내성이 강한 균에 접할 기회가 많은 환자
8) 면역력이 떨어진 환자, 미숙아, 조산아, deletion 22q11.2(DiGeorge 증후군)을 포함한 선천성 면역 결핍 환자
9) 광범위 항생제를 오래 사용한 환자

10) 심장 수술 직후 다음과 같은 경우 심내막염이 잘 생기고 특히 내성이 강한 균에 의한 감염이 문제가 된다.
① 수술 전에 이미 여러 종류의 항생제를 투여 받은 경우
② 수술 후 출혈이 심한 환자
③ 수술 후 저혈압, 저심박출증 등 혈역학적으로 불안정한 환자
④ 수술 부위를 다시 열거나 재수술 받은 경우

▦ 심내막염의 발생 위험이 중간 정도인 환자

1) 심실 중격 결손, 동맥관 개존, 대동맥 축착 등의 선천성 심장병
2) 승모판 탈출과 동반된 승모판 역류
3) 류마치스성 판막 질환
4) 비후성 심근증

▦ 심내막염의 위험이 거의 없는 경우(심내막염 예방지침이 필요 없는 경우)

1) 다른 기형이 동반되지 않은 단순 심방 중격 결손
2) 심방 중격 결손, 심실 중격 결손, 동맥관 개존 수술 후 6개월이 경과하고 후유증이 없는 경우
3) 관상동맥 수술 후
4) 승모판 탈출은 있으나 승모판 역류는 없는 경우
5) 류마치스성 열을 앓은 과거력은 있으나 판막의 병변은 없는 경우

▦ 다음과 같은 수술이나 시술 시에는 심내막염 예방지침이 필요하다.

1) 다음과 같은 종류의 치과/구강 외과 시술
① 발치
② 스케일링을 포함한 치아 주위의 시술
③ 치아 삽입물(implant) 시술
④ 기타 출혈이 예상되는 치아/구강 시술
2) 편도선과 아데노이드 제거 수술
3) 기타 호흡기 점막에 관한 수술
4) Rigid bronchoscopy를 사용하는 기관지 내시경
5) 식도 확장술
6) 담도 수술
7) 위장관 점막에 관한 수술
8) 비뇨기과 시술 : 방광경, 요도 확장술

다음과 같은 수술이나 시술 시에는 심내막염 예방지침이 필요 없다.

1) 다음과 같은 치과/구강외과 시술 :
   ① 국소 마취 ② 불소 도포
   ③ 수술 후 실밥 뽑을 때 ④ 유치가 자연히 빠질 때
   ⑤ 구강내 장치의 조절 시 ⑥ 치아 교정술
2) 기도 삽관
3) Flexible bronchoscopy를 사용하는 기관지 내시경
4) 귀의 고막을 통해서 중이에 튜브 삽관
5) 위장관 내시경 및 조직 검사
6) 산부인과 시술 : 자연 분만, 제왕절개 수술, 인공 임신 중절, 자궁 내에 피임 기구 삽입
7) 비뇨기과 시술 : 요도 삽관, 포경 수술
8) 진단적 심도자 검사와 심혈관 조영술
9) 중재적 심도자술 : 풍선 확장술, coil 삽입, 관상동맥에 stent 삽입
10) 영구 인공 심박동기 삽입
11) 피부 조직 검사

치과 치료시 항생제 투여 지침 *(American Heart Association, from Wilson et al. Circulation. May 8, 2007)*

	항생제	성인 용량	소아 용량
경구 복용이 가능한 경우	Amoxicillin	2 g PO	50 mg/kg PO
경구 복용이 불가능한 경우	Amoxicillin or Cefazolin or Ceftriaxone	2 g IM or IV 1 g IM or IV 1 g IM or IV	50 mg/kg PO IM or IV 50 mg/kg PO IM or IV 50 mg/kg PO IM or IV
Ampicillin에 allergic 한 환자 (경구 복용이 가능한 경우)	Cephalexin or Clindamycin or Azithromycin or Clarithromycin	2 g po 600 mg po 500 mg po 500 mg po	50 mg/kg PO 20 mg/kg PO 15 mg/kg PO 15 mg/kg PO
Ampicillin에 allergic 하면서 경구 복용이 불가능한 환자	Cefazolin or Ceftriazone or Clindamycin	1 g IM or IV 1 g IM or IV 600 mg IM or IV	50 mg/kg IM or IV 50 mg/kg IM or IV 20 mg/kg IM or IV

** 위 항생제를 시술 30~60분 전에 한번만 준다.*
** 인공판막을 넣는 심장수술 전에 심내막염 예방 목적으로는 1세대 Cephalosporin 계통의 항생제를 준다. 그러나 병원에 따라 Methicillin-resistant Staphyloccci가 많은 병원에서는 Vancomycin을 줄 수 있으나 Cephalosporin 보다 더 우수하다는 증거는 없다.*
** 항생제는 수술 직전에 주고 수술이 길어지면 수술 도중에 한 번 더 주고 수술 후 48시간 이내에 중지한다.*
** PO : 경구 복용*

영국 심장학회의 지침 중에서 위 미국 심장학회 지침과 다른 점 또는 추가사항을 요약하면 다음과 같다.
(British Society for Antimicrobial Chemotherpy). (from Gould et al, J Antimicrobial Chemotherapy 2006;57:1035–1042)

① Amoxicillin 경구 용량 : 5세 미만 : 750 mg, 5~10세 : 1.5 g, 10세 이상 : 3 g
② 치과 치료를 여러 차례 받아야 하는 경우에는 2주 간격으로 받는 것이 좋다
(구강 점막의 손상이 충분히 치유될 수 있도록)
③ 치과 치료를 여러 차례 받아야 하는 경우에는 Amoxicillin과 Clindamycin을 교대로 준다.
④ 치과 치료 전에 구강 세척제(chlorhexidine gloconate 0.2%)를 1 분간 사용한다.

치아 이외 다른 장기(위장관, 호흡기, 비뇨생식기 등)의 시술 시 항생제 사용 지침
(British Society for Antimicrobial Chemotherpy)

[Amoxicillin 5세 미만 : 250 mg, 5~10세 : 500 mg, 10세 이상 : 1 g] + [Gentamicin 1.5 mg/kg]
수술 직전에 한번 정맥 주사
Penicillin allergy 있는 환자 : [Teicoplanin 14세 미만 : 6 mg/kg, 성인 : 400 mg] + [Gentamicin 1.5 mg/kg]
수술 직전에 한번 정맥 주사

특이 사항

- 이미 Methicillin resistant staphylococcus aureus (MRSA)를 몸에 가지고 있는 환자에서(colonized) 심내막염 예방이 필요한 경우에는 Vancomycin을 준다.
- Warfarin (Coumadin)과 같은 항응고제를 매일 복용하는 환자에서 심내막염 예방 목적으로 항생제를 주어야 할 때에는 근육주사로 주지 말고 경구 투여나 정맥 내로 주사해야 한다.
- 선천성 심장병 중에서도 특히 심실 중격 결손이나 동맥관 개존은 작을수록 높은 속도의 와류가 생기게 되므로 이러한 와류 주변에서 심내막염이 잘 생긴다. 이에 반해서 폐동맥 고혈압이 있을 정도로 큰 심실 중격 결손이나 동맥관 개존에서는 결손을 통한 혈류의 속도가 낮으므로 심내막염이 잘 생기지 않는다.
- 판막 기형 중에서 폐동맥 판막이 심내막염 위험이 가장 낮으며 대동맥 판막이 가장 높다.
- 원인 모르게 발열이 오래 지속되면 심장 초음파 검사를 하여 심내막염이 있는지 확인해야 한다.
- 심내막염은 관혈적인 시술(invasive procedure)과 관련되어서 발생한 경우보다는 아무런 관혈적인 시술을 받지 않았는데 발생한 경우가 훨씬 더 많다.
- 류마치성 열(rheumatic fever)로 인한 심장 판막의 이상 때문에 매달 페니실린 주사를 맞는 환자에서 위와 같은 시술을 받을 때에는 다른 항생제(Clindamycin, Azithromycin, Clarithromycin)를 추가로 준다.
- 심내막염이 이미 발생하여 정맥 내 항생제 치료를 받는 환자는 필요하면 치과치료를 항생제 투여를 받는 도중에 받는 것이 좋다. 특히 판막 교체를 받아야 하는 환자에서는 더욱 치과 치료를 심장 수술 보다 먼저 받는 것이 중요하다.
- 충치가 심한 환자는 심장 수술 하기 전에 치과치료를 먼저 해 주는 것이 좋다. 즉 심장 수술이 예정된 환자는 수술 전에 미리 치아질환에 대한 검사를 하여 치료가 필요하면 심장 수술 전에 해주는 것이 좋다. 심장 심장 수술 중에서도 인공판막을 넣어 주는 수술에서 특히 이와 같은 지침이 중요하다. 치과 치료는 심장 수술 받기 적어도 2주 전에는 끝내는 것이 좋다. 응급수술을 받게 되어 치과 치료를 받을 수 없었던 환자는 수술 직후 치아에 대한 진료를 해준다. 급하지 않은 치과 치료는 심장 수술 후 적어도 3개월이 경과한 후에 해 주는 것이 좋다.

32 CHAPTER 선천성 심장병 환자의 일반 건강관리

1. 감염

1) 호흡기 감염

좌우 단락을 일으키는 선천성 심장병에서 폐혈류가 심하게 증가된 상태에서는 폐충혈이 있으므로 호흡기 감염에 잘 걸리며 증상이 오래가고 심하게 앓는 경우가 많다. 겨울철에 특히 인플루엔자 바이러스와 Respiratory syncytial virus에 잘 감염된다. 심장병이 심하거나 나이가 어린 아이에서는 호흡기 감염이 심하면 사망할 수도 있다. 진단 즉시 항바이러스 약제, 인공 호흡기, 면역 글로불린, 기타 여러 대증요법 치료로 일단 상태를 호전시킨 다음 심장병의 교정수술을 해 준다.

2) 심내막염

심방 중격 결손, 경한 폐동맥 판막 협착, 수술 후 후유증이 없는 심실 중격 결손이나 동맥관 개존을 제외한 대부분 선천성 심장병에서 심내막염의 위험이 있으므로 필요시 예방조치를 취해야 한다(제32장 참조).

3) 뇌농양

활로 4징 등의 청색증형 심장병에서 머리, 치아, 중이, 부비동, 눈, 얼굴 주위의 피부 등에 세균 감염이 있을 때 잘 생긴다. 원인균은 심내막염의 원인균과 거의 같으며 포도상 구균, 연쇄상 구균, 그람 음성균 등으로 간혹 여러 균이 같이 배양되기도 한다. 발열, 두통, 구토, 경련, 마비 등 신경 증상이 있으나 농양이 천천히 생기면 증상이 없거나 높지 않은 간헐적인 발열, 나른함 등의 비특이적인 증상들만 나타나는 경우도 많아서 진단을 놓칠 수 있으므로 의심이 가면 즉시 뇌 CT촬영을 해서 확인해야 한다. 진단 즉시 다량의 항생제 정맥 주사를 시작하며 필요하면 뇌수술을 한다. 환자의 50% 이상에서 후유증이 남는다.

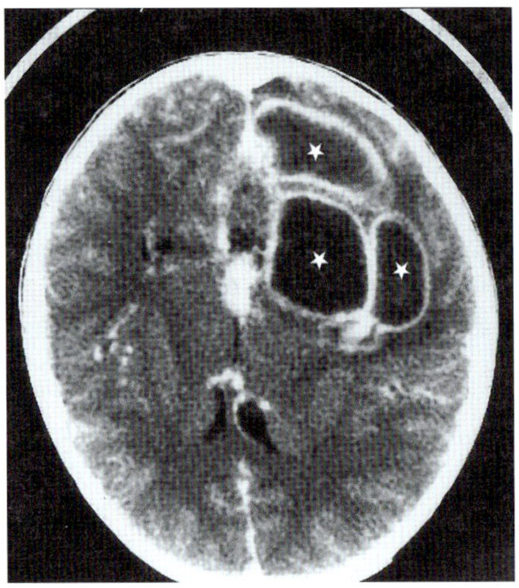

그림 32-1. 청색증형 선천성 심장병 환자에서 발생한 뇌농양. 뇌의 뒤 부분에서 여러 칸막이로 나뉘어진 매우 큰 뇌농양이 보인다(별표).

4) 선천성 면역 결핍이 동반된 환자에서의 감염

Deletion 22q11.2(DiGeorge 증후군)에서와 같은 선천성 면역 결핍이 있으면서 선천성 심장병이 동반된 환자는 세균감염이 잘 걸리며 그 경과도 심해서 패혈증과 같은 위험한 합병증이 생길 수 있으며 사망률도 높다.

5) 무비 증후군이 있는 경우

비장이 없는 무비 증후군과 동반된 선천성 심장병 환자는 세균 감염에 대한 저항력이 낮으므로 심한 감염에 걸리기 쉽다. 생후 6개월까지는 Klebsiella균과 대장균과 같은 그람 음성균이 주된 원인균이며 생후 6개월 이후에는 폐렴구균과 Hemophilus가 가장 흔한 원인균이다. 일단 이러한 균에 감염이 되면 몸 안에서 균의 증식 속도가 매우 빨라서 심한 패혈증이 생겨서 발병 후 수 시간 내에 사망하는 경우도 있을 정도로 치사율이 매우 높다. 그러므로 무비 증후군 환자에서는 이러한 균에 대한 예방 접종을 해 주어야 하며 또한 항생제(Amoxicillin)를 매일 복용해야 한다. 2세 미만에서는 Amoxicillin을 체중 1 kg 당 25 mg을 두 번으로 나누어서 매일 경구 복용하며 2세 이상에서는 Penicillin V 125 mg 혹은 250 mg을 하루 두 번 복용하는 것이 권장된다. 이러한 예방에도 불구하고 세균 감염이 의심되는 증상이 나타나면 즉시 정맥내로 다량의 항생제 치료를 해 주어야 한다. 그러나 일부 무비 증후군 환자들은 예방주사를 주어도 항체를 잘 만들지 못하므로 예방 접종 후에도 폐렴구균 패혈증이나 뇌막염에 걸릴 수 있다.

2. 예방 접종

- 선천성 심장병을 가진 아이는 감염성 질환에 더 예민하므로 정규적인 예방 접종을 하는 것이 정상아이에서보다도 더욱 중요하다. 그러나 심장수술 전 1개월 이내와 수술 후 1개월 이내에는 예방 접종을 하지 않는 것이 좋다.
- 면역혈청주사(Intravenous Gamma Globulin)를 맞은 경우에는 3～11개월 기다린 후에 생백신(live vaccine)주사를 주어야 한다. 그러나 항체가 포함되지 않는 적혈구(packed RBC) 수혈은 상관 없다.
- 접종 후 고열이 나면 정상아이들은 별 문제없이 잘 견디나 청색증이 있는 아이에서는 무산소 발작의 위험이 높아진다. 또한 부정맥이나 심부전이 있는 아이에서는 증상이 더 악화될 수 있으므로 고열이 나면 즉시 해열제를 주어서 열을 떨어뜨려야 한다.
- 선천성 또는 후천성 면역 결핍을 가진 아이에게는 살아 있는 바이러스로 만든 생백신주사는 주지 말아야 한다.
- 생후 6개월 이상된 심장병 환자는 독감(인플루엔자) 예방주사를 맞아야 한다. 독감 바이러스 백신의 특정 항원은 해마다 바뀐다.
- 심한 심장 기형이 동반되는 무비 증후군 환자는 특히 폐렴구균과 Hemophilus influenzae type b에 대한 예방주사를 맞아야 한다.

3. 치아 관리, 충치 예방

- 심내막염의 위험이 있는 심장병을 가진 모든 환자에서 치과 치료 시에 항생제를 복용하는 것도 중요하지만 이보다 더욱 중요한 것은 충치를 사전에 방지하는 것이다. 이를 위해서는 아이의 치아가 나기 시작한 이후부터는 칫솔로 이를 닦아주는 습관을 길러 주어야 하며 정규적인 치아 검진도 중요하다. 불소를 먹이거나 치아에 발라주는 방법도 효과적인 충치 예방법이다. 선천성 심장병 중에서도 특히 청색증이 심한 아이에서는 청색증이 없는 아이에 비해서 충치가 훨씬 일찍, 심하게 생기므로 이러한 아이의 치아관리는 특히 중요하다. 유치가 저절로 빠지는 경우에는 심내막염 예방 조치가 필요 없으나 스케일링을 포함한 대부분의 치과 시술 시에는 심내막염 예방조치가 필요하다.

- **충치가 생기는 원인과 기전 :** 섭취한 설탕성분이 치아 표면에 붙게 되면 치석에 붙어 있던 균이 이에 대한 신진대사를 일으켜서 산 물질이 생산되며 이러한 산 물질이 충치를 만든다. 선천성 심장병을 가진 아이에서는 다음과 같은 이유로 충치가 특히 잘 생기며 더 심하게 생긴다 : ① 치아의 에나멜 형성이 부실한 경우가 많으며 이러한 치아는 충치가 잘 생긴다. ② 심장병으로 숨이 차면 수유나 식사가 힘들므로 적은 양의 우유나 음식을 자주 먹게 되며, 또한 잦은 약물 복용으로 (대개의 약물에는 당분 성분이 포함되어 있음) 음식물이 치아와 접촉하는 시간이 많아지기 때문이다. 또한 ③ 심장 약들이 침의 양이나 흐름에 영향을 주게 되기 때문이다.

- **일시적인 균혈증,"저절로 발생하는" 균혈증 :** 치아에 대한 여러 시술 도중에는 일시적으로 균이 혈류 안으로 들어갈 수 있으나(균혈증) 대부분은 문제가 되지 않는다. 그러나 충치가 많고 입안의 위생 상태가 나쁘면 특별한 치과 치료를 하지 않아도 칫솔질, 씹기, 이쑤시개 사용, 치실 사용(dental flossing)과 같은 단순한 구강내 조작에 의해서도 일시적으로 균혈증이 발생한다. 따라서 치과 치료나 수술을 받은 적이 없는 환자에서 "저절로" 발생하는 심내막염은 이러한 일상 조작에 의해서 일어난 균혈증 때문이라고 생각된다. 따라서 치과 치료 시에만 심내막염 예방 조치를 하는 것 보다 평상시 일상생활에서의 올바른 치아 관리가 훨씬 더 중요함을 알 수 있다.

- 심장병이 있는 환자에서는 치아 치료 시 출혈을 일으키는 모든 시술 시에 심내막염 예방이 필요하다. 그러나 유치가 저절로 빠질 때에는 심내막염 예방이 필요 없다.
- 유치의 충치가 심해서 이미 치료가 어려운 상황이라면 이를 치료하기보다는 아예 빼버리는 것이 더 낫다.
- 치아 치료를 여러 번 해야 하는 경우에는 매일 치료하는 것 보다 내성이 있는 균이 생기는 것을 방지하기 위하여 일주일에 한 번 간격으로 나누어서 치료하는 것이 더 낫다.
- 치과 치료 전과 후에는 입안의 균을 줄여 주는 항균효과가 있는 구강 세척액으로 양치질을 하는 것이 좋다.
- 심장이 정상인 아이라도 처음으로 치아가 나는 6~12개월 사이에는 치과 전문의에 의한 치아의 완전한 검진을 받아야 한다. 심장병 아이에서는 이러한 치아 검진이 더욱 중요하다. 따라서 심장병 진단을 받으면 즉시 치과 진료를 받는 것이 좋으며 치료가 필요한 충치나 잇몸 질환이 있으면 적극적인 치료를 해서 균이 혈류 내로 들어 갈 수 있는 기회를 원천적으로 방지해야 한다.
- 심장수술하기 전에 충치를 먼저 고치는 것이 심장 수술 후의 합병증을 줄일 수 있다.

표 32-1. 충치를 예방하는 방법들

① 식사 후와 잠들기 전에 이를 닦아주며 잘 때 우유 병을 입에 물고 잠드는 일이 없도록 한다.
② 생후 12개월이 되면 우유병을 떼어야 한다.
③ 설탕이 들은 음식을 먹은 후에는 물을 먹도록 하며 그대로 잠들지 못하게 한다.
④ 생후 24개월 이후에는 불소가 함유한 치약으로 하루에 2번 이상 이를 닦는다.
⑤ 간식의 횟수를 최소한으로 줄인다.
⑥ 간식 중에서도 당분이 치아에 달라붙는 종류의 음식이나 음료수, 특히 탄산음료는 피한다.
⑦ 간식이나 식사 후에 이를 닦지 못할 때에는 구강 세척액으로 양치질을 하거나 무설탕 껌을 씹도록 한다.
⑧ 치실 사용(dental floss)을 매일 한다.
⑨ 치아가 나기 시작한 이후부터 아이용 칫솔로 이를 닦는 습성을 키워 준다.
⑩ 콜라는 이산화탄소(CO_2)가 물에 녹아 있는 탄산음료이므로 약한 산성 성분을 가진다.
따라서 탄산음료를 많이 마시면 치아의 주성분인 에나멜이 손상되어 치아가 쉽게 상한다.

4. 영양, 성장과 발달, 수분 공급

- 청색증형 선천성 심장병에서는 성장, 특히 체중 증가가 좋지 않다. 키는 체중보다 덜 영향을 받는다.
- 심한 청색증을 가진 아이에서는 만성 저산소증으로 인하여 성장이 불량해서 체중과 키가 모두 작다.
- 심장 기형 이외의 동반 기형이 없는 아이는 대부분 성공적인 심장 수술 후에는 정상적으로 성장할 수 있다. 그러나 염색체 이상이나 유전 질환, 기타 주요 장기의 기형이 동반된 경우에는 성공적인 수술 후에도 정상적인 성장과 발육을 기대하기 어려운 경우가 많다.
- 심장병을 가지고 태어나는 아이들 중에는 저체중, 조산아의 빈도가 높으므로 이 역시 성장 지연의 원인이 된다. 그러나 염색체 이상, 유전 질환, 주요 장기의 기형이 동반된 경우와 달리 조산아, 저체중아인 경우에는 성공적인 심장 수술 후에는 아이가 자라면서 정상적으로 성장할 가능성이 높다.
- 심한 선천성 심장병으로 인하여 성장이 좋지 않은 아이는 더 이상 기다리고 키우는 것이 별 의미가 없으며 오히려 합병증과 후유증만 심하게 하는 결과가 되므로 이런 경우에는 빨리 수술해 주어야 한다.
- **영양 공급** : 수술 전 · 후로 성장과 발육이 불량하면 고농도, 고열량의 우유를 먹인다. 그러나 고농도의 우유는 잘못 만들면 부작용을 일으킬 수 있으므로 전문 영양사와 상담한 후에 처방대로 만들어서 먹여야 한다. 성인에 비하여 원래 소아는 에너지 요구량이 높고 체중 유지뿐만 아니라 성장을 해야 하며 심장병이 있는 경우 정상 아이에 비해서 산소 소모량도 더 많으므로 하루에 체중 1 kg당 170 kcal 이상의 많은 열량이 필요하다.
- **수분 공급, 수분 제한** : 어린 아이, 특히 영 · 유아는 성인과 달리 증상에 따라 스스로 수유량을 조절하기 때문에, 즉 증상이 심한 아이는 자연히 먹는 양이 적으므로 일부러 제한할 필요가 없으며 약물 치료로 아이가 호전되면 수유량이 저절로 늘기 때문에 인위적으로 수유량을 제한하지 않는 것이 좋다. 오히려 심부전이 있는 아이에서, 특히 이뇨제와 강심제를 투여하는 경우, 인위적으로 수유량을 제한한 결과 아이가 축 처지거나 심하게 보채고 탈수증세가 생기는 경우를 간혹 보게 된다. 이 밖에 수분 제한을 하려고 수유량을 줄이면 영양 섭취량도 같이 감소하므로 영양부족 상태를 더욱 악화시키는 결과가 되므로 인위적인 수분 제한은 하지 않는 것이 좋다.

5. 위 장관의 문제

1) 위-식도 역류(Gastro-esophageal reflux, GE reflux)

위의 내용물이 식도로 거꾸로 올라오는 현상을 말하며 영 · 유아에서, 특히 선천성 심장병을 가진 아이에서 비교적 흔한 현상이다. 이로 인하여 아기가 자주 토하게 되며 심하면 거꾸로 올라온 위의 내용물이 기도로 들어가서 기관지염, 천식, 폐렴과 같은 문제들을 일으킨다. 증상을 표현할 수 있는 아이에서는 명치 끝 가슴의 통증이나 속이 쓰린 듯한 증상을 호소하기도 한다. 산도가 높은 위 내용물이 식도로 올라오므로 심하면 식도에 염증을 일으키기도 한다(식도염). 증상이 심하거나 발육이 나쁘거나 또는 위와 같은 합병증이 있으면 적극적인 치료를 해 주어야 한다. 다음과 같은 치료방법들이 시도되고 있다 : ① 수유 도중이나 수유 후에 아기를 앉은 자세로 둔다. ② 트림을 자주 시킨다. ③ 위 장관의 운동성을 높여 주는 약물을 주어서 위 내용물이 위에서 소장으로 빠져 나가는 과정을 촉진시킨다. ④ 이와 같은 치료방법에도 불구하고 증상이 계속 되면 수술(위의 기저부를 주름 잡아 주는 수술 : fundo-plication)을 해 준다.

2) 선천성 심장병에서 비교적 흔히 동반되는 위-장관 계통의 주요 기형

① 항문 폐쇄의 약 12%에서 선천성 심장병(주로 심실 중격 결손, 활로 4징)이 동반된다.

② 십이지장 협착 또는 폐쇄에서도 심실 중격 결손, 방실 중격 결손, 동맥관 개존이 자주 동반되며 특히 다운 증후군에서 자주 동반된다.

③ 내장의 회전 이상(intestinal malrotation) : 복잡 기형과 동반된 무비 증후군, 다비 증후군에서 흔히 동반되며 대개 기능적으로 아무 문제없이 정상 기능을 하지만 간혹 내장이 꼬여서 막히는 합병증(volvulus)이 생길 수 있다.

④ 다비 증후군(polysplenia syndrome)에서는 심장 기형 이외에도 위 장관의 위치 이상, 회전 이상, 위장관 폐쇄, 담도 폐쇄 등의 위장관 기형이 흔히 동반되며 괴사성 장관염이 발생할 위험도 높다.

3) 괴사성 장관염(necrotizing enterocolitis, NEC)

선천성 심장병으로 심부전이나 저산소증을 가진 신생아, 미숙아, 저체중아, 특히 동맥관이 큰 경우에는 위, 장관으로의 혈류 공급이나 산소 공급이 부족하므로 괴사성 장관염의 위험이 높다. 또한 면역성이 떨어진 아이, 저체중아, 미숙아에서 균혈증, 패혈증 등의 세균 감염이 있으면 잘 생긴다. 따라서 위험요인이 있는 아이에서 발열, 구토, 혈변, 복부 팽창, 등의 증상이 있으면 괴사성 장관염을 의심해서 복부 X-선 사진과 균 배양 등의 검사를 시행함과 동시에 즉시 수유를 중단하고 항생제를 투여한다. 치료가 늦으면 장 파열, 패혈증과 같은 합병증으로 인한 사망률이 높아진다.

6. 간의 문제

- 울혈성 심부전이 있으면 간이 커지며 심한 심부전이 오래 지속되어 간 조직이 섬유화하게 되는 현상을 심장병으로 인한 간경화증(cardiac cirrhosis)이라고 부른다. 심장병을 고쳐주면 대부분 정상으로 회복된다.
- 급성 허혈성 간질환은 원인에 상관없이 간의 혈류 공급이 부족하여 간 세포가 손상을 받는 현상을 말하며 대개 다른 장기의 허혈성 손상과 같이 나타난다. 선천성 심장병 중에서도 특히 좌심 형성 부전 증후군, 대동맥 단절이나 축착과 같이 몸으로 공급되는 혈류가 심하게 감소하는 심장기형에서 발생한다.
- 담도 폐쇄 : 다비 증후군과 동반된 심장 기형을 가진 환자에서 간혹 선천적으로 담도가 생기지 않아서 담즙이 배출되지 못하여 황달, 간 경화, 지방 흡수 장애가 생기며 치료하지 않으면 대부분 2세 전에 사망한다. 간이식이 필요하나 선천성 심장병이 동반된 경우에는 성공적인 간이식 수술이 어렵다.

7. 내분비 계통의 문제

선천성 심장병과 동반되는 내분비 기능 이상은 다음과 같은 여러 증후군에서 나타난다.

- Down 증후군 : 갑상선 기능 저하, 당뇨병, Addison병의 발생 위험이 정상 아이에서보다 훨씬 높으므로 심장병으로 내원한 Down 증후군 아이에서는 심장 검사뿐만 아니라 내분비 검사도 하는 것이 좋다.
- Turner 증후군 : 갑상선 기능 저하와 난소 기능 저하가 동반되므로 호르몬 치료를 한다.
- Noonan 증후군 : 고환이 음낭 안으로 내려오지 못하는 기형(잠복 고환증)과 동반되기도 한다.
- Deletion22q11.2 (DiGeorge 증후군) : 부갑상선 기능부전이 동반되므로 칼슘농도가 낮아서 강축(tetany)을 일으킨다.

8. 혈액학적인 문제

1) 좌우 단락이 있는 비청색증형 선천성 심장병에서의 빈혈

- 빈혈이 있으면 심박출량이 증가하고 심박동수가 빨라지며 혈류 속도와 순환시간이 짧아진다. 또한 모든 혈관이 확장되므로 체혈관 저항과 폐혈관 저항이 감소한다. 정상 심장을 가진 아이는 빈혈이 아주 심하지 않으면 이러한 변화를 잘 견딘다. 그러나 이미 심부전 증세가 있는 아이에서 빈혈이 생기면 증상이 더 심해지며 발육과 성장도 좋지 않다. 또한 감염에 대한 저항력도 떨어져서 세균이나 바이러스에 의한 감염에 잘 걸리며 수술 후 회복도 느리다. 이러한 증상은 특징적으로 생후 2~3개월 경에 처음 나타나거나 더 나빠지는데 그 이유는 출생 전 모체로부터 받아서 저장되어 있던 철분이 이 나이에 이르러 고갈되면서 생리적 빈혈이 더 생기기 때문이다.
- 조제 분유를 너무 일찍 끊고 12개월 이후에도 이유식을 하지 않고 계속 많은 양의 생우유만을 먹는 아이, 생후 6개월 이후에도 모유만을 먹여서 아기의 몸에 저장된 철분이 고갈된 아이, 심장병의 증상으로 수유가 힘들어서 영양불량이 된 아이 등등의 상황에서 빈혈이 더 잘 생긴다.

- 빈혈이 있으면 우선 전문 영양사가 아이의 영양 섭취 상황을 분석하여 문제가 있으면 이에 대한 상담을 해서 올바른 영양섭취를 할 수 있도록 한다. 빈혈이 심하면 철분 제재를 먹이나 환자의 상태가 나쁘고 심부전과 저산소증이 심하면 조직의 산소 공급을 빨리 좋게 해주는 것이 중요하므로 수혈을 해 주기도 한다. 그러나 수혈은 감염의 위험이 있으므로 가능한 하지 않는 것이 좋으나 일단 수혈을 하기로 결정하면 한번에 최대 용량의 농축 적혈구를 주도록 한다. 즉, 여러 번으로 나누어서 소량의 혈액을 여러 unit의 농축 적혈구 봉지에서 꺼내서 수혈해 주면 감염의 위험이 더 높아지므로 이보다는 한 봉지의 농축 적혈구를 열어서 환자의 상태가 받아들일 수 있는 최대 용량을 수혈해 주는 것이 원칙이다. 다량의 수혈로 인하여 심부전 증세가 더 악화할 가능성이 있으면 이뇨제를 주사하면서 수혈한다.

2) 청색증형 선천성 심장병에서의 적정 헤모글로빈(Hgb)

말초조직으로의 충분한 산소 공급은 생존에 가장 기본되는 필수 조건이며 이를 위해서는 산소를 조직으로 운반해주는 적혈구 내의 헤모글로빈 농도가 적당해야 한다. 정상인의 혈중 헤모글로빈 농도는 혈액 100 cc당 12~14 g이며 95% 이상이 산소로 포화되어 있다(산소포화도, %).

(조직으로 공급되는 산소량) = (혈중 Hgb 농도) × (Hgb의 산소포화도 %)

청색증형 선천성 심장병 환자에서는 낮은 산소포화도에 대한 신체의 대응 반응으로써 적혈구 생산을 자극하는 호르몬(erythropoietin, 신장에서 만들어 짐) 분비가 촉진되어 적혈구 생산이 증가한다. 따라서 대부분의 청색증형 선천성 심장병 환자에서는 적혈구 수와 혈액내 헤모글로빈 농도가 정상인보다 높다. 이렇게 어느 정도의 적혈구 과다는 청색증형 심장병 환자에서 말초 조직으로의 산소 공급을 정상으로 유지시키는 데에 도움이 된다. 그러나 철분 결핍이나 영양 부족 때문에 산소포화도가 낮음에도 불구하고 적정 헤모글로빈 농도를 유지하지 못하면 조직으로의 산소 공급이 좋지 못하여 활동량이 줄어들고 피곤해 하며 두통 등의 증상이 심하고 무산소 발작도 더 잘 생기므로 철분 치료를 해 주어서 헤모글로빈 수치를 올려주는 것이 증상 완화에 도움이 된다.

3) 적혈구 증가증, 정맥 절개술

청색증형 선천성 심장병을 치료하지 않아서 심한 저산소증이 오래 지속되어 적혈구 생산증가가 너무 심해지는 현상을 적혈구 증가증(polycythemia)이라고 부른다. 적혈구 증가증이 심하면 혈액이 너무 진해져서 혈액의 점도가 높아지면서 혈류가 원활하지 못하고 천천히 흐르게 되며 폐혈관 저항과 체혈관 저항이 모두 높아진다. 심한 적혈구 증가증이 있으면 조직으로의 산소 공급이 오히려 더 나빠져서 환자는 쉽게 피곤을 느끼며 무력감, 두통, 팔 다리 통증, 숨이 차고 운동량 감소 등의 자각증상을 호소하게 된다(hyperviscosity syndrome). 적혈구 증가증이 더 심해지면 말초 동맥이 막히는 합병증이 생기기도 한다. 뇌혈관, 특히 뇌정맥이 잘 막혀서 뇌경색, 뇌졸중을 일으킬 수 있으며 팔, 다리 혈관이 막히면 팔, 다리의 괴사가 생길 수 있다. 위와 같은 증상이 있으면 혈액의 일부를 뽑아버림으로(정맥 절개술, phlebotomy) 증상을 완화시켜 준다.

4) 청색증형 선천성 심장병에서의 혈액 응고 이상

선천성 심장병 중에서도 특히 청색증이 심한 환자에서는 혈액 응고 장애가 있다. 그러나 대개 평소에는 문제가 되지 않으나 심폐기를 사용하는 개심수술 후에는 지혈이 잘 안되고 출혈이 지속되는 문제가 발생할 수도 있다.

5) Fontan 수술 후

Fontan 수술 후에는 혈액 응고 성분에 변화가 일어나므로 혈전 형성이 비교적 잘 생긴다. 즉 Fontan 수술 받은 후 증상이 없이 건강한 환자들의 약 1/3에서 혈전이 발견되었다는 보고가 있다. 따라서 Fontan 수술을 받은 모든 환자에서 항응고제를 사용하여 혈전을 예방해야 한다는 의견이 지배적이다(제25장 참조).

9. 폐, 호흡기 문제

1) 좌 · 우 단락이 있는 비청색증형 선천성 심장병에서의 호흡기 합병증

큰 중격 결손으로 인하여 폐혈류가 증가하면 폐충혈과 폐부종이 있으며 또한 좌심방이나 폐동맥이 커지며 압력이 높아서 주위의 기관지, 심하면 폐 자체를 누르기 때문에 무기폐, 폐렴, 기관지염 등의 호흡기 감염이 잘 생기며 병의 경과도 정상아보다 더 심하다. 폐동맥 고혈압이 심한 선천성 심장병에서는 말초 기관지들이 눌리므로 폐쇄성 폐기종도 생길 수 있다.

2) 청색증형 선천성 심장병에서의 호흡기 및 기도의 문제

청색증형 선천성 심장병에서 수술 후에 호흡기 합병증이 발생하는 경우가 있다. 특히 단락 수술로 폐혈류를 증가시켜 준 후에 천명음, 호흡 부전 등이 생기는 경우가 있다. 이러한 호흡기/기도 합병증은 청색증형 선천성 심장병 중에서도 활로 4징, 그중에서도 특히 폐동맥 판막 폐쇄가 동반된 경우, 폐동맥 형성 부전이 심한 경우, 또는 deletion22q11.2 (CATCH-22 증후군)이 동반된 경우에 더 심하다. 원인은 작은 기도들의 발육이 부실하기 때문이며 이러한 작은 기도들이 폐혈류를 증가시켜 주는 수술 후에 눌리게 되면 호흡기 합병증이 생기게 된다.

10. 신경학적인 문제

1) 뇌혈관 사고(뇌졸중, Cerebrovascular accident, CVA)

뇌혈관 사고가 생기면 신체의 일부가 마비되며, 선천성 심장병에서 뇌혈관 사고가 생길 수 있는 상황은 다음과 같다.

① 우 · 좌 단락이 있는 청색증형 선천성 심장병에서 체정맥의 혈전이 체혈류로 들어가서 뇌혈관을 막으면 뇌경색이 생긴다.

② 심내막염 환자에서 우심실 쪽의 균 증식물이 떨어져 나가서 체혈류로 들어가서 뇌혈관을 막거나 또는 좌심실 쪽의 균 증식물이 떨어져서 체혈류로 들어가서 뇌혈관을 막으면 뇌경색을 일으킨다.
③ 청색증이 심하면 적혈구 증가가 심해서 혈액의 점도가 높아지면 뇌정맥 안에 혈전이 생기기 되어 뇌경색이 생긴다. 빈혈이 있으면 혈액의 점도가 더욱 높아져서 혈전의 가능성이 더 높아진다.
④ Fontan 수술 후에는 정맥 압력이 높을 뿐만 아니라 여러 원인에 의해서 혈액의 응고성이 증가되므로 뇌정맥에 혈전이 생겨서 뇌혈관 사고가 생길 수 있다.

2) 뇌농양

청색증형 선천성 심장병에서 심내막염이 생기면 우심실 쪽의 균증식물이 동맥쪽으로 들어가서 뇌혈관으로 들어가면 뇌에 국소적인 염증과 농양 주머니를 만들 수 있다. 그러나 대부분의 뇌농양은 심내막염 없이도 일시적으로 균이 혈류 안에 들어갔을 때에 세균이 심장 안의 결손을 통해서 뇌혈관으로 들어가서 발생한다. 농양의 위치에 상관없이 거의 모든 환자에서 발열, 두통이 나타나며 이 밖에 뇌 부위에 따른 다양한 신경 증상들이 나타난다. 간혹 뇌농양이 아주 서서히 생기는 환자는 몇 달까지도 증상이 없으므로 진단을 놓칠 수도 있다(그림 33–1).

3) 뇌 발달, 뇌손상, 경련 발작

대부분의 선천성 심장병 환자에서는 수술 전 · 후로 지능발달이 정상이며 신경학적으로도 아무런 문제가 없다. 그러나 다음과 같은 상황에서는 뇌손상이 오며 지능이 떨어지거나 경련 발작 등의 문제들이 생길 수 있다.

① 염색체 이상이 있는 환자에서는 지능발달이 나쁘다.
② 뇌혈관 사고, 뇌농양, 심한 저산소증 등에 의해서 뇌손상이 있으면 지능이 떨어진다.
③ 만성 저산소증 : 청색증형 선천성 심장병을 나이가 많을 때까지 교정수술을 하지 않은 경우 저산소증이 뇌 발달에 나쁜 영향을 줄 수도 있다.
④ 심장 수술의 합병증으로써 심폐기 사용 도중 미세한 색전증, 또는 뇌혈류 감소로 인한 뇌 허혈로 인하여 뇌손상이 올 수 있으나 대개는 일시적인 현상으로 시간이 지나면서 호전되며 영구적인 뇌손상을 입는 경우는 극히 드물다.
⑤ 심한 심박출량 저하, 심한 저혈압 등이 발생하면 모든 큰 뇌동맥들로의 혈류 전체가 균등하게 감소하여 생기는 뇌경색을 **watershed infarct(분수계성 뇌경색)**라고 부른다. 뇌혈관의 혈전이나 색전증에 의한 뇌경색은 막힌 뇌혈관과 관련된 뇌의 일부분에서만 뇌경색이 생기는 반면, 이러한 watershed infarct가 잘 생기는 부분은 큰 뇌동맥들에 의해 혈류를 공급받는 부위들의 가장자리 경계선이 만나는 곳으로써 큰 동맥들의 마지막 가지들이 혈류를 공급하던 부위이므로 관류 압력이 낮아지는 상황에서 가장 먼저 심하게 혈류 감소가 일어나는 부위이기 때문이다.
⑥ 수술 후 칼슘이나 혈당이 낮은 경우, 심한 알카리성 혈증, 뇌혈관 사고, 뇌혈관 색전증, 뇌농양, 심한 저산소증에 의한 뇌 손상 등으로 경련 발작이 일어날 수 있으며 발작을 치료하지 않고 그대로 두면 발작 자체가 뇌손상을 악화시키므로 경련 발작의 적극적인 치료와 예방이 중요하다.

11. 신장의 문제

1) 청색증형 선천성 심장병에서의 신장의 변화

사구체의 모세혈관이 확장되어 있으며 기저막이 두터워져 있으며 면역 글로불린이 침착되어 있으므로 이런 환자에서는 사구체 신염의 임상 양상(단백뇨, 혈뇨, 고혈압, 신증후군)이 나타나기도 한다.

2) 심내막염에서의 신장의 변화

대부분의 심내막염에서 면역 물질에 의해서 사구체신염이 발생한다. 그러나 많은 경우 이로 인한 임상 증상은 없으며 혈뇨, 단백뇨가 발견되어서 신염이 진단된다. 세균성 심내막염이 신장에 병변을 일으켰다는 가장 확실한 증거는 혈액내 C3 수치의 감소이며 이 검사가 진단에 도움이 된다.

3) 신장과 요로의 동반 기형

선천성 심장병을 가진 환자에서는 신장과 요도의 선천성 기형이 자주 동반된다. 그러므로 심혈관 조영술을 시행할 때에 심장 안으로 주사된 조영제가 신장과 요도의 영상을 가능하게 하므로 조영술 시에 이를 관찰하는 것이 중요하다.

4) 수술 후 발생하는 급성 신부전

선천성 심장병 수술 후 발생하는 급성 신부전은 급성 세뇨관 괴사 때문이며 예후가 나쁘므로 조기에 적극적인 치료가 필요하다. 원인과 발생 위험 인자들은 다음과 같다.

① 수술 전에 저혈압, 대사성 산증, 심한 심부전이 있던 환자, 특히 체혈류에 심각한 장애가 있는 심장 기형들, 즉 신장으로의 혈류가 좋지 않은 대동맥 단절이나 축착, 좌심 형성 부전 증후군
② 수술 전에 신장 독성이 강한 항생제를 오랫동안 다량 투여 받은 경우
③ 수술 도중 심폐기를 사용한 시간이 길거나 저체온, 저혈압, 저산소증이 있었던 환자
④ 오랜 시간 동안 고용량의 주사용 강심제들을 사용한 경우
⑤ 다량의 이뇨제를 사용해도 신장으로의 혈류를 감소시키므로 신장 손상을 일으킨다.

- 치료로는 복막 투석이 편리하고 안전하며 효과적이고 항응고제가 필요 없으므로 가장 바람직하다. 그러나 복막염, 위장관 파열, 호흡 곤란, 단백질 손실 등의 문제들이 발생할 수 있다. 이 밖에 혈액 투석과 혈액 여과 방법이 있으나 큰 혈관 내로 도관을 넣어야 하며 항응고제가 필요하다는 문제가 있다.
- 복막투석으로 충분한 치료가 되지 않는 경우, 또는 신부전이 심하거나 오래 지속되면 구멍이 2개인 특수 도관을 대퇴 정맥(femoral vein)이나 목 정맥(internal jugular vein)을 통해 삽입하여 혈액투석을 해 주는 치료(continuous renal replacement therapy CRRT)를 해 주기도 한다.

12. 활동량, 운동 참여에 관한 사항

- 선천성 심장병을 가진 소아에서 활동량과 운동 참여의 정도는 심장병의 종류와 수술 방법, 수술 후 후유증의 유무, 심장 기능에 따라 다르므로 각 환자에서 심장 상태에 대한 정확한 평가를 한 후에 결정한다.
- 심장병을 가진 아이에게 가정 및 학교에서 실제 운동 능력은 고려하지 않고 무조건 활동을 제한하고 운동을 금지시키는 것은 잘못이며 이러한 과잉보호를 받고 자란 아이들은 사회적으로 격리되고 정서적으로 원만한 인격과 정신적인 성장을 이루기 힘들다.
- 대부분의 선천성 심장병 환자들은 직업적인 운동선수가 되기는 힘들지만 대부분의 경우 운동에 대한 제한이 필요 없다는 것을 환자 자신은 물론이고 학교와 사회가 올바로 인식하는 것이 중요하다.
- 과거에는 무조건 운동을 제한하였으나 최근에는 좀 더 많은 운동을 허락하는 경향이 높아지고 있다.
- 비후성 심근증, 관상동맥 이상, Marfan 증후군, 심근염, 운동 시 부정맥이나 기절이 유발된 환자, 심근 기능이 떨어져 있는 환자에서는 운동과 관련된 사망률이 높으므로 과격한 운동이 금지된다.
- 경한 선천성 심장병 환자들은 거의 모든 종류의 운동을 허락해도 된다.
- 심한 정도가 중간 정도의 선천성 심장병 환자들에서는 검사를 해보아서 운동을 허락할 지를 결정한다.

▦ 선천성 심장병 종류에 따른 활동량에 대한 지침

1) **심방 중격 결손, 심실 중격 결손, 동맥관 개존 :** 결손이 작고 폐동맥 압력이 정상인 환자, 또는 수술 후 6개월이 경과한 환자에서 후유증이 없고 폐동맥 압력과 심실 기능이 정상이면 모든 종류의 운동(경기, 시합을 포함해서)을 해도 괜찮다. 결손이 크고 폐동맥 압력이 높거나 또는 수술 후 후유증이 있는 환자는 심하지 않은 운동만이 허용된다.
2) **폐동맥 판막 협착 :** 우심실 기능이 정상이며 증상이 없으며 폐동맥 협착을 통한 최대 수축기 압력 차이가 50 mmHg 이하이면 모든 운동을 해도 된다. 그러나 수축기 압력 차이가 50 mmHg 이상이면 심한 운동은 금지한다. 폐동맥 판막의 풍선을 이용한 성형술을 받은 환자는 1개월이 경과한 후에 협착이 없어졌으며 우심실 기능이 정상이며 증상이 없으면 모든 운동경기에 참가해도 된다. 풍선 성형술이 아니라 심장수술을 받은 경우에는 3개월 후부터 정상 운동이 가능하다.
3) **대동맥 판막 협착 :** 경한 협착에서 심전도가 정상이며 증상이 없고 운동 시 흉통이 없는 환자는 정상인과 같이 모든 운동경기에 참가해도 된다. 협착의 정도가 중간 정도인 경우 심전도에서 좌심실 비대가 심하지 않고 운동검사가 정상이며 증상이 없는 경우에 한해서 약간의 운동이 허락된다. 대동맥 판막 협착 환자 사망의 20~80%가 운동과 관련이 있으므로 심한 대동맥 판막 협착 환자는 격렬한 운동을 피해야 한다.
4) **대동맥 축착 :** 심하지 않은 대동맥 축착이나 수술 후 6개월이 경과하였으며 상지와 하지의 혈압 차이가 20 mmHg 이하인 경우에는 정상 운동을 해도 된다.
5) **활로 4징의 완전 교정 수술 후 :** 수술 후 후유증이 별로 없는 경우, 즉 우심실 압력이 높지 않고, 우심실이 많이 늘어나 있지 않으며, 좌우 단락이 없고 부정맥이 없는 경우에는 정상인과 같이 모든 운동에 참여할 수 있다. 그러나 이러한 조건들이 좋지 않으면 심한 운동은 피해야 한다.
6) **대혈관 전위의 동맥 치환술 후 :** 수술 후 심장 크기가 정상이며 부정맥이 없고 심실 기능이나, 운동능력이 정상

이며 그 밖의 후유증이 없으면 정상적으로 운동에 참여해도 된다. 그러나 역도 등의 심한 등장성 운동은 혈압을 올릴 수 있으므로 피하는 것이 좋다.

7) **기능적 단심실에서 Fontan 수술 후 :** 심실 기능이 정상이며 운동검사에서 운동능력이 정상이며 산소포화도가 정상이면 심하지 않은 운동은 가능하다.

13. 심혈관 계통 이외 다른 장기의 수술에 관한 사항

심장병 환자는 종종 심장 이외 다른 장기의 기형이나 질병으로 수술을 받게 되며 특히 선천성 심장병을 가진 환자의 약 10~33%에서 심장 이외 다른 장기의 기형이 동반되므로 이에 대한 수술을 받게 된다. 이러한 환자에서의 심장 외 수술 시에는 심장 전문의, 외과의, 마취과 의사의 협동이 중요하다.

- 플라스틱 인공 판막때문에 항응고제재인 Warfarin(Coumadin)을 복용하던 환자는 수술 1~5일 전에 복용을 일시 중단하며 혈전을 방지하기 위하여 수술 전에 병원에 입원하여 2~3일간 heparin 주사를 맞은 후에 수술하며 수술 24시간 후까지 지속적으로 heparin을 주며 수술 후 2~3일경부터 경구용 항응고제를 다시 시작한다. 대부분의 치과 치료나 안과 수술인 경우에는 경구용 항응고제를 그대로 복용하면서 수술한다.
- 항부정맥약을 복용하는 환자는 수술 전후로 중단 없이 투여한다.
- 수술 전에 β-blocker를 복용하던 환자는 수술 시 서맥이 심해지기도 한다.
- 혈역학적으로 불안정한 환자는 수술 전에 진정제를 주지 않는다.
- 수술 전 금식은 대부분 4시간 정도이면 적당하고 좀 더 큰 어린이나 성인에서는 6시간을 권장한다. 공복시간이 길어지면 수액을 투여해야 하며 특히 청색증이 심한 환자에서는 탈수가 되지 않도록 주의해야 한다.
- 수액 투여량은 심장 기형에 따라 다르다. 심부전이 있으면 수액 투여를 조심스럽게 하나 심박출량이 떨어질 정도로 너무 제한하지는 말아야 한다. 폐혈류가 감소된 심장 기형인 경우에는 정맥 내 수액을 충분히 준다.
- 대량의 수액이 투여되지 않는 한 수액을 데울 필요는 없다.
- 짧은 시술 시에 흔히 사용되는 Ketamine은 교감신경반응을 증가시켜서 기관지 분비물을 증가시키고 혈압을 높인다. 영아에서는 뇌의 호흡중추를 억제시켜 무호흡을 유발시키므로 주의해야 한다. 혈압을 높이는 효과 때문에 활로 4징 같은 폐혈류가 감소된 심장병 환자에서 자주 사용한다.
- 흡입마취는 혈관을 확장시키고 교감신경반응을 감소시킨다. 이는 대부분의 소아 환자들에게 바람직하나 일부 환자에서는 심장 근육의 수축력이 감소하여 혈압이 낮아진다.
- 전신 마취 도중에는 심전도, 혈압, 체온, 산소포화도, 소변량을 모니터링하는 것이 필수이다.
- 활로 4징 환자에서는 수술 도중 무산소 발작이 발생할 수 있으므로 이에 대비해야 한다. 체혈관 저항을 낮추는 약물이나 마취제에 의해서 우좌 단락이 많아지면 폐혈류량이 줄어들어서 저산소증이 심해진다. 그러므로 체혈류 저항을 높게 유지하도록 해야 하며 이런 경우 Ketamine이 적절한 마취제이다.
- 폐동맥 고혈압이 심한 환자에서는 심장 이외 장기의 수술 도중 폐동맥 압력이 더 높아지는 발작성 폐동맥 고혈압 위기가 발생할 수 있다. 이런 합병증이 생기면 산소포화도가 갑자기 떨어지고 혈압과 박동수가 떨어진다. 과호흡, 산소 투여, 산증의 교정 등으로 치료한다. 심한 경우에는 Nitric oxide (NO gas), Prostacyclin 같은 혈관 확장제나 Isoproterernol, Dobutamin, Milrinone 등의 강심제 주사를 준다.

- 청색증이 있는 아이는 혈액 응고에 문제가 있으므로 수술 후 출혈의 위험이 높으므로 수술 전 응고장애가 심하면 이를 교정해 준 다음에 수술해야 한다.
- 청색증형 심장병 환자는 공기 색전증의 위험이 높으므로 모든 수액 set에 공기 필터를 부착해야 한다.
- 대부분의 선천성 심장병 환자에서 심장 이외 다른 장기의 수술 시 심내막염 예방이 필요하다(제32장 참조).

14. 항응고제 와파린(Warfarin, 쿠마딘 Coumadin) 복용에 관한 주의 사항

- 와파린은 간에서 혈액응고에 필요한 응고물질들을 만드는 데에 필수적인 비타민 K의 작용을 억제함으로써 응고를 방해하는 약제로써 소아에서는 Fontan 수술을 받은 환자와 인공판막을 가진 환자들이 복용한다.
- 폰탄수술이란 몸의 정맥들을(심장을 거치지 않고) 폐동맥으로 직접 연결해 주는 수술이다. 따라서 수술 후에는 체순환을 끝낸 정맥혈이 펌프역할을 하는 심실을 거치지 않고 폐동맥으로 직접 흘러 들어가게 되므로 혈류의 흐름에 박동(pulsation)이 없게 된다. 따라서 혈액 안에 있는 세포, 혈소판, 섬유질 등의 고형성분들이 혈관 벽에 침착하게 되어서 혈관 내에서 피가 응고하는 "혈전 현상(blood clot, thrombus formation)"이 일어나기 쉽다. 이러한 응고현상은 몸 안의 여러 체정맥들이나 폐동맥, 또는 심방, 심실 등 어디에든 생길 수 있으며 폰탄수술 후 발생할 수 있는 여러 후유증의 원인이 된다. 따라서 이러한 혈액의 응고현상을 억제하기 위하여 약간의 항응고제가 필요하며 항응고제로써 아스피린 또는 와파린 사용을 권장하고 있다.
- Fontan 수술 이외에도 심장판막을 인공 프라스틱판막으로 대체한 수술을 받은 환자들도 와파린을 반드시 복용하여야 한다.

와파린의 적정 용량은(다른 일반 약들과 달리) 환자마다 다르다.

따라서 처음 와파린을 시작할 때에는 혈액검사를 자주해서 각자에게 맞는 용량을 찾아야 하기 때문에 혈액검사를 2~4주에 한번씩 해서 적절한 용량을 찾고 그 후에는 3~6개월에 한 번씩만 필요하다.

와파린의 항응고 작용을 모니터하는 검사(International normalized ratio, INR)

INR 검사를 하기 위하여는 매번 피를 뽑아야 하는 단점이 있지만 현재로써는 가장 정확한 검사이다. 정상인에서의 수치는 1이며 폰탄수술 후에는 이 수치를 2~2.7 사이로 유지하는 것이 바람직하다. INR 수치가 이보다 더 높으면 응고기능이 너무 많이 억제된 것을 의미하며 이럴 경우 출혈의 위험이 있으므로 와파린의 용량을 줄여야 한다. 반대로 이 수치보다 낮으면 응고억제 효과가 부족하므로 용량을 올려야 한다.

INR 검사를 받기 위하여 외래진료가 예약되었을 경우 어떤 이유에서든지 내원 일주일 이내에 하루라도 와파린을 복용하지 않았다면 외래 예약 날짜를 변경하여야 한다. 즉 약 복용을 하루라도 빠진 상태에서 시행한 INR 검사 결과로는 약 용량을 조절할 수 없으며 아이에게 불필요하게 혈액채취를 당하는 고통만을 주게되므로 검사 전 일주일 이상 기간 동안 빠짐없이 처방한대로 약을 복용했을 경우에만 INR 검사를 받아야 한다.

▦ 와파린은 여러 약물이나 음식물들과의 상호작용이 매우 많다.

따라서 와파린을 복용하는 환자들은 꼭 필요한 경우가 아니라면 가능하면 다른 약물을 복용하지 않는 것이 좋다. 특히 "건강 보조 식품, 보약, 영양제"는 복용하지 말거나 또는 복용한다면 이를 담당 심장의사에게 알려야 한다. 특히 모든 종합 비타민에는 비타민 K가 함유되어 있으며 비타민 K는 와파린과 반대작용을 하므로(와파린의 작용 기전이 비타민 K를 억제하는 것이므로) 비타민을 복용하는 경우에는 꾸준히 조금씩 일정량을 복용하는 것이 좋으며 약 복용에 변동이 있을 경우에는 INR 검사를 해보는 것이 좋다.

또한 와파린을 복용하는 중에는 섭취하는 음식의 종류에도 주의를 기울여야 한다. 비타민 K가 함유된 음식물은 와파린의 효능을 떨어뜨리므로 이와 같은 음식물을 갑자기 한꺼번에 많이 먹지 않도록 주의해야 한다. 즉 음식의 종류를 다양하게 골고루 규칙적으로 비교적 일정하게 섭취하는 것이 좋다.

- **비타민 K가 많이 함유된 음식물** : 양배추, 브로콜리, 시금치, 오이껍질, 마요네즈, 샐러드유, 콩기름, 순무, 냉이, 녹차, 소간, 작은 완두콩, 케일
- **비타민 K가 적게 함유된 음식물** : 당근, 토마토, 가지, 껍질 벗긴 오이, 양파, 호박, 버섯, 쇠고기, 닭고기, 돼지고기, 전복, 고등어, 밀가루, 사과, 바나나, 포도, 멜론, 우유, 요구르트

▦ 와파린 사용 시 기타 주의 사항들

1. 와파린 복용도중 장염, 감기, 기타 어떠한 질병으로 인하여 구토, 설사, 탈수, 식욕부진 등으로 음식물을 먹지 못하거나 발열, 기타 등등 전신상태에 변화가 있을 때에는 와파린 복용을 일단 2~3일 정도 중지하고 전신상태가 정상으로 회복되면 그때 다시 와파린 복용을 시작하는 것이 안전하다.
2. 와파린은(실수로) 과다 복용하는 것보다는 차라리 한두 번 먹지 않는 것이 덜 위험하므로 복용 여부가 확실하지 않을 때에는 복용하지 말고 다음 날부터 확실히 복용하는 것이 안전하다.
3. 와파린은 하루에 한 번만 복용한다. 특히 하루 중에서 정한 시간에(대개 저녁 8시나 9시경에) 매일 같은 시간에 복용하도록 하여야 하나 두 시간 늦거나 빠른 것은 상관없으므로 너무 정확한 시각에 복용하느라 정신적인 스트레스를 받을 필요는 없다.
4. 와파린을 복용하는 사람은 해열 진통제로써 아스피린을 복용하면 아스피린의 항응고 효과로 인하여 위험할 정도의 응고장애가 발생할 수도 있으므로 해열 진통제가 필요하면 아세트아미노펜(타이레놀 등) 계통의 해열 진통제를 복용하여야 한다.
5. 와파린을 복용하는 환자는 출혈이 예상되는 치과치료(발치 등)나 수술을 받을 경우에는 시술 3~4일 전부터 와파린 복용을 중지하고 시술 후 출혈이 완전히 멈추면 다시 복용한다. 큰 수술일 경우에는 병원에 입원하여 전문의의 도움을 받아야 한다. 응급수술을 받게 될 경우에는 담당의사에게 와파린 복용사실을 반드시 알려야 하며 주치의는 비타민 K 또는 혈장 등을 주사하여 출혈에 대비해야 한다. 심혈관 조영술이나 심장수술이 예약된 환자도 검사/수술 3일 전부터 와파린 복용을 중지하여야 한다.
6. 현재 한국에서 사용되고 있는 와파린은 두 가지 종류가 있으며 2 mg짜리 (동그란 흰색 알약)와 5 mg짜리(동

그란 분홍색 알약)가 있다. 가능하면 한 회사 제품을 지속적으로 복용하고 다른 회사 제품으로 바꾸지 않는 것이 안전하다.

7. 간혹 소아에서는 와파린을 가루로 조제하여 주는 경우가 있는데 매우 소량인 경우 가루약이 약 봉투 벽에 붙어서 실제 환자가 복용하는 양이 처방한 용량보다 적거나 불규칙할 수 있으므로 가루로 조제하는 것 보다는 알약을 쪼개는 방법이 더 낫다.
8. 와파린을 강심제, 이뇨제, 혈압 강하제(혈관확장제) 등 다른 약들과 같이 복용하는 경우에는 약들을 혼동되지 않도록 각별한 주의가 필요하다. 특히 강심제(디곡신)은 2 mg 짜리 와파린과 모양과 색깔이 매우 비슷하며 잘못 복용하였을 경우 매우 위험할 수 있으므로 특별히 주의하여야 한다. 약 봉투에 있는 약 코드이름을 참조하면 도움이 되며 확실하지 않은 경우 약, 약 봉투, 처방전을 모두 가지고 주치의를 만나보아야 한다.
9. 와파린을 복용하는 환자는 출혈, 특히 뇌출혈의 위험이 있으므로 신체접촉이 심한 과격한 운동은 삼가는 것이 좋으며 또한 잇몸 손상으로 인한 출혈을 방지하기 위하여 칫솔은 부드러운 것을 사용하고 면도기는 전기면도기를 쓰는 것이 안전하다.
10. 여행 중에 와파린을 가지고 가는 것을 잊지 말아야 하며 응급상황에 대비하여 운전면허증이나 주민등록증, 목걸이, 팔찌 등에 와파린 복용사실을 적어 두는 것도 도움이 된다.

다음과 같은 경우에는 즉시 와파린 복용을 중지하고 병원에 내원해야 한다.

① 사소한 외상으로 쉽게 멍이 드는 경우
② 잇몸, 상처부위, 코 등에서의 출혈이 멈추지 않는 경우
③ 피를 토하거나 가래에 피가 섞여 보이는 경우
④ 소변이나 대변에서 피가 보일 때
⑤ 두통, 구토가 반복적으로 나타나거나 지속될 때
⑥ 사소한 외상으로 관절이 붓거나 통증이 계속될 때
⑦ 생리 시 출혈이 너무 심하거나 오래 지속될 때

15. 임신, 출산에 따른 순환기 생리 현상의 변화

1) 임신 도중

임신 도중에는 심장 박동수 증가, 심박출량 증가, 체혈관 저항 감소, 폐혈관 저항 감소 등의 심혈관 계통의 변화가 일어난다. 호흡기 계통에서는 호흡수, 호흡량, 산소 소모량이 증가하며 혈액에서도 헤모글로빈 농도의 감소, 혈장량 증가, 적혈구 증가, 총 혈액량 증가 등의 변화가 일어난다. 정상 산모에서와 달리 심각한 심장병을 가진 산모는 이러한 극심한 생리적인 변화에 적응하는 데에 문제가 생기게 된다.

2) 분만 도중

임신과 관련된 순환기의 가장 큰 변화는 분만 도중에 일어난다. 즉 자궁 수축으로 다량의 자궁 내 혈액이 산모 혈류 안으로 들어오므로 산모 심장의 부담과 심박출량, 혈압, 중심 정맥압이 증가한다.

3) 출산 직후

자궁내 혈액이 산모의 혈류 안으로 들어오며 출산 후 산모의 큰 정맥들이 더 이상 눌리지 않으므로 심박출량이 증가한다. 이러한 변화는 출산 후 약 2일이면 정상으로 회복된다. 분만 후 소변량이 많아지며 소변량의 증가는 분만 후 2~5일에 최고에 달하며 분만 후 몇 주일까지 더 계속된다.

4) 선천성 심장병 환자에서의 임신

표 32-2. 임신에 따른 위험이 거의 없는 선천성 심장병

- 폐동맥 고혈압 등의 합병증이 없는 심방 중격 결손
- 폐동맥 고혈압 등의 합병증이 없는 심실 중격 결손
- 폐동맥 고혈압 등의 합병증이 없는 동맥관 개존
- 폐동맥 판막 질환
- 경한 삼첨판 질환
- 경한 승모판 질환
- 수술 후 합병증이 없는 활로 4징

표 32-3. 임신과 관련된 사망률이 5~15%인 선천성 심장병

- 심한 승모판 협착
- 심한 대동맥 판막 협착
- 인공 판막
- 합병증이 없는 대동맥 축착
- 수술 받지 않은 활로 4징
- 대동맥 확장 합병증이 없는 Marfan 증후군

표 32-4. 임신과 관련된 사망률이 매우 높은(25~50%) 선천성 심장병

- 폐동맥 고혈압이 동반된 모든 선천성 심장병
- 합병증이 있는 대동맥 축착
- 대동맥 확장 합병증이 있는 Marfan 증후군

(1) **심방 중격 결손 :** 이미 수술을 받은 환자는 전혀 문제가 없다. 수술 받지 않은 환자들도 대부분은 임신과 출산에 문제가 없으나 폐동맥 고혈압이 있으면 사망률이 높다. 또한 수술 받지 않은 환자에서 다리 깊은 곳의 정맥에 혈전이 있거나 양수 색전증이 있으면 혈전이나 양수 안에 들어 있던 입자들이 심방 중격 결손을 통해서 좌심실, 체혈류로 들어가서 뇌졸중 등의 위험한 합병증이 생길 수 있다. 따라서 심방 중격 결손을 가진 여자 환자는 임신 전에 수술 또는 도관을 이용한 시술을 하여 결손을 막아 주어야 한다.

(2) **대동맥 축착 :** 이미 수술을 받고 후유증이 없는 환자는 문제가 없으나 수술 받지 않은 환자는 임신과 출산 시에 심한 고혈압, 대동맥 파열과 같은 합병증들이 발생할 위험이 높다.

(3) **심한 폐동맥 고혈압(Eisenmenger reaction)이 동반된 선천성 심장병 환자에서의 임신 :** 좌우 단락을 일으키는 선천성 심장병을 수술하지 않고 성인이 된 환자에서는 심한 폐동맥 고혈압이 있어서 청색증이 나타나며 이런 환자에서는 임신과 출산의 위험이 매우 높아서 산모 사망률(임신 도중부터 출산 후 1개월 이내의 사망)이 50% 이상으로 보고되고 있다. 또한 이런 산모에게서 태어난 신생아의 사망률도 28%로 매우 높다. 따라서 폐동맥 고혈압이 매우 높은 환자는 임신을 하지 않도록 권고하며 일단 임신이 되었더라도 초기라면 임신 중절을 권유한다. 그러나 임신 중절 시술 역시 약 7%의 산모 사망률이 있으므로 이런 환자는 처음부터 임신을 하지 않는 것이 가장 바람직하다.

(4) **심한 대동맥 판막 협착 :** 임신과 출산 도중 심박출량을 증가시키지 못해서 위험하므로 임신 전에 판막 치료를 해 주는 것이 좋다.

(5) **활로 4징 :** 수술 받지 않은 상태로 청색증이 있는 환자는 위험하다. 임신 시에 체혈관 저항이 낮아지므로 우좌 단락이 많아져서 저산소증이 더 심해진다. 그러나 수술 받은 경우에는 심각한 후유증이 없는 한 임신과 출산에 따르는 위험이 거의 없다.

5) 선천성 심장병 환자에서의 임신 전 상담, 피임

- 선천성 심장병을 가진 여자 환자는 임신 전에 심혈관계 상태에 대한 정확한 평가와 이에 따른 적절한 상담을 받는 것이 바람직하며 임신과 출산에 따른 위험이 높으면 피임을 권고하며 효과적이고 안전한 피임 방법에 대한 상담이 필요하다.
- 피임 시술로써 나팔관을 묶어주는 시술을 할 수도 있으나 심한 심장병, 특히 폐동맥 고혈압(Eisenmenger reaction)이 있는 환자는 어떠한 수술이나 마취도 위험하므로 그다지 바람직하지 않다. 자궁내 장치는 간헐적으로 균혈증을 일으켜서 심내막염의 위험을 높이므로 절대로 사용하지 말아야 하며 경구용 호르몬 피임약도 혈전 형성 및 색전증의 위험을 높이므로 좋지 않다. 결국 심한 선천성 심장병, 특히 Eisemmenger reaction을 가진 여성 환자에서 부작용이나 위험이 없는 인공적인 피임방법은 없다.
- 혈전 형성의 위험을 높이는 경구용 호르몬 피임약은 청색증을 가진, 즉 우좌 단락이 있는 선천성 심장병이나 Eisenmenger reaction, Fontan 수술을 받은 환자에서는 절대로 사용하지 말아야 한다.

16. 정신적인 측면

만성병 환자에서 삶의 질 향상을 위해서는 그 질병의 생리학 적인 측면뿐만 아니라 심리적인 면을 살펴보는 것이 중요하다. 현재 대부분의 선천성 심장병은 치료가 가능하며 교정수술을 받고 "완쾌" 된 청소년과 성인들의 대부분은 특별한 문제없이 잘 지내는 것으로 알려져 있으나 소수는 어느 정도의 어려움을 겪게 된다. 정신 심리적인 문제들을 다음과 같은 세부 항목으로 나누어서 생각해 보기로 한다.

1) 선천성 심장병 아이 부모에서의 정신, 심리적인 문제들

(1) **선천성 심장병의 원인에 대한 이해 :** 현재 의학으로도 대부분의 선천성 심장병의 원인(제2장 참조)이 밝혀지지 않았기 때문에 부모들은 이에 대해 그릇된 추측을 하거나 자신들을 비난하기도 하며 간혹 아기의 심장 기형을 전적으로 아기 엄마에게 책임을 돌려서 가족간에 갈등의 원인이 되기도 한다. 또는 아이엄마 혼자서 자책감과 죄의식으로 괴로움을 떠 안게 되는 경우도 많다.

(2) **진단 시기에 대한 이해 :** 흔히 부모들은 심장병을 포함한 모든 선천성 기형이 태어나자마자 즉시 진단되는 것으로 잘못 생각하는 경우가 많다. 그러나 사실은 선천성 심장병을 가졌어도 출생 직후, 예를 들면 심방 중격 결손의 경우 생후 6개월~약 2세 이후까지는 심잡음이 크게 들리지 않으므로 출생 직후에는 진단을 놓치는 경우가 많다. 또한 심한 심장병을 가진 신생아에서는 심잡음이 크게 들리지 않는 경우가 많아서 진단을 놓치게 된다.

(3) **부모의 정신 심리적인 반응의 형태 :** 심장병을 가진 아이의 부모는 감정 배출을 위해서도 어느 정도 슬픔에 잠기는 과정이 필요하며 또 다른 반응은 부정과 분노이다. 이러한 분노 감정이 아이에게 향하는 경우도 있으나 담당 의사나 간호사, 기타 병원 직원, 사회에게 향하는 경우도 종종 있으며 때로는 자기 자신에 대한 분노로 나타나기도 한다. 대부분의 부모들은 심장병의 증상을 정확히 이해하지 못하며 아이가 심장발작으로 갑자기 사망할 지도 모른다는 불필요한 걱정을 끊임없이 하거나 또는 아이가 심장에 통증이 있어서 괴로움을 받는다고 믿는다. 또한 감기나 알레르기 증상, 딸꾹질, 구토, 설사 등의 사소한 생리 현상도 심장병과 연관지어서 생각하면서 과민반응을 보인다. 심장병에 대한 이해부족으로 부모 자신들이 아이에게 어떻게 설명해 주어야 할지도 모르므로 부모와 아이간에 의사소통이 제대로 되지 않으며 결국 아이 역시 부모와 마찬가지로 자신의 질병에 대한 올바른 이해를 하지 못하게 되어 불필요한 걱정을 갖게 된다.

2) 학동기, 소년기에서의 사회심리학적 적응

학교생활을 시작하면서 가족관계에 비해서 친구와의 관계의 비중이 점차로 높아지게 된다. 신체 활동의 제약으로 말미암아 자신감이 떨어질 수 있으므로 심하지 않은 운동을 장려하는 것이 좋으며 과도한 육체적인 활동이 필요없는 분야들, 예를 들면 컴퓨터, 음악, 미술, 문학 등에서 자기만의 특기를 개발해 주는 것이 매우 중요하다. 또한 이 시기에는 교육을 통해서 이들이 공포감과 우려를 극복할 수 있는 방법을 개발해야 한다.

3) 청소년 및 청년기에서의 사회심리학적 적응

- 의학의 발달로 심장병을 가진 많은 아이들이 청소년기 및 청년기를 맞이하고 있으며 많은 잠재적인 문제들에도 불구하고 대부분의 청소년들은 학교나 가정에서 정상 아이들과 똑같이 취급받았다고 느끼고 있으며 적응을 잘 하고 있는 것으로 보인다. 그러나 청소년기는 특히 외모와 신체적 변화가 가장 많은 시기로 사회심리학적인 요구들이 복잡하므로 심장병을 가진 청소년들은 신체적인 고통뿐만 아니라 사회적 심리적으로도 여러 가지 어려움에 직면할 가능성이 많으므로 의료진은 가족과 함께 이에 대한 대처를 해야 한다.
- 비교적 심한 심장병을 가지고 있는 청소년들은 그들의 건강한 동년배와 비교하여 실패감, 소외감, 우울함을 경험하며 자학적인 경향을 보이기 쉽다. 또는 의존적이며 감정에 의존하여 행동하기도 한다. 간혹 심장병을 가지고 태어나게 된 것에 대해 분노를 느끼며 질병이 유전되지 않을까 걱정한다. 급사나 이른 나이의 죽음을 두려워하며 자신의 신체에 대해서 왜곡된 생각을 지니고 있고 특별히 작고 마른 것에 대해 민감하다.
- 가족관계에서 보면 대부분의 청소년들이 그들의 유년기를 되돌아 볼 때 그들의 부모들이 자신들을 그들의 형제들과 다르게 대해 왔다고 느끼고 있으며 일부 청소년들은 가족들이 자신 때문에 생활에 여러 제한을 받았다고 생각하며 이에 대해 죄책감을 느끼기도 한다.
- 많은 청소년들이 동년배들과의 유대관계를 갖는 것에 어려움을 느끼며 가정 밖에서 그들의 심장병에 관하여 말하는 것을 꺼리게 된다. 심장병을 가진 젊은이들도 정상 청소년과 마찬가지로 이성과의 교제와 성에 관심이 있으나 부모들은 성에 관한 문제들을 덮어버리거나 부정해 버리고 싶어하는 경향이 있다.
- 심장약을 복용하는 청소년의 일부는 실제로 약을 먹지 않거나 치료 지침을 따르지 않는 경우가 있으며 간혹 사망의 원인이 되기도 하므로 의료진이나 부모는 이러한 점을 염두에 두고 치료에 임해야 한다.

4) 선천성 심장병 아이의 형제에서의 심리적 문제

심장병 환자를 둔 가족은 구성원 모두가 어느 정도 심리적인 영향을 받게 된다. 특히 형제들은 이러한 환자가 없는 가정의 아이들에 비해서 흔히 좀 더 성숙되고 독립심이 강하다. 형제들이 갖는 심장병 아이에 대한 우려, 죽음에 대한 공포, 분노(부모의 관심과 재정적인 손실에 대한)가 가족 전체의 일상생활에 영향을 줄 수 있다. 또한 환자 자신도 형제에 대한 우려를 가지고 있으며 이러한 감정에 관해서 상담해 줄 필요가 있다

5) 학교 단체 검진에 관한 사항

우리나라의 많은 학교에서 심장병을 가진 아이들에게 무료 심장 검진을 하고 있으며 이에 대한 문제점을 지적하려고 한다. 학동기에 이른 선천성 심장병 아이들은 이미 어릴 때에 진단과 치료를 마쳤거나 또는 현재 치료 중인 경우가 대부분이며 학동기에 이르기까지 선천성 심장병의 진단을 모르고 있다가 **"학교 단체 검진"**에서 심각한 심장병이 처음 발견되는 경우는 매우 드물다. 그러므로 학교에서 단체 심장 진료를 받는 아이들의 대부분이 이미 완쾌된 상태로 다른 아이들과 구별 없이 정상적인 학교생활을 하던 아이들이다. 따라서 단체검진에서 심장병의 과거력이 처음으로 급우들에게 폭로됨으로써 정신적인 충격과 피해를 입는 경우가 종종 발생하고 있다. 또한 심장병을 가진 사실이 이미 알려져 있던 아이들도 아무런 증상 없이 건강하게 느끼면서 심장병을 잊고 (또는 잊으려고 노력하면서) 지내고 있던 중에 "공개적으로" 시행되는 이러한 단체진료가 얼마나 정신적인 부담감과 불쾌감을 주리라는 것은 자명한 사실이다. 심한 경우에는 심장병의 전력이 폭로됨으로써 소위 **"왕따"** 현상의 표적이 되기도 한다.

그러므로 이미 "완쾌"된 아이들에게 정신적, 심리적인 상처만을 깊게 남겨 줄 수 있는 단체 심장 검진의 필요성과 실행 방법에 대한 재고가 필요한 시점이다.

6) 결혼

많은 환자들이 미래에 대한 불확실 때문에 결혼과 출산에 대해 두려움을 느끼고 있다. 특히 여자 환자에서는 임신이 자신의 건강에 미칠 영향, 태어날 아이에서 선천성 심장병이 있을지에 대한 두려움, 출생 후 양육에 대한 부담감 등 때문에 갈등이 더욱 심하다. 정신과 전문의 뿐만 아니라 산부인과, 비뇨기과, 성인 선천성 심장병 전문가, 마취과, 사회사업가 등 여러 전문가들이 포함된 합동적인 치료방침과 상담이 필요하다.

7) 의료진과 부모에 대한 지침

- 주치의는 환자나 부모에게 선천성 심장 기형에 관한 이해를 시키고 앞으로의 치료 방침, 치료 결과, 예후, 후유증에 관한 솔직하고도 정확한 상담을 해 주는 것이 필요하다. 또한 부모나 환자로 하여금 일생을 사는 데 있어서 구체적으로 할 수 있는 일과 할 수 없는 일에 대해서 확실하게 미리 알려줄 필요가 있다.
- 주치의나 전문 간호사는 가능한 바뀌지 말고 하나의 팀이 환자와 그 가족들과의 상호신뢰를 바탕으로 긴밀한 협조체제 하에서 진료에 임하는 것이 가장 바람직하다.
- 수술이나 심혈관 조영술 전에 충분히 설명해 주어서 정신적인 타격을 극소화한다.
- 부모는 아이의 교육에 있어서 과잉보호는 피해야 하며 가능한 정상 아이와 같이 취급해 주는 것이 바람직하다. 또한 부모와 아이간에 대화를 통해서 증상에 대한 상의나 병에 대한 정보 교환과 교육이 필요하다.
- 선천성 심장병을 가진 부모들의 교육과 상호 정보 교환 및 심리적인 지원을 할 수 있는 부모들의 모임을 만드는 것도 도움이 될 수 있다. 부모와 환자뿐 아니라 의사, 간호사, 사회사업가, 기타 지원 인력이 같이 참여하는 것이 바람직하다.

33 CHAPTER 심잡음과 선천성 심장병

"수술이 잘 되었다고 하는데 왜 아직도 심잡음이 들리나요?"
"수술이 필요 없다고 하였는데 동네 병원에 갈 때마다 심잡음이 크게 들리니 큰 병원에 가서 다시 심장검사를 받으라고 합니다. 어떤 말이 맞나요?
"아직도 잡음이 들리나요?"
"이 심잡음이 언제나 없어지나요?
"아기 때 심잡음이 들렸다고 하는데 다시 검사를 받고 싶습니다"
"심잡음이 들린다고 하는데 운동을 해도 되나요?"

위와 같은 심잡음에 관련된 질문들은 소아 심장 전문의들이 가장 흔히 받는 질문들로써 심잡음이 들린다는 사실만으로, 즉 아이의 심장소리가 다른 아이의 심장소리와 다르다는 사실 하나만 가지고도 많은 부모님들이 필요 없는 걱정을 하고 있음을 알 수 있다. 나아가서 뚜렷한 대안은 없으나 심잡음이라는 단어는 그다지 좋은 어휘 선택은 아닌 것 같다. 즉 신체에서 뇌 다음으로 중요하다고 생각되는 장기인 심장에서 "잡음"이 들린다는 사실 하나만으로도 많은 사람들이 매우 예민한 반응을 보이며 자기 심장에서 또는 사랑하는 아이의 심장에서 이러한 "잡소리"가 들린다는 것은 환자 본인이나 아기 부모들로 하여금 불쾌한 감정이나 심한 우려를 불러일으키는 것 같다. 따라서 이런 환자들에서는 일단 심장병에 대한 진단을 내리고 이에 따른 적절한 조처를 취해주었음에도 불구하고 추적관찰 시에 다시 면담을 해보면 심장병의 유무나 경과보다도 오히려 심잡음이 아직도 들리는가, 특히 크게 들리는가에 오히려 걱정의 초점이 맞추어져 있는 것 같다. 따라서 이와 같은 심잡음에 대한 잘못된 생각으로 인하여 불필요한 검사를 반복적으로 받거나 또는 근거 없는 마음 고생을 하는 경우도 자주 보게 된다.

심잡음은 심장병 진단에 가장 중요한 단서를 제공하는 진찰 소견이나 이에 대한 올바른 이해가 없으면 오히려 불필요한 염려와 검사를 하게되는 경우가 있으며 심지어는 진단을 놓칠 수도 있으므로 심잡음에 관한 올바른 이해가 필요하다.

1. 심잡음이란 무엇이며 왜 들리게 되는가?

정상인의 심장에 청진기를 대고 들었을 때에 들리는 소위 "심음"이라고 부르는 "두 박자 소리"는 심장 판막이 닫히는 소리이며 정상심장과 혈관을 통해서 혈류가 흐를 때에는 청진기로 들을 수 있는 특별한 "잡음"은 들리지 않는다. 그러나 다음과 같은 선천성 또는 후천성 심장병에서는 심잡음이 들린다.

1) 심장 판막이나 혈관이 좁아지는 병(판막 또는 혈관협착)에서, 특히 다른 동반 기형이 없는 혈관이나 판막의 단순 협착(대동맥 판막 협착 또는 폐동맥 판막 협착)에서는 협착이 심할수록 심잡음이 크게 들린다.
2) 판막이 완전히 닫히지 못해서 혈류가 역류하는 경우(판막 역류 또는 폐쇄 부전)에는 역류성 심잡음이 들리며 판막이 많이 샐수록 잡음이 더 크게 들린다.
3) 선천성 심장병 중 가장 흔한 종류인 심실 중격 결손(두 심실 사이에 구멍이 있는 심장기형)에서는 압력이 높은 좌심실에서 압력이 낮은 우심실로 혈류가 새므로 이러한 큰 압력차이로 말미암아 큰 소리가 나게 된다. 따라서 심실 중격 결손이 작을수록 심잡음은 더 크게 들린다. 반대로 심실 중격 결손이 커서 우심실 압력과 좌심실 압력이 같으면(즉 폐동맥 고혈압이 있으면) 심잡음은 오히려 크지 않다. 나아가서 폐동맥 고혈압이 오래 지속되어 Eisenmenger reaction이 생긴 경우에는 심잡음이 거의 들리지 않을 수도 있다.
4) 동맥관 개존에서도 높은 압력을 가진 대동맥과 낮은 압력을 가진 폐동맥 사이로 열려 있는 동맥관을 통해서 혈류가 새므로 이때에도 역시 큰 심잡음이 들리게 된다. 동맥관 개존도(심실 중격 결손에서과 마찬가지로) 작을수록 심잡음이 크게 들린다. 반면 동맥관 개존이 매우 커서 폐동맥 고혈압이 심하거나 Eisenmenger reaction 이 생긴 경우에는 심잡음이 약하게 들리거나 거의 들리지 않을 수도 있다.
5) 활로 4징에서의 심잡음은 좁아진 우심실 유출로를 높은 속도로 통과하는 혈류 때문이다. 따라서 (우심실 유출로를 통과하는 혈류가 감소하기 때문에 발생하는) 무산소 발작 도중에는 심잡음이 매우 약하게 들리거나 거의 들리지 않는다. 즉 활로 4징에서는 우심실 유출로 협착(PS)이 심할수록 심잡음이 짧게 들리고, 협착이 경할수록 심잡음이 크고 길게 들린다.

즉, 큰 강물이 흐르는 소리는 크게 들리지 않으나 좁은 계곡에서 물살이 빠르게 흐를 때에는 큰 소리가 나는 이치와 마찬가지로 정상심장에서는 잡음이 들리지 않으나 혈류가 좁아진 심장 판막이나 혈관을 통과할 때에는 혈류속도가 빨라지면서 와류가 생겨서 이로 인하여 심잡음이 들리게 된다. 따라서 협착이 심할수록, 또는 작은 심실 중격 결손에서 두 심실간의 압력차이가 클수록 혈류속도가 빨라지게 되므로 심잡음도 더 크게 들린다.

2. 심잡음에 대한 오해

심잡음이 심장병의 중요한 단서가 되는 것은 틀림없으나 심장병의 심각한 정도와 심잡음의 강도가 반드시 비례하는 것은 아니다. 즉 심잡음이 클수록 나쁜 심장병이라는 오해로 말미암아 단순심장 기형에서 근거없는 걱정("심장 신경증")을 끊임없이 하거나 또는 불필요한 검사를 자주 시행하는 경우가 있으며 심지어는 심잡음이 들리지 않는 매우 심각한 선천성 심장병에서는 진단을 놓치기도 하는 경우가 간혹 있다.

1) 심장병이 없거나 별로 심각하지 않으나 심잡음이 들려서 불필요한 걱정을 하는 경우 : 심장 신경증("cardiac neurosis")

① 정상인에서도 들리는 무해성 심잡음

심장검사를 해도 전혀 이상이 없는 정상 심장을 가진 사람들, 특히 어린아이에서 흔히 들리는 그다지 크지 않은 심잡음으로써 특징적으로 음의 톤이 낮고 서있을 때 보다 누우면 더 크게 들린다. 잡음의 여러 특성으로 병적인 심잡음과 구별할 수 있으나 조금이라도 의심되면 초음파검사를 해서 확인하는 것이 바람직하다.

② 신생아에서 일시적으로 들리는 심잡음

출생 후 신생아 및 영유아기는 심혈관계의 생리현상이 태아순환형에서 성인순환형으로 급변하는 시기이므로 특히 이 나이에는 심잡음이 흔히 들리며 대개 첫 돌 전후로 심잡음이 사라진다. 그러나 이 시기에 심잡음이 크게 들리면 선천성 심장병에 관한 확인이 필요하므로 한 번쯤은 심장 초음파검사를 해보는 것이 좋다.

③ 치료가 필요 없는 선천성 심장병에서 심잡음이 크게 들리는 경우

대표적인 예로써 작은 심실 중격 결손에서 결손이 작을수록 우심실과 좌심실 간의 압력차이가 크므로 심잡음이 크게 들리나 수술은 필요없다. 또한 심하지 않은 폐동맥 협착도 심잡음은 크게 평생 들려서 환자들이 걱정을 많이 하지만 이 역시 심하지 않으면 치료가 필요없고 정상생활이 가능하다.

④ 선천성 심장병의 성공적인 수술 후에 계속 들리는 심잡음

선천성 심장병의 종류에 따라서는 후유증이 없는 성공적인 완치수술 후에도 심잡음이 평생 들리는 경우가 있다. 수술이나 시술을 받은 후에도 거의 모든 환자들에서 심잡음이 평생 들리는 심장 기형은 다음과 같다.

가) 활로 4징 수술 후
나) 폐동맥 판막 협착에 대한 수술 또는 풍선 판막 확장술 후
다) 대동맥 판막 협착에 대한 수술 또는 풍선 판막 확장술 후
라) 판막 하 심실 중격 결손 수술 후
마) Rastelli 수술(우심실과 폐동맥 사이에 연결을 만들어주는 수술) 후
바) 완전 대혈관 전위에서 대동맥 치환술 후

이러한 심장병에 대한 수술을 받은 환자에서 심잡음이 크게 들리면 일단 초음파 검사를 시행하여 그 원인을 규명해야 한다. 그러나 초음파검사를 포함한 모든 심장검사에서 특별한 후유증이나 합병증이 없는 것이 판명되면 더 이상 심잡음 자체에 관해서 걱정할 필요는 없다. 즉 이러한 기형들에서의 심잡음은 대개 수술한 부위로 혈류가 통과할 때에 발생하는 약간의 와류로 인한 잡음이므로 평생 들리게 되며 심각한 문제가 아니므로 염려할 필요가 없다.

2) 매우 심각한 심장병이 있으나 심잡음이 들리지 않아서 진단을 놓치거나 늦게 발견되는 경우

선천성 심장병 중에서도 특히 심잡음이 들리지 않더라도 응급수술이 필요하며 사망률이 높은 심각한 심장병들이 있으므로 이에 대한 이해가 중요하다. 이러한 기형들에서는 심잡음이 약하게 들리거나 또는 전혀 들리지 않으므로 진단이 어려우며 대표적인 기형으로는

① (심실 중격이 온전한) 완전 대혈관 전위
② 전 폐정맥 환류이상
③ 폐동맥 판막 폐쇄
④ 대동맥궁 단절 또는 심한 축착
⑤ 심근증(비후성 심근증, 확장성 심근증, 제한성 심근증)
⑥ 애초에 좌우 단락을 일으키는 심장 기형(심실 중격 결손, 심방 중격 결손, 동맥관 개존 등)에서 심한 폐동맥 고혈압으로 Eisenmenger reaction이 이미 생긴 경우 등을 들 수 있다.

위에 열거한 바와 같이 심잡음을 발견하는 것은 심장병 진단의 중요한 단서임에는 틀림없으나 단순히 심잡음의 유무와 크기만 가지고 병의 경중을 판단하는 것은 위험할 수 있으므로 심잡음에 대한 올바른 이해가 있어야 한다. 심잡음의 유무와 강도에는 여러 복합 요인들이 관여하므로 환자나 보호자로써는 단순히 심잡음이 들리는지 아닌지, 또는 얼마나 크게 들리는지에만 관심의 초점을 맞출 것이 아니라 치료 방법, 예후, 앞으로의 경과 등에 관해서 담당 심장전문의의 종합적인 판단에 맡기는 것이 가장 바람직하다.

34 CHAPTER 선천성 심장병의 산전 진단, 태아 심장 초음파 검사

태아 심장 초음파 검사(Fetal Echocardiography)

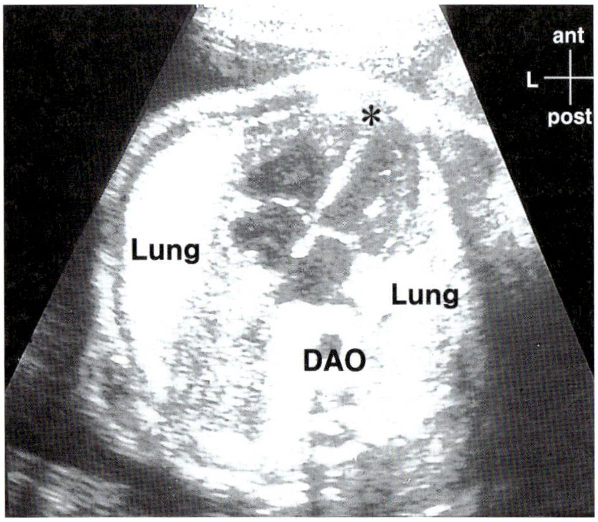

그림 34-1. 임신 23주 정상 태아에서 심방 2개와 심실 2개가 보인다(Four-chamber view).

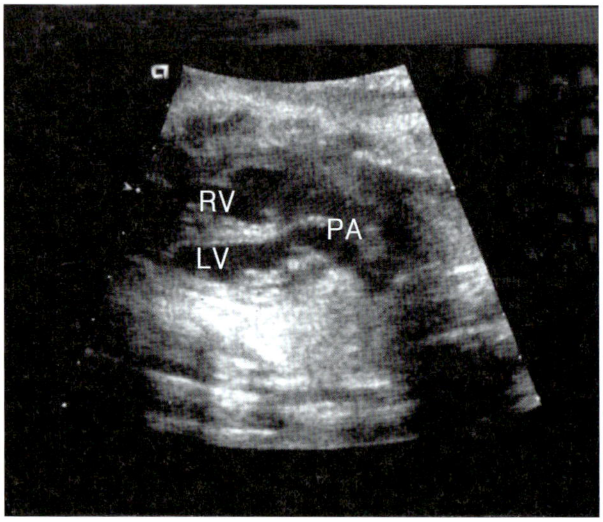

그림 34-2. 완전 대혈관 전위를 가진 태아의 심장초음파 사진. 좌심실(LV)에서 폐동맥(PA)이 나오는 것이 보인다(outflow tract view).

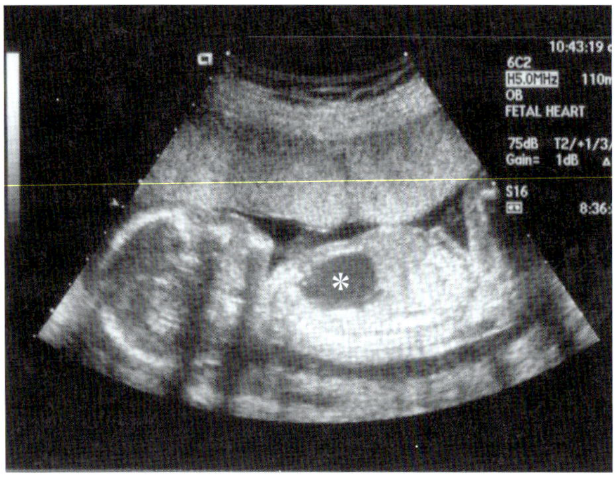

그림 34-3. 심각한 심장기형으로 우심방이 매우 커서 심장 전체(*)가 매우 커 보이는 태아 사진.

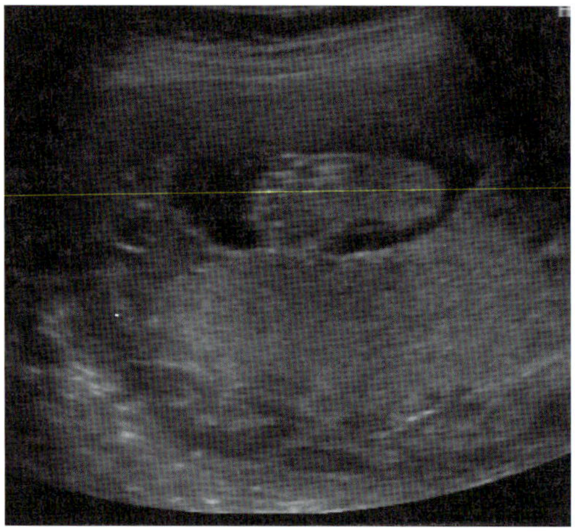

그림 34-4. 태아의 발가락 5개가 보인다.

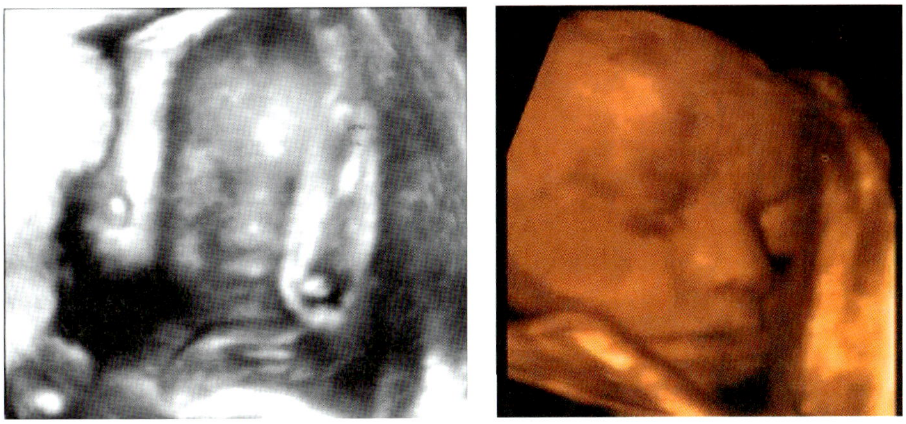

그림 34-5. 태아 얼굴의 삼차원 초음파 영상

"출산 전에 병원에서 하라는 검사는 다 했는데 왜 기형을 가진 아이가 태어났나요?"
"산부인과에서 산전 초음파 검사를 여러 번 했는데 심장병이 있는지 왜 몰랐나요?"
"염색체검사가 정상이라고 했는데 왜 심장병 있는 아이가 태어났나요?"
"아기에게 심장병이 있다고 하는데 동네병원에서 출산해도 되나요?."
"심장 기형은 심각하지 않으니 걱정하지 말라고 했는데 왜 다른 장기에도 기형이 있는 것을 알지 못했나요?"
"태아가 심장병이 있는데 자연 분만은 가능한가요?"
"아기 심장에 이상이 있다고 하는데 빨리 분만해서 치료를 시작하는 것이 아기에게 더 좋지 않나요?"
"아기 심장에 이상이 있다고 하는데 아이를 지우려고 합니다."

최근 초음파 검사의 발달로 태아에서의 각종 기형을 미리 발견하기 위한 태아 초음파 검사가 급격히 증가하는 추세이며 이와 동시에 태아에서의 **"기형아 검사"**도 같이 증가하고 있다. 그러나 이러한 검사에 대한 이해가 부족하여 많은 문제점들이 나타나고 있으며 이로 인하여 위와 같은 질문들을 아기부모들부터 자주 듣게 된다. 따라서 산전 기형아검사, 특히 선천성 심장병 진단의 중요성뿐 아니라 이러한 검사들의 문제점, 한계, 윤리적인 측면, 그리고 이에 대한 대책 등에 관하여 살펴보고자 한다.

태아 심장 정밀 초음파검사를 시행하는 경우

산부인과에서 산모에게 시행하는 일반 초음파검사로는 심장 기형의 정확한 진단을 내리는 것은 불가능하다. 일단 산과 초음파검사에서 태아의 어떠한 이상이라도 발견되면 이 분야의 전문가가 다시 정밀 초음파검사를 시행하게 된다. 사실 모든 산모에서 이와 같은 기형을 발견하기 위한 정밀 초음파검사는 필요하지도 않고 현실적으로 불가능하다. 따라서 정밀 초음파검사는 다음과 같은 경우에 국한되어 시행되고 있다.

1. 선천성 심장병의 가족력이 있는 경우
2. 산모의 당뇨, 루푸스, 풍진 등 질환, 또는 항 경련제, 기타 약물복용
3. 양수가 너무 많거나 적을 때
4. 태아가 잘 자라지 못할 때
5. 태아에서 심장이나 이외 다른 장기의 이상이 발견된 경우
6. 정규 산과 초음파 검사(level 1 screening)에서 심장 기형이 의심 될 때
7. 설명되지 않는 반복 유산, 사산, 영아 사망의 과거력이 있는 경우
8. 태아 심장 부정맥

그러나 선천성 심장병을 가지고 태어난 아이들 중에서 위와 같은 위험 요소를 가진 경우는 10% 정도에 불과하다.

선천성 심장병의 산전 진단 방법과 시기

** 심장 박동은 수정 후 3주부터 시작하며 심장의 형태는 8주면 모두 완성된다.*

산모의 복부를 통한 초음파검사는 임신 16주부터 가능하나 선천성 심장병의 위험이 특히 높은 산모의 경우 임신 13~16주 사이에 질을 통한 초음파검사를 시행하기도 한다. 그러나 임신 초기 너무 작은 태아에서는 심장병 진단의 정확성이 떨어지므로 성급한 결론을 내리는 것은 바람직하지 않다.

산전 진단이 아기의 생존에 매우 중요한 선천성 심장병 종류

완전 대혈관 전위(대동맥과 폐동맥의 연결이 서로 뒤바뀐 기형), 폐동맥 판막의 완전 폐쇄가 동반된 심장 기형, 전 폐정맥 환류 이상(모든 폐정맥들이 좌심방이 아닌 다른 혈관으로 비정상적으로 연결되는 기형) 등의 선천성 심장 기형은 산전 진단 후 계획 분만을 하여 출생직 후 치료를 시작해 주면 대부분 완치가 가능한 기형이다. 그러나 이러한 아기에서 산전 진단을 받지 못한 경우 출생 후 아기의 상태가 악화되어 수술 시기가 늦어지거나 아예 수술을 받지 못하고 출생 후 수일 내에 사망하거나 수술을 해주어도 후유증이 남을 수 있다. 이 밖에 다른 심장 기형들도 산전 진단을 받고 출생 후 적절한 시기에 수술을 받으면 완쾌될 확률이 높으므로 산전 진단이 중요하다.

표 34-1. 산전 진단이 반드시 필요한 선천성 심장 기형과 출생 직후의 응급치료

• 심실 중격 결손이 없는 대혈관 전위(TGA with IVS)	→	풍선을 이용한 심방 중격 절개술과 개심수술
• 폐동맥 폐쇄	→	PGE_1 주사와 수술
• 대동맥 축착(COA), 대동맥궁 단절(IAA)	→	PGE_1 주사와 수술
• 좌심 형성 부전 증후군(HLHS)	→	PGE_1 주사와 수술
• 전 폐정맥 환류이상(TAPVC)	→	응급 개심수술

이런 심장 기형을 가진 태아는 응급 처치와 심장 수술이 가능한 병원에서 출산하는 것이 바람직하다. 선천성 심장병의 약 15~20%가 이에 해당한다. 위 기형 이외의 선천성 심장병들은 출생 직후에 즉각적인 위험은 별로 없으므로 산전 진단이 그다지 중요하지 않다.

표 34-2. 위의 기형들에서 산전 진단과 적극적인 치료가 특히 중요한 이유
① 출생 즉시 치료해 주지 않으면 일찍 사망한다. ② 대부분 적극적으로 치료해 주면 완쾌가 가능하다. ③ 출생 후에 심장병의 진단이 쉽지 않으며 진단을 놓치기 쉽다. 그 이유는 가) 이러한 기형들은 신생아에서는 심잡음이 크지 않다(no loud murmur !). 나) 가슴 X-선 사진에서 심장이 커 보이지 않는 경우가 많다(no cardiomegaly!).

이러한 이유로 산전 진단이 안된 경우 출생 후에 심장병의 진단도 받지 못한 상태에서 갑자기 상태가 악화되어 사망하면 영아 돌연사로 오인될 수도 있다.

표 34-3. 다음의 선천성 심장 기형들은 산전 진단이 반드시 필요하지 않으며 또한 진단이 불가능하기도 하다.
대부분의 청색증이 없는 선천성 심장병이 이에 속한다. ① 심방 중격 결손 : 정상 태아에서 있는 구조이며 출생 후 저절로 없어질 수도 있다. ② 동맥관 개존 : 정상 태아에서 있는 구조이며 출생 후 저절로 없어질 수도 있다. ③ 심실 중격 결손 : 저절로 막힐 수도 있으며 필요 시 수술로 완치가 가능하다.

선천성 심장병의 산전 진단의 한계, 문제점

1) 산전 진단이 필요 없으며 또한 가능하지도 않은 심장 기형

원래 정상적으로 태아에서는 두 심방사이의 칸막이(심방 중격)에 구멍이 있다. 또한 대동맥과 폐동맥 사이에 동맥관이라고 부르는 관이 열려져 있어야만 생존이 가능하다. 출생 직후 이러한 구멍들이 저절로 막히는 것이 정상이다. 그러나 일부 아이에서 출생 후에도 몇 달 동안 막히지 않고 열린 상태로 남아 있는 심장 기형을 각각 심방 중격 결손과 동맥관 개존이라고 부른다. 따라서 출생 몇 달 후에 이러한 기형을 처음 진단하면 간혹 아이부모가 산전 검사에서, 또는 출생 직후에 시행된 초음파검사에서 진단을 놓쳤다고 항의하는 경우가 있다. 그러나 위와 같은 이유로 이러한 심장 기형은 산전 진단이 불가능하며 출생 후 몇 개월이 지난 후까지도 막히지 않고 구멍이 열려 있는 것을 확인해야만 진단할 수 있다.

2) 심실 중격 결손은 출생 후 변할 수 있다.

심실 중격 결손은 가장 흔한 선천성 심장병으로 태아 심장 초음파검사에서도 비교적 자주 발견된다. 그러나 태아에서 발견된 심실 중격 결손은 출생 전이나 출생 후 그 크기가 점차 작아질 수도 있으므로 태아에서 다른 동반기형이 없는 단순 심실 중격 결손이 발견되었다고 하여 무조건 심장수술이 필요하다고 단정짓는 것은 잘못이다. 또한 태아에서 발견된 심실 중격 결손이 출생 후 아기에서 얼마나 빨리 증상을 일으킬 것인지, 따라서 수술이 필요할 지, 그리고 필요하다면 언제 시행하는 것이 좋을지 등에 관하여 정확한 예측을 하는 것은 어렵다. 마찬가지로 심실 중격 결손은 수술이 필요하더라도 거의 99%에서 완치가 가능하므로 이러한 사실을 부모에게 올바로 알려주는 것이 중요하다.

3) 심장 판막 이상의 심한 정도는 출생 전 후로 변할 수 있다.

심장 판막의 협착이나 역류의 정도는 태내에서도 그 정도가 변할 수 있으며 대개 그 정도가 시간이 지남에 따라 심해지는 경향이 있다. 즉 임신 초기에 협착이 있었던 태아에서 임신이 진행하면서 점차 협착이 진행하여 출생 후 검사에서 판막이 완전히 막힌 것(폐쇄)으로 판명되는 경우도 있다. 또한 출생 전 태아의 혈액순환이 출생 후 완전히 바뀌면서 폐혈관저항과 체혈관저항이 급변하면서 심실의 크기도 출생 전과 후가 다른 경우도 있다. 이러한 변화가 일어나므로 출생 전에 심장 기형의 치료방법, 예후 등에 관하여 상담할 때에 매우 신중해야 한다.

4) 심장병이 출생 후에 서서히 발현하므로 산전 진단이 가능하지 않은 심장병도 있다.

간혹 먼저 출생한 아이가 심근증(심장근육이 약해서 심실의 수축력이 떨어져서 심박출량이 감소하는 심장병)을 가진 경우 다음 임신 시 태아에서 심근증의 유무에 대한 산전 검사를 시행하는 경우가 있다. 그러나 심장, 특히 좌심실의 수축력은 심장근육의 고유한 기능뿐만 아니라 동맥에서의 혈관저항과 밀접한 관계가 있다. 즉 자궁 내에서 태반혈관들과 직접 연결된 태아순환에서는 혈관저항이 매우 낮아서 좌심실의 부담이 적다. 그러나 출생 후 아기가 태반에서 분리된 후에는 혈관저항이 급격히 높아지면서 신생아의 좌심실의 부담이 급속히 증가한다. 따라서 출생 전 태아 심장 초음파검사에서 좌심실 기능이 정상이었던 아기라도 출생 후에 좌심실 기능이 나빠지는 경우가 있다. 이러한 이유로 심근증과 같은 심장병은 산전 진단이 매우 어렵거나 불가능하다.

심장 이외 다른 장기의 동반 기형들

심장 기형을 가진 아이의 약 30%에서는 심장 이외 다른 장기의 중요한 기형이 동반되며 12%는 그다지 중요하지 않은 기형이 동반된다. 다시 말하면 선천성 심장병을 가진 아이는 정상심장을 가진 아이보다 다른 장기의 기형을 가질 확률이 약 10배 높다. 그러므로 태아에서 심장병이 발견되면 다른 장기의 이상을 찾아보아야 한다. 간혹 심장 기형은 출생 직후 치료가 필요 없는 반면에 다른 장기의 기형은 응급치료가 필요한 경우가 있으므로 이에 대한 상담과 대비를 하는 것도 중요하다. 출생 직후 응급수술이 필요한 심장 이외 다른 장기의 대표적인 기형은 항문 폐쇄, 식도 폐쇄, 기도 폐쇄, 횡격막 탈장 등을 들 수 있다. 이러한 기형들은 태아 초음파 검사에서 양수가 너무 많거나, 너무 적거나 또는 그 밖의 여러 간접적인 징후들이 보일 수 있으나 산전 진단이 항상 가능한 것은 아니다. 그 밖에 신장, 척추, 뇌, 입술 기형(구순), 구개열 등의 기형들도 동반될 수 있다.

염색체 검사

염색체 검사는 양수를 조금 뽑아서 그 안의 태아 체세포들을 채취하거나 임신 초기에는 태반 융모막 세포를 이용하여 시행한다. 유산의 위험은 거의 없다. 산모의 나이가 많거나 태아에서 심장 기형을 포함한 주요 기형이 발견되면 대개 염색체 검사를 시행한다. 정상인에서는 총 염색체 수가 46개, 즉 23쌍이 있으나 비정상적으로 염색체가 한 개 더 많은 증후군을 삼염색체 증후군이라 부르며 대표적인 삼염색체 증후군으로 다운 증후군(21번 염색체가 한 개 더 많음)을 들 수 있다. 이 밖에도 각종 기형을 가진 태아에서 최근 염색체 검사를 점차 많이 시행함에 따라 매우 다양한 염색체 이상이 발견되고 있다. 그러나 대부분의 염색체 검사에서는 염색체의 수나 염색체의 큰 덩어리가 잘못 위치한 경우들만 발견되며 이와 달리 염색체의 미세한 조각이 없는 미세결실증후군은 특수 염색체 검사(FISH검사)를 시행하여야만 진단이 가능하다.

현재 의학수준으로는 염색체 검사로 모든 기형을 발견할 수는 없으나 부모들이 이에 대하여 잘못 이해하고 있는 경우가 많으므로 염색체 검사를 시행할 때에는 이러한 검사의 한계에 대하여 설명해 줄 필요가 있다. 한 아이에서 여러 기형들이 한꺼번에 나타나는 많은 종류의 "증후군"들에서 염색체 검사는 정상이라고 보고되는 경우가 많다. 현재 분자유전학 검사 기법이 급속히 발달하면서 여러 기형들이 복합된 "증후군"들의 원인이 점차 밝혀지고 있으나 아직 연구 단계로써 보편적으로 많은 환자들에서 분자유전학 검사를 시행하는 것은 현재로써는 어렵다. 그러나 가까운 미래에는 분자유전학 진단이 가능할 것으로 예상된다. 따라서 염색체 검사가 정상이라고 아이에서 기형이 없을 것이라고 단정할 수는 없다.

출산 준비와 병원 선택

아이가 출생한 후에는 타 병원으로 이송하는 것 자체가 위험할 수 있으므로 일단 태아에서 심장 기형이 의심되면 응급 심장 초음파검사와 수술을 포함한 치료가 가능한 큰 병원에 산모가 입원하여 아이를 출산하는 것이 안전하다. 또한 다른 장기의 수술이 필요할 상황에 대비하여 소아외과 전문의가 대기하고 있는 병원이 바람직하다. 심장 기형이 있어도 자연분만이 가능하며 태아가 심장 기형을 가졌다는 이유만으로 제왕절개수술이 필요하지는 않다.

많은 산모들이 아이가 심장 기형이 있다고 하면 출산 전에 특별히 무슨 치료라도 해 주고 싶어하나 사실 산모가 아기를 위하여 해 줄 것은 없으며, 일반 산모들과 똑같이 신체적으로 또한 정신적으로 평정과 건강을 유지하는 것이 필요하다. 또한 태아는 단 하루라도 태내에서 성장하는 것이 태아의 건강에 훨씬 좋다. 즉 심장병이 있는 아이가 예정일보다 일찍 저체중 미숙아 상태로 태어나면 안전한 수술을 해 주기 위하여 체중을 늘리면서 성장시키는 과정이 매우 어렵고 위험하며 수술 전 · 후로 여러 합병증에 시달리게 된다. 따라서 일반 태아에서도 마찬가지이지만 특히 수술이 필요한 심장 기형을 가진 태아는 저체중 미숙아로 출생하지 않도록 주의해야 한다.

현재 당면한 의학적, 윤리적 문제들

다음과 같은 법적, 윤리적 문제들이 발생할 수 있다.

1) 실제 선천성 심장병이 없거나 완쾌가 가능한 기형인데도 진단 오류로 인하여 심장 기형이 있거나 완쾌가 어려운 기형으로 오진하여 인공 임신 중절 수술까지도 시행되는 경우가 있다(**진단 오류**).
2) 실제 선천성 심장병이 있으나 진단을 놓친 경우 의료분쟁이 생길 수 있다(**진단 오류**).
3) 심장 기형의 치료와 예후에 대한 올바른 상담을 받지 못하여 완쾌가 가능한 심장 기형임에도 불구하고 임신 중절 수술이 시행되는 경우가 있다(**상담 오류**).
4) 심장 기형의 치료와 예후에 대한 올바른 상담을 받지 못하여 완쾌가 가능한 심장 기형임에도 불구하고 출산 전 후로 부모가 부당하게 불안, 공포 등 정신적인 피해를 입는 경우가 있다(**산모의 정신적 불안과 심리적 피해**).

문제 해결을 위한 제안

1) 태아에서 심장 기형이 의심되면 선천성 심장병에 대한 전문지식과 경험이 있는 전문의가 태아심장 정밀초음파 검사를 시행하여야 한다.
2) 태아에서 심장 및 기타 장기의 기형이 발견되면 아기의 부모, 산부인과 담당의사, 그리고 출생 후에 아기를 치료할 심장 및 기타 장기의 전문가들이 모두 협동하여 신중하게 대책을 마련하여야 한다.
3) 태아에서 심장병이 진단되면 부모가 선천성 심장병 전문의와 상담하여 출산 할 병원의 선택, 출생 직후 응급 치료나 심장수술의 필요 여부, 완치의 가능성 등에 관하여 상담을 하고 출산과 치료에 대한 대비를 해야 한다.
4) 현재의 발달된 의료기술로 말미암아 대부분의 선천성 심장병이 완치가 가능함에도 불구하고 태아에서 심장기형이 발견되었다고 무조건 인공임신중절수술을 하는 것은 비윤리적이며 무책임한 행동으로써 인공 임신 중절 수술을 시행할 지는 반드시 선천성 심장병 전문의와 상담한 후에 결정해야 하며 이에 대한 계몽과 홍보가 필요하다.
5) 태아에서 교정하기 어려운 종류의 선천성 심장병이 있다고 판단되어 임신 중절 수술을 시행하기로 결정하기 전에는 반드시 다른 의사에 의한 2차 또는 3차 재검사가 필요하다.
6) 부득이한 이유로 인공 임신 중절 수술이 시행된 경우에는 태아의 심장에 대한 부검을 실시하여 진단을 확인하여야 하며 다음 아기에 대한 상담도 해 주는 것이 바람직하다.

태아 심장 초음파 검사의 의미

위에 언급한 문제들에도 불구하고 태아 심장 초음파검사는 세계적인 추세이며 이로 인해 선천성 심장병 환자 진료에 다음과 같은 중요한 변화가 일어났다.

1) 인공 임신 중절 수술이 증가했다. 특히 임신 초기에 진단되거나 염색체 이상 등의 동반 기형이 있거나 복잡 심장 기형인 경우 임신 중절이 더 자주 시행되고 있다.
2) 출생 직후 신속하고 적절한 치료를 해줌으로써 선천성 심장병의 사망률을 줄이고 예후를 좋게 해준다. 특히 일부 심장 기형은 출생 즉시 치료가 가능한 선천성 심장병 센터에서 계획 분만 함으로써 생존율을 높이고 삶의 질을 향상시키는 데 크게 기여하였다.
3) 태아에 대한 약물 치료 및 중재적 시술이 발달하고 있다.

❖ **대표 저자 박인숙**

- 울산의대 서울아산병원 소아심장과 교수
- 보건복지가족부 선천성 기형 및 유전질환 유전체 연구센터장
- 보건복지가족부 질병관리본부 희귀난치성질환 센터장
- 아시아 태평양 소아심장학회 회장
- (전) 울산대학교 의과대학 학장
- (전) 국회의원 (제 19, 20대)
- 울산의대 서울아산 병원 명예교수
- (전) 서울아산병원 소아심장과 교수

❖ **김영휘**

- (전) 서울아산병원 소아 심장과 교수
- 울산의대 강릉아산병원 진료 교수

❖ **정조원**

- 연세의대 소아심장과 교수

선천성 심장병 –알면 고칠 수 있습니다–

제3판

2001년 2 월 10 일 제1판 발행
2009년 5 월 20 일 제2판 발행
2023년 4 월 25 일 제3판 인 쇄
2023년 4 월 30 일 제3판 발행

저 자 : 박 인 숙, 김영휘, 정조원
발행자 : 남 학 순

발행처 : 도서출판 고 려 의 학
(02880) 서울시 성북구 성북로9길 1 보문빌딩3층
TEL : 765-0333/ 0337
FAX : 743-2288

이메일 : kmedbook@daum.net
홈페이지: www.komb.co.kr

신고번호 : 제 2022-000006호

ISBN 979-11-92422-28-2
정가 30,000원

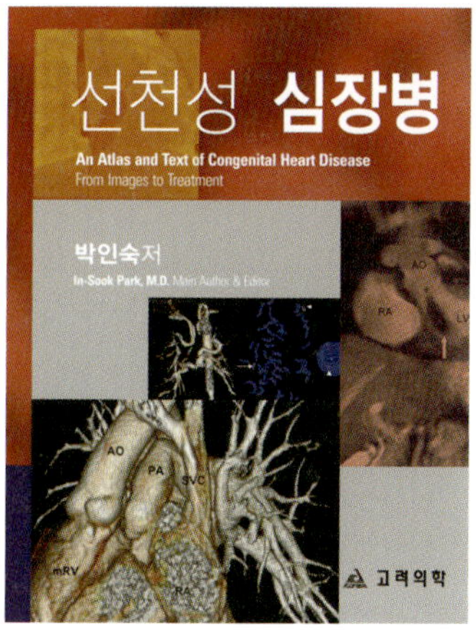

선천성 심장병 제 2판 / 박인숙 지음
고려의학
2008년 9월 / 1097쪽
ISBN 9788970436418

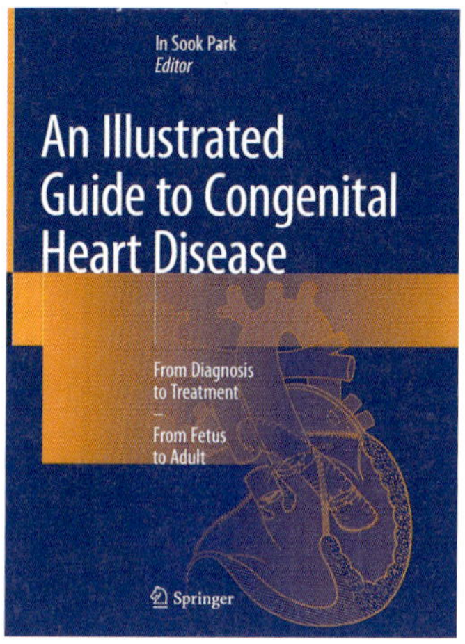

An Illustrated Guide to Congenital Heart Disease
In Sook Park
Springer nature Singapore Pte. Ltd.
ISBN 9789811369773

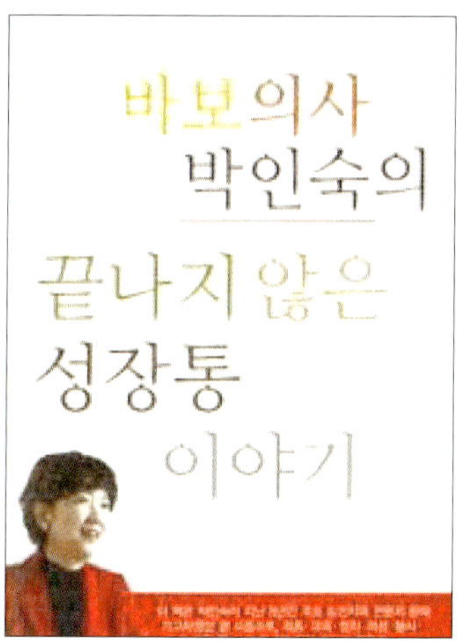

바보의사 박인숙의 끝나지 않은 성장통 이야기 / 박인숙 지음
세창출판사
2012년 9월 / 294쪽
ISBN 9788955861532

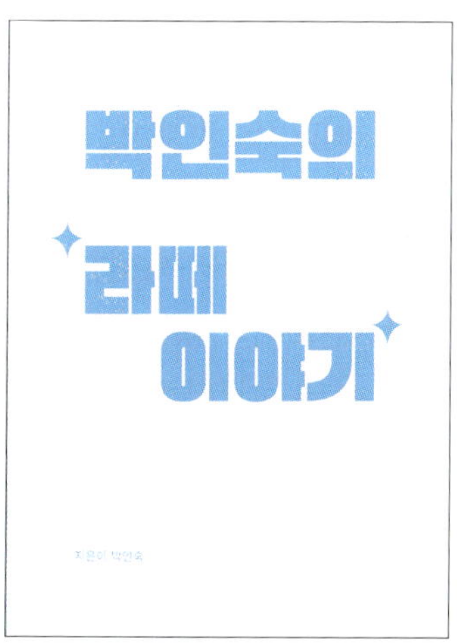

박인숙의 라떼 이야기
박인숙 지음
도서출판 청원
2023년 3월 /223쪽
ISBN 9791197992810